... in der Arztpraxis

Leistungsabrechnung
Arbeitsbuch

von

Simone Cyprian
Gundel Lehnhardt
Susanne Schubert

In Zusammenarbeit mit
der Verlagsredaktion

Cornelsen

Projektleitung: Dr. Franz Schaller
Redaktion: Dr. Angelika Fallert-Müller, Groß-Zimmern
Layoutkonzept: vitaledesign, Berlin
Layout und technische Umsetzung: zweiband.media, Berlin

www.cornelsen.de

1. Auflage, 3. Druck 2025

Alle Drucke dieser Auflage sind inhaltlich unverändert und können im Unterricht nebeneinander verwendet werden.

Druck: H. Heenemann, Berlin

ISBN 978-3-06-451874-2 (Arbeitsbuch)
ISBN 978-30-6-451875-9 (Arbeitsbuch mit Lösungen als Download)

PEFC
PEFC/04-31-1156

PEFC-zertifiziert
Dieses Produkt stammt aus nachhaltig bewirtschafteten Wäldern
www.pefc.de

Vorwort

Liebe Auszubildende,

Sie halten das neue Arbeitsbuch für Leistungsabrechnung in den Händen. Dieses Buch wird Ihnen helfen, die Unterrichtsinhalte lernfeld-, handlungs- und prüfungsorientiert anzuwenden und zu festigen. Das Übungsmaterial stammt aus unserer langjährigen Unterrichtserfahrung. Schließlich ist gerade im Bereich der ärztlichen Leistungsabrechnung nichts wichtiger als üben, üben und üben.

Sie finden deshalb in diesem Buch eine sinnvolle Ergänzung zu den Übungsaufgaben im Schulbuch und in der PagePlayer-App. So können Sie – mit ein wenig Fleiß – auf abwechslungsreiche Art und Weise immer sicherer in der Abrechnungslehre werden. Neben den klassischen Abrechnungsfällen, dem Ausfüllen von Formularen und vielen anderen Aufgabentypen, die Sie kennen, werden Sie u.a. auch auf Kreuzworträtsel, Zuordnungsaufgaben oder Richtig-Falsch-Aufgaben stoßen. Damit es Ihnen leichter fällt, die manchmal abstrakten Unterrichtsinhalte mit Ihrem Praxisalltag zu verbinden, werden Sie außerdem immer wieder auf Aufgaben stoßen, die Sie auffordern, darüber nachzudenken oder sich zu informieren, wie diese Abläufe in Ihrer Ausbildungspraxis vonstattengehen. Diese „Aufgaben zur Weiterarbeit" können aber auch allgemeine Recherchen sein, die Ihnen den Blick über den Tellerrand ermöglichen. Da es sich um Aufgabenstellungen handelt, die über den Unterrichts- und Prüfungsstoff hinausgehen, finden Sie hier keine Antwortzeilen. Trotzdem ist es natürlich sinnvoll, sich hier eigene Notizen zu machen. Darüber hinaus finden Sie am Ende des Lernfelds 1 eine Abkürzungsliste, die Sie selbst nach und nach ausfüllen können.

Alle Aufgaben sind mithilfe des Schulbuchs zu bearbeiten. Für die „Aufgaben zur Weiterarbeit" können Sie sich außerdem in Ihrer Praxis informieren oder im Internet recherchieren. Zur Unterstützung werden auch weiterführende Informationsquellen genannt.

Wir wünschen Ihnen eine lehrreiche und erfolgreiche Ausbildungszeit in Berufsschule und Praxis und hoffen, dass dieses Buch Sie dabei möglichst gut unterstützt. Sie haben sich einen tollen Beruf ausgesucht. Hoffentlich können wir Sie auch für unser „Lieblingsunterrichtsfach" begeistern!

Für Hinweise und Anregungen sind wir jederzeit dankbar.

Hüttenberg/Haßfurt/Erlangen, März 2025

Gundel Lehnhardt, Susanne Schubert und Simone Cyprian

Hinweise: Alle in diesem Arbeitsbuch erscheinenden Namen von Personen sind frei erfunden. Sollte es zu Namensgleichheiten kommen, sind diese zufällig und nicht beabsichtigt. Im Buch werden überwiegend geschlechtsneutrale Pluralformen verwendet. Finden Sie im Text eine geschlechtsspezifische Form (z. B. der Medizinische Fachangestellte, die Ärztin), so sind stets alle Geschlechter gemeint.

Zum Gebrauch des Buchs

Das Arbeitsbuch bietet Ihnen eine Vielzahl verschiedenartiger Aufgaben und Arbeitsaufträge, die Sie zur Übung im Alltag, aber auch im Unterricht nutzen können. Sie finden hier unterschiedliche Aufgabentypen und Elemente, z. B.:

Die **Themenschwerpunkte** des betreffenden Lernfelds sind den Vorgaben des Rahmenlehrplans entnommen.

Die **berufliche Lernsituation** und weitere Fallbeispiele zeigen erlebte Situationen aus dem beruflichen Alltag von Auszubildenden oder Medizinischen Fachangestellten.

Bei **offenen Aufgaben** zeigen Sie, dass Sie wichtige Sachverhalte, Zusammenhänge und konkrete Fälle der Abrechnungslehre in eigenen Worten darstellen können.

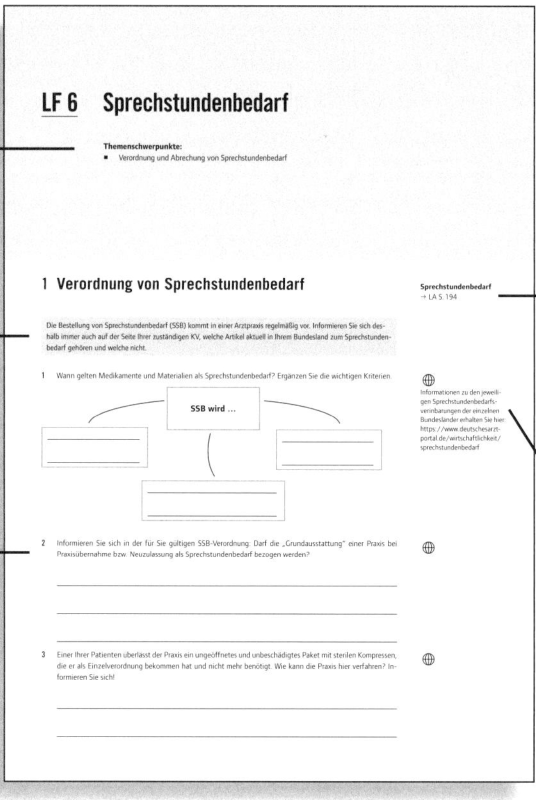
LF 6 Sprechstundenbedarf

Themenschwerpunkte:
- Verordnung und Abrechnung von Sprechstundenbedarf

1 Verordnung von Sprechstundenbedarf

Sprechstundenbedarf → LA S. 194

Die Bestellung von Sprechstundenbedarf (SSB) kommt in einer Arztpraxis regelmäßig vor. Informieren Sie sich deshalb immer auch auf der Seite Ihrer zuständigen KV, welche Artikel aktuell in Ihrem Bundesland zum Sprechstundenbedarf gehören und welche nicht.

1 Wann gelten Medikamente und Materialien als Sprechstundenbedarf? Ergänzen Sie die wichtigen Kriterien.

SSB wird …

Informationen zu den jeweiligen Sprechstundenbedarfsvereinbarungen der einzelnen Bundesländer erhalten Sie hier: https://www.deutschesarztportal.de/wirtschaftlichkeit/sprechstundenbedarf

2 Informieren Sie sich in der für Sie gültigen SSB-Verordnung: Darf die „Grundausstattung" einer Praxis bei Praxisübernahme bzw. Neuzulassung als Sprechstundenbedarf bezogen werden?

3 Einer Ihrer Patienten überlässt der Praxis ein ungeöffnetes und unbeschädigtes Paket mit sterilen Kompressen, die er als Einzelverordnung bekommen hat und nicht mehr benötigt. Wie kann die Praxis hier verfahren? Informieren Sie sich!

Die **Seitenverweise** auf das Fachbuch Leistungsabrechnung (LA) ISBN 978-3-06-451871-1 helfen Ihnen, die noch nicht gelernten Inhalte zu finden und nachzulesen.

In Aufgaben mit **Internetlinks** recherchieren Sie aktuelle Vorgaben und Richtlinien zur Abrechnungslehre und spezielle Regeln für Ihren KV-Bereich.

In **praxisbezogenen Aufgaben** wenden Sie Ihr Wissen auf Situationen und Abläufe in Ihrer Ausbildungspraxis an.

Sie vervollständigen **Lückentexte** oder Tabellen und zeigen so Ihre Kenntnisse über komplexe Zusammenhänge und die Anwendung Ihres Wissens durch Abrechnung von Fällen.

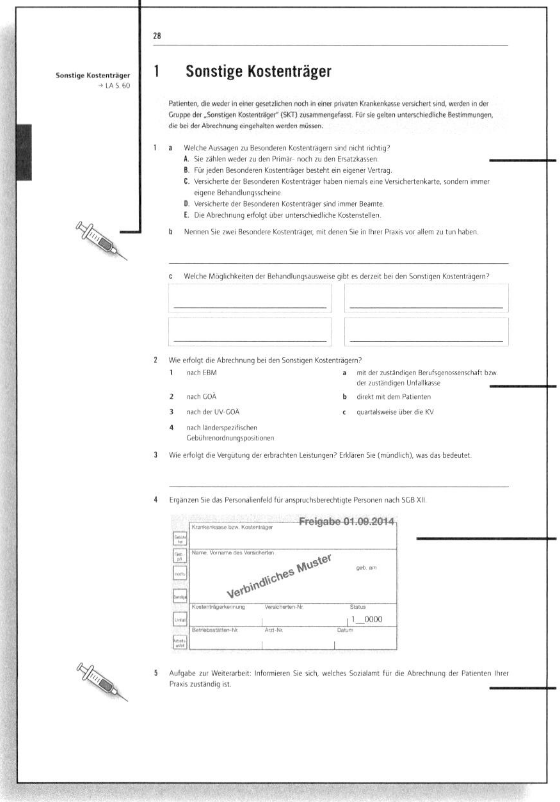
28

Sonstige Kostenträger → LA S. 60

1 Sonstige Kostenträger

Patienten, die weder in einer gesetzlichen noch in einer privaten Krankenkasse versichert sind, werden in der Gruppe der „Sonstigen Kostenträger" (SKT) zusammengefasst. Für sie gelten unterschiedliche Bestimmungen, die bei der Abrechnung beachtet werden müssen.

1 a Welche Aussagen zu Besonderen Kostenträgern sind nicht richtig?
A. Sie zählen weder zu den Primär- noch zu den Ersatzkassen.
B. Für jeden Besonderen Kostenträger besteht ein eigener Vertrag.
C. Versicherte der Besonderen Kostenträger haben niemals eine Versichertenkarte, sondern immer eigene Behandlungsscheine.
D. Versicherte der Besonderen Kostenträger sind immer Beamte.
E. Die Abrechnung erfolgt über unterschiedliche Kostenstellen.

b Nennen Sie zwei Besondere Kostenträger, mit denen Sie in Ihrer Praxis vor allem zu tun haben.

c Welche Möglichkeiten der Behandlungsausweise gibt es derzeit bei den Sonstigen Kostenträgern?

2 Wie erfolgt die Abrechnung bei den Sonstigen Kostenträgern?

1	nach EBM	a	mit der zuständigen Berufsgenossenschaft bzw. der zuständigen Unfallkasse
2	nach GOÄ	b	direkt mit dem Patienten
3	nach der UV-GOÄ	c	quartalsweise über die KV
4	nach länderspezifischen Gebührenordnungspositionen		

3 Wie erfolgt die Vergütung der erbrachten Leistungen? Erklären Sie (mündlich), was das bedeutet.

4 Ergänzen Sie das Personalienfeld für anspruchsberechtigte Personen nach SGB XII.

Krankenkasse bzw. Kostenträger — Freigabe 01.09.2014
Name, Vorname des Versicherten — geb. am
Verbindliches Muster
Kostenträgerkennung — Versicherten-Nr. — Status 1 0000
Betriebsstätten-Nr. — Arzt-Nr. — Datum

5 Aufgabe zur Weiterarbeit: Informieren Sie sich, welches Sozialamt für die Abrechnung der Patienten Ihrer Praxis zuständig ist.

In **Multiple-Choice-Aufgaben** unterscheiden Sie richtige und falsche Aussagen.

In **Zuordnungsaufgaben** ordnen Sie z. B. Begriffe und Abrechnungsziffern oder Definitionen einander zu.

In **Fallbeispielen** füllen Sie Formulare aus oder suchen die Abrechnungsnummern heraus.

In **Aufgaben zur Weiterarbeit** verknüpfen Sie Theorie und Praxis.

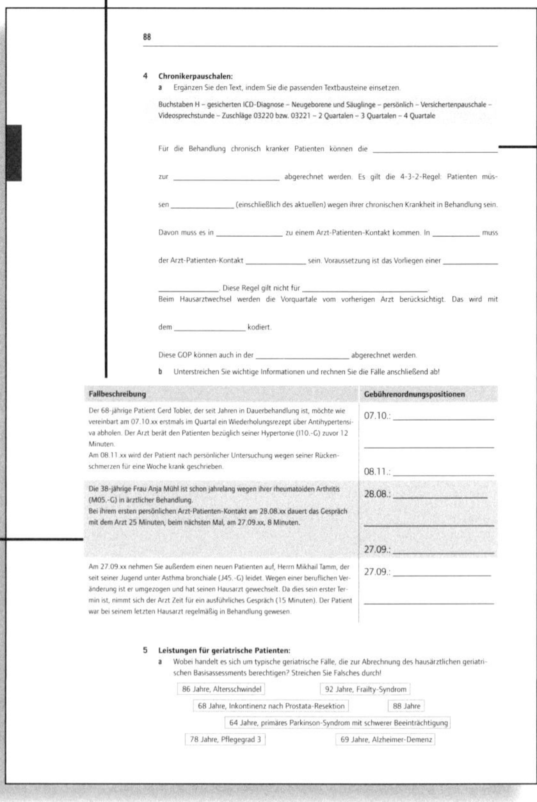
88

4 Chronikerpauschalen:
a Ergänzen Sie den Text, indem Sie die passenden Textbausteine einsetzen.

Buchstaben H – gesicherten ICD-Diagnose – Neugeborene und Säuglinge – persönlich – Versichertenpauschale – Videosprechstunde – Zuschläge 03220 bzw. 03221 – 2 Quartalen – 3 Quartalen – 4 Quartale

Für die Behandlung chronisch kranker Patienten können die ______ zur ______ abgerechnet werden. Es gilt die 4-3-2-Regel: Patienten müssen ______ (einschließlich des aktuellen) wegen ihrer chronischen Krankheit in Behandlung sein. Davon muss es in ______ zu einem Arzt-Patienten-Kontakt kommen. In ______ muss der Arzt-Patienten-Kontakt ______ sein. Voraussetzung ist das Vorliegen einer ______ ______. Diese Regel gilt nicht für ______. Beim Hausarztwechsel werden die Vorquartale vom vorherigen Arzt berücksichtigt. Das wird mit dem ______ kodiert.

Diese GOP können auch in der ______ abgerechnet werden.

b Unterstreichen Sie wichtige Informationen und rechnen Sie die Fälle anschließend ab!

Fallbeschreibung	Gebührenordnungspositionen
Der 68-jährige Patient Gerd Tobler, der seit Jahren in Dauerbehandlung ist, möchte wie vereinbart am 07.10.xx erstmals im Quartal ein Wiederholungsrezept über Antihypertensiva abholen. Der Arzt berät den Patienten bezüglich seiner Hypertonie (I10.-G) zuvor 12 Minuten. Am 08.11.xx wird der Patient nach persönlicher Untersuchung wegen seiner Rückenschmerzen für eine Woche krank geschrieben.	07.10.: ______ 08.11.: ______
Die 38-jährige Frau Anja Mühl ist schon jahrelang wegen ihrer rheumatoiden Arthritis (M05.-G) in ärztlicher Behandlung. Bei ihrem ersten persönlichen Arzt-Patienten-Kontakt am 28.08.xx dauert das Gespräch mit dem Arzt 25 Minuten, beim nächsten Mal, am 27.09.xx, 8 Minuten.	28.08.: ______ 27.09.: ______
Am 27.09.xx nehmen Sie außerdem einen neuen Patienten auf, Herrn Mikhail Tamm, der seit seiner Jugend unter Asthma bronchiale (J45.-G) leidet. Wegen einer beruflichen Veränderung ist er umgezogen und hat seinen Hausarzt gewechselt. Da dies sein erster Termin ist, nimmt sich der Arzt Zeit für ein ausführliches Gespräch (15 Minuten). Der Patient war bei seinem letzten Hausarzt regelmäßig in Behandlung gewesen.	27.09.: ______

5 Leistungen für geriatrische Patienten:
a Wobei handelt es sich um typische geriatrische Fälle, die zur Abrechnung des hausärztlichen geriatrischen Basisassessments berechtigen? Streichen Sie Falsches durch!

86 Jahre, Altersschwindel – 92 Jahre, Frailty-Syndrom – 68 Jahre, Inkontinenz nach Prostata-Resektion – 88 Jahre – 64 Jahre, primäres Parkinson-Syndrom mit schwerer Beeinträchtigung – 78 Jahre, Pflegegrad 3 – 69 Jahre, Alzheimer-Demenz

Inhaltsverzeichnis

Die hervorgehobenen Lernfelder enthalten die für den Bereich Leistungsabrechnung relevanten Inhalte und geben die Gliederung dieses Bands wieder.

LF 1 Im Beruf und Gesundheitswesen orientieren

Themenschwerpunkte:
- Grundlagen der Krankenversicherung
- Grundlagen der vertragsärztlichen Versorgung
- Berufsständische Organisationen
- Rechtsbeziehungen im vertragsärztlichen System
- Die Quartalsabrechnung

1 Grundlagen Krankenversicherung

Gesetzliche Krankenkassen in Deutschland
→ LA S. 8

Mit Beginn der Ausbildung nehmen auszubildende MFA (in der Regel) erstmals eine sozialversicherungspflichtige Beschäftigung auf und sind nicht mehr familienversichert. Die meisten Ihrer Patienten sind, so wie Sie, gesetzlich versichert. Die Leistungsabrechnung für diese Patienten erfolgt über die zuständige KV.

Auf dieser Seite findet man alle gesetzlichen Krankenkassen – immer aktuell: www.krankenkassen.de

1 **a** Was bedeutet es, wenn jemand in der gesetzlichen Krankenkasse pflichtversichert ist?

____

b Bei welcher gesetzlichen Krankenkasse müssen sich auszubildende MFA versichern?

____

____

c Innerhalb welcher Frist müssen Auszubildende ihrem Arbeitgeber die Mitgliedsbescheinigung der gesetzlichen Krankenkasse vorlegen?

____

d Welches Gesetz bildet die Grundlage der gesetzlichen Krankenversicherung? Schreiben Sie auch die Abkürzung aus.

____

e Nennen Sie mindestens ein Beispiel für eine BKK (betriebliche Krankenversicherung), die Ihnen in der Praxis bereits begegnet ist.

____

f Streichen Sie durch, was in der Reihe jeweils nicht zu dem Überbegriff passt.

(1) Primärkasse: AOK – DAK – KBS – IKK

(2) Gebührenordnungen: GOÄ – EBM – UV-GOÄ – IGeL

(3) Ersatzkassen: TK – vedk – Barmer – HEK

2 **a** Finden und markieren Sie die 11 Abkürzungen der gesetzlichen Krankenkassen (z. B. AOK) in dem Suchsel.

R	A	W	U	S	B	T	V	A	C	G	I	K	L	M	P	D	F
W	O	B	H	U	K	A	K	B	S	K	Q	S	V	L	F	G	R
D	K	I	K	X	K	B	H	E	K	H	T	C	I	W	H	D	J
A	Q	N	K	V	L	G	T	K	O	T	E	U	W	M	S	Z	M
K	K	H	E	L	K	K	Q	T	K	O	F	Y	I	K	K	X	R
A	C	G	V	Y	E	N	P	L	S	R	Z	V	A	N	J	S	U

b Aufgabe zur Weiterarbeit: Überlegen Sie (mündlich), was die Abkürzungen bedeuten.

c Welche Ersatzkasse fehlt?

____

d Wer außer den gesetzlichen Krankenkassen kann noch die Behandlungskosten von Patienten übernehmen?

____

____

e Welche Aussagen sind richtig?

A. Ehepartner können sich in der gesetzlichen Krankenkasse immer als Familienmitglied mitversichern.
B. Kinder sind nur bis zum 16. Geburtstag als Familienmitglied mitversichert.
C. Die Familienversicherung ist kostenfrei.
D. Alle Angestellten können jederzeit in eine private Krankenversicherung wechseln.
E. Beamte sind grundsätzlich privat versichert.
F. Die gesetzliche Krankenversicherung unterliegt dem SGB V.

Abrechnungsgrundlagen
→ LA S. 9
Sachleistungs- und Kostenerstattungsprinzip
→ LA S. 10

Sie schauen den Arbeitskolleginnen an der Anmeldung über die Schulter und stellen fest, dass die für die Leistungsabrechnung relevanten Abläufe bei den Patientinnen z. T. sehr unterschiedlich sind.

1 Nach welcher Gebührenordnung werden die folgenden Patientinnen jeweils abgerechnet? Kreuzen Sie an.

	Versicherte	GOÄ	UV-GOÄ	EBM
1	Gesetzlich Versicherte, IGeL			
2	Gesetzlich Versicherte nach Arbeitsunfall			
3	Gesetzlich Versicherte für Krebsvorsorge			
4	Gesetzlich Versicherte mit Kostenerstattungsprinzip			
5	Privatpatientin			
6	Schülerin nach Unfall in der Schule			
7	Gesetzlich Versicherte mit Herzinfarkt			
8	Gesetzlich Versicherte zur jährlichen Grippeschutzimpfung			
9	Gesetzlich Versicherte zur Gelbfieberimpfung			
10	Privat versicherte Angestellte nach Wegeunfall			

2 Für die meisten Patientinnen gilt das Sachleistungsprinzip, manche werden aber auch nach dem Kostenerstattungsprinzip abgerechnet.

Unterscheiden Sie diese Prinzipien voneinander und tragen Sie die Begriffe in die Tabelle ein.

Liquidation an Patientin – gesetzlich Versicherte – i. d. R. eGK – Privatpatientinnen – keiner erforderlich – über die KV

	Sachleistungsprinzip	**Kostenerstattungsprinzip**
Typisch für …		
Abrechnung		
Anspruchsnachweis		

3 Für das Angebot der präventiven Leistungen spielen die Empfehlungen der STIKO eine große Rolle.

Auf dieser Seite findet man die aktuellen Empfehlungen der STIKO: www.stiko.de

a Welche Aufgabe hat die STIKO?

b Wie werden Impfungen abgerechnet, die nicht STIKO-empfohlen sind? Kreuzen Sie an.

Impfung	**EBM**	**GOÄ (mit Liquidation an den Patienten)**
als Ermessensleistung einer Krankenkasse möglich		
als IGeL		

4 Ordnen Sie zu.

1 Regelleistungen

2 Ermessensleistungen

3 Individuelle Gesundheitsleistungen

a Diese Leistungen müssen die gesetzlich Versicherten selbst bezahlen, dafür erhalten sie eine Liquidation nach GOÄ.

b Diese Leistungen kann eine Krankenkasse anbieten, um sich z. B. von anderen gesetzlichen Krankenkassen abzuheben.

c Diese Leistungen muss jede gesetzliche Krankenkasse ihren Mitgliedern ermöglichen.

5 Malen Sie alle Felder an, in denen Sie Abkürzungen für gesetzliche Krankenkassen erkennen.

PVS	KV	IKK	EBM	PIN	BGW	hkk	GOÄ	BFD
QM	BKK	SGB	TK	SSB	HEK	RKI	LKK	ICD
AOK	BVG	DMP	GOP	DAK	ASV	SKT	KBV	KKH

6 Aufgabe zur Weiterarbeit: Welche Ermessensleistungen einer Krankenkasse sind Ihnen persönlich wichtig? Recherchieren Sie auch auf der Seite Ihrer Krankenkasse.

Die Vertragsärztin
→ LA S. 13
Praxisformen
→ LA S. 16

2 Grundlagen der vertragsärztlichen Versorgung

In Ihrer Ausbildung lernen Sie in den ersten Wochen zahlreiche neue Fachbegriffe kennen.

1 Bilden Sie aus den gegebenen Wortteilen die entsprechenden Lösungswörter. Aus den markierten Feldern ergibt sich am Ende als Lösungswort ein wichtiger Partner in der Abrechnung (Ä = Ä).

apo – arzt – beleg – betriebs – einzel – geld – inter – kardio – kranken – kura – lassung – loge – motion – nist – prä – praxis – praxis – pro – stätte – theker – tiv – vention – zu – zweig

1						I								
2														
3							P							
4			T											
5								G						
6		E												
7				M										
8						E								
9				D										
10							U							
11						P								
12								Z						

1 Fachwort für „heilend“
2 Fachwort für „Vorsorge“
3 Klassische Praxisform der vertragsärztlichen Berufsausübung
4 Fachbezeichnung „Arzt für Innere Medizin“
5 Eine Geldleistung der Krankenkassen
6 Fachbegriff für „Vertragsarztsitz“
7 Schriftliche Arbeit zur Erlangung des Doktortitels
8 Häufig anzutreffender Beruf in einem MVZ
9 Facharzt für Herzerkrankungen
10 Genehmigung der KV zur Behandlung von gesetzlich krankenversicherten Patienten
11 Anderes Wort für Nebenbetriebsstätte
12 Vertragsarzt, der sowohl ambulant als auch stationär Patienten behandelt

Das Lösungswort lautet: ____________________

2 Warum ist die Approbation für die Ärztin so wichtig?

____

____

3 Erklären Sie, warum jeder Vertragsarzt auch ein Privatarzt, aber nicht jeder Privatarzt auch ein Vertragsarzt ist.

____

____

4 Nennen Sie mindestens 5 Gesundheitsberufe, die man in einem MVZ antreffen kann.

____

5 Verbinden Sie die Praxisformen (links) mit ihren Kennzeichen (rechts).

1 Einzelpraxis	**a** eine LANR, eine Patientenkartei, eine BSNR
2 Berufsausübungsgemeinschaft (BAG)	**b** Jede Ärztin hat eine LANR, es gibt nur eine Patientenkartei und nur eine BSNR.
3 Praxisgemeinschaft	**c** Jede Ärztin hat eine LANR, eine eigene Patientenkartei und eine eigene BSNR.
4 MVZ	

6 **a** Wie lautet die BSNR (evtl. auch NBSNR) Ihrer Praxis?

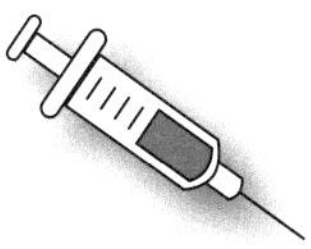

____

b Aufgabe zur Weiterarbeit: Wie viele LANR gibt es in Ihrer Ausbildungspraxis? Wenn es mehrere gibt, worin unterscheiden sie sich?

7 Aufgabe zur Weiterarbeit: Sammeln Sie (mündlich) Beispiele für Facharztrichtungen, Schwerpunkte und Zusatzbezeichnungen, die Sie aus Ihrer Praxis kennen.

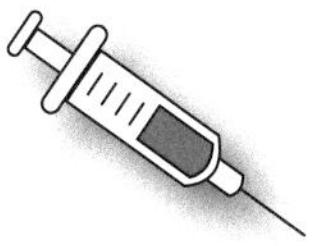

Unter den gesetzlich Versicherten gibt es Pflicht- und freiwillig Versicherte, Familienversicherte, Patientinnen, die nach einem Hausarztmodell abgerechnet werden, usw.

1 Ergänzen Sie den Lückentext zur gesetzlichen Krankenversicherung.

> Einkommen – freiwilliges – gesetzlichen – Jahresarbeitsentgeltgrenze – kostenfrei – Leistungsanspruch – privat – unterschiedlich – Versicherungspflichtgrenze

Versicherte in der gesetzlichen Krankenversicherung haben grundsätzlich alle den gleichen ____________________, auch wenn sie aufgrund ihrer individuellen Situation ____________________ hohe Beiträge leisten. Ehepartner ohne oder mit einem geringfügigen ____________________ und Kinder bis zum 18. Lebensjahr können ____________________ mitversichert werden. Überschreitet man mit seinem Gehalt die ____________________ ____________________, muss man sich nicht mehr pflichtversichern, d. h., Arbeitnehmerinnen mit einem Jahreseinkommen oberhalb der ____________________ können weiterhin als ____________________ Mitglied in der ____________________ Krankenkasse versichert bleiben oder sich ____________________ krankenversichern.

2 Recherchieren Sie die Versicherungspflichtgrenze für das aktuelle Kalenderjahr.

____

Rechte und Pflichten gesetzlich Versicherter
→ LA S. 18

Ihre Erstkraft erklärt Ihnen, dass Patientinnen und Patienten auch Pflichten haben. Es ist für die Praxis z. B. besonders ärgerlich, wenn sie ihre Termine nicht einhalten. Dafür stehen den gesetzlich Versicherten die Leistungen des Gesundheitssystems offen.

1 Gesetzlich Versicherte tragen eine Mitverantwortung für ihre Gesundheit. Nennen Sie 3 weitere Beispiele, wie sie dieser Pflicht nachkommen können.

Z. B. Termine einhalten, …

____

____

____

2 In der gesetzlichen Krankenversicherung gilt das Solidaritätsprinzip. Was bedeutet das?

A. Die Beiträge für gesetzlich Versicherte sind unabhängig von ihrem Einkommen gleich hoch.

B. Alle Versicherte haben grundsätzlich den gleichen Leistungsanspruch, zahlen aber aufgrund ihrer unterschiedlichen Situation (z. B. unterschiedliche Bruttogehälter, Familienversicherung) unterschiedlich hohe Beiträge.

C. Je mehr Leistungen jemand in Anspruch nimmt, desto höher sind seine Beiträge.

D. Leistungen können einzelvertraglich ausgeschlossen werden, damit die Beiträge für sozial schwächere günstiger und bezahlbarer werden.

E. Menschen, die sich keine private Krankenversicherung leisten können, werden gesetzlich versichert, unabhängig von ihrem Alter und Beruf.

3. Welche Aussage zum Wirtschaftlichkeitsgebot ist korrekt?

A. Das Wirtschaftlichkeitsgebot ist im StGB gesetzlich verankert.

B. Ärztinnen müssen gesetzlich Versicherten regelmäßig individuelle Gesundheitsleistungen anbieten.

C. Ärztliche Leistungen müssen ausreichend und zweckmäßig sein, ohne dabei das Maß des Notwendigen zu überschreiten.

D. Medizinische Versorgungszentren werden von einem Arzt und einem Kaufmann (z. B. Betriebswirt) geleitet.

E. Apotheker müssen immer das günstigste Arzneimittel verkaufen.

4 Tragen Sie die folgenden Begriffe in das Gitter ein:

Mitglied – Einkommen – Freiwillig – Rentner – Kinder – Beitrag

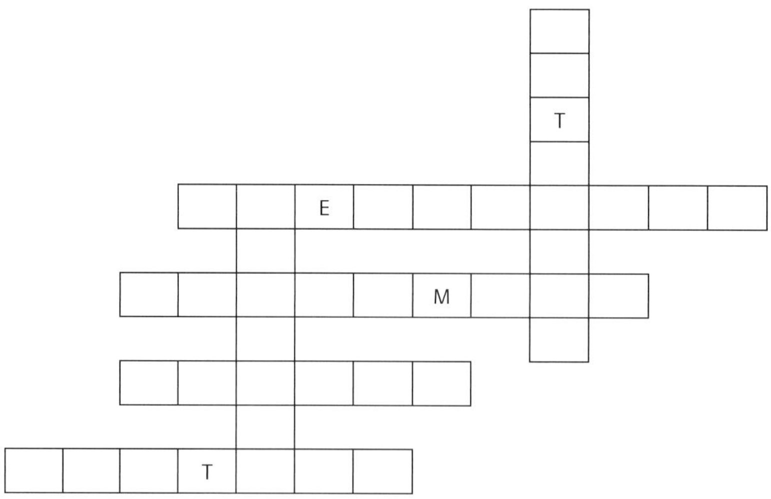

5 a Krankenkassen bieten eine Vielzahl von Leistungen an. Überlegen Sie, welche Beschreibungen zutreffen, und kreuzen Sie an.

	Präventive Leistung	Kurative Leistung	Pflichtleistung der gesetzlichen Krankenkasse	IGe-Leistung	Ermessensleistung
Tetanus-Impfung					
Zuschuss zum Fitness-Studio					
Stationäre Behandlung nach einem Unfall					
Krankengeld-Wahltarif					
Zusätzlicher Ultraschall während der Schwangerschaft					
Akupunkturbehandlung zur Raucherentwöhnung					
Arzneimittel zur Behandlung einer Erkrankung					
Krankengymnastik bei Rückenschmerzen					
Reise-Impfungen					
Bonusprogramm bei Vorsorgeuntersuchungen					
Zusätzliche Blutuntersuchungen auf Wunsch					

b Aufgabe zur Weiterarbeit: Fällt Ihnen ein Muster in der Tabelle auf?

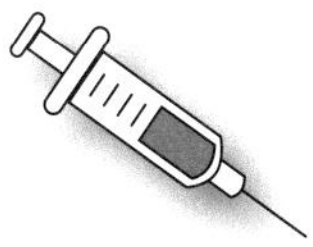

6 Alle Leistungen, die in Arztpraxen erbracht werden, können in Sach- und Dienstleistungen unterschieden werden. Erklären Sie, was man darunter versteht, und sammeln Sie Beispiele aus Ihrem Praxisalltag.

Dienstleistungen ____________________

____

Sachleistungen ____________________

____

7 Sammeln Sie Vorteile der hausarztzentrierten Versorgung für Ärztin und Patientin.

Arztin: ____________________

____

____

Patientin: ____________________

____

____

8 Was benötigt eine Ärztin unbedingt, um gesetzlich Versicherte behandeln zu dürfen? Unterstreichen Sie Zutreffendes.

Medizinstudium – Approbation – Promotion – Weiterbildung – Zulassung durch die KV – Schwerpunktkompetenz – Privatpraxis – angestellte MFA

9 Ergänzen Sie den Text mit folgenden Begriffen.

Abrechnung – Abrechnung – Berufsausübungsgemeinschaft – Betriebsstätte – Betriebsstättennummer – Einzelpraxen – Einzelpraxis – Kassenärztlichen Vereinigung – lebenslange Arztnummer – Leistungen – medizinische Berufsgruppen – Medizinischen Versorgungszentrum – Patientenkartei – Praxisgemeinschaft – Räumen – Vertragsärztin – Zulassungsausschuss

Möchte eine Ärztin gesetzlich krankenversicherte Patientinnen behandeln, muss sie bei ihrer ______________________ (KV) einen Antrag auf „Eintragung im Arztregister" stellen. Der ______________________ der KV entscheidet, ob sie sich in dem gewünschten Planungsbereich niederlassen darf oder nicht. Mit der Zulassung als ______________________ erhält die Ärztin nun eine ______________________ (LANR), die sich aus 9 Ziffern zusammensetzt. Die Praxis der Vertragsärztin wird auch ______________________ genannt, deshalb erhält sie auch eine ______________________ (BSNR). Anhand der BSNR und LANR kann die KV bei der ______________________ erkennen, welche ______________________ die Ärztin erbracht hat.

Die Vertragsärztin hat die Möglichkeit, eine ______________________ zu führen. Diese führt sie allein. Wenn sie sich mit anderen Ärztinnen zusammenschließen möchte, kann sie z.B. eine ______________________ (BAG) oder eine ______________________ gründen. In einer BAG gibt es nur eine ______________________ und nur eine ______________________ mit der KV.

Eine Praxisgemeinschaft besteht aus zwei oder mehreren ______________________ in den gleichen ______________________. Jede Ärztin hat ihre eigene Patientenkartei und ihre eigene Abrechnung. Die vierte Möglichkeit besteht in einer Anstellung in einem ______________________ (MVZ). Dort arbeiten nicht nur Ärztinnen, sondern auch andere ______________________ zusammen in einer großen Praxis.

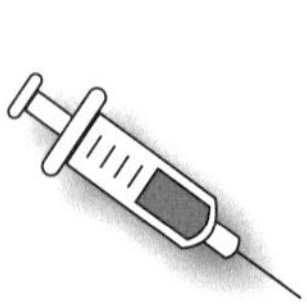

10 Aufgabe zur Weiterarbeit:

a Fragen Sie in Ihrer Ausbildungspraxis oder bei Ihrem Hausarzt nach: Welche HZV-Modelle werden angeboten? Welche Erfahrungen wurden mit der Hausarztzentrierten Versorgung gemacht?

b Informieren Sie sich über die Abrechnung nach einem HZV-Modell Ihrer Wahl. (z. B. bei der AOK, TK)

3 Berufsständische Organisationen

Berufsständische Organisationen
→ LA S. 23

Vertragsärzte sind Mitglieder verschiedener berufsständischer Organisationen.

1 Ordnen Sie zu.

1 In diesem Verband ist jeder Arzt Pflichtmitglied.	**a** In der zuständigen Ärztekammer
2 In diesem Verband ist jeder Vertragsarzt Pflichtmitglied.	**b** Im Hartmannbund
3 In z. B. diesem Verband kann ein Arzt freiwilliges Mitglied sein.	**c** In der Kassenärztlichen Vereinigung

2 Recherchieren Sie im Internet:

a Wo hat die Landesärztekammer in Ihrem Bundesland ihren Sitz?

____

b Wie heißt die/der momentane Gesundheitsministerin/Gesundheitsminister und welcher Partei gehört sie/er an?

____

c Nennen Sie den Sitz der Kassenärztlichen Bundesvereinigung.

Auf dieser Seite findet man Informationen der Kassenärztlichen Bundesvereinigung: www.kbv.de

____

d Nennen Sie den Sitz der für Sie zuständigen Kassenärztlichen Vereinigung.

____

e Gibt es für Ihren Bereich auch eine Bezirksstelle? Wenn ja, geben Sie diese an.

____

3 Kreuzen Sie an, welche Aufgaben zur Landesärztekammer (LÄK) bzw. zur Kassenärztlichen Vereinigung (KV) gehören.

Aufgabe	LÄK	KV
Zulassung von Vertragsärztinnen einschließlich Beratung zur Niederlassung		
Wahrung der Rechte der Vertragsärztinnen gegenüber den Krankenkassen		
Ausbildungsordnung für MFA		
Durchführung und Organisation des ärztlichen Notdienstes		
Überwachung der ärztlichen Weiterbildung		
Bedarfsplanung (Wie viele Arztpraxen werden wo benötigt?)		
Prüfung der Abrechnungsunterlagen		
Genehmigung besonderer Tätigkeiten, z. B. Röntgen- oder Sonografieleistungen		
Einrichtung von Ethik- und Gutachterkommissionen		

Pflichten aus dem Behandlungsvertrag
→ LA S. 29

4 Rechtsbeziehungen im vertragsärztlichen System

1 In Arztpraxen gibt es viele Pflichten zu beachten. Zählen Sie alle 10 Pflichten auf, die ein Vertragsarzt im Rahmen seiner Praxistätigkeit zu beachten hat.

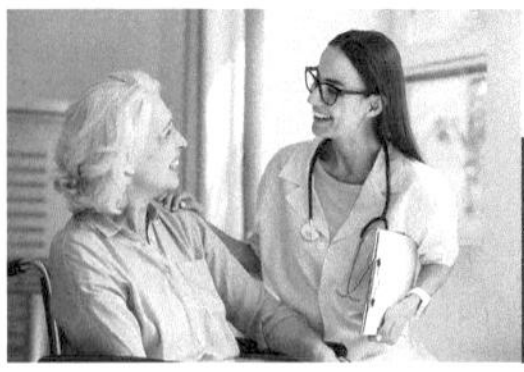

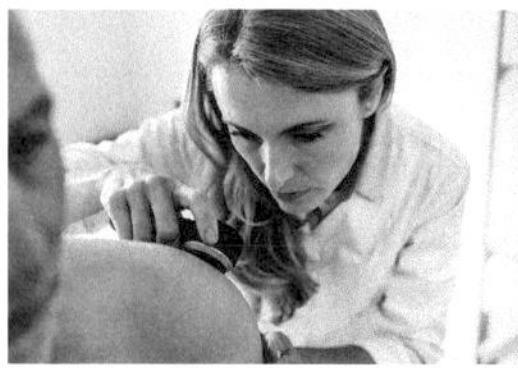

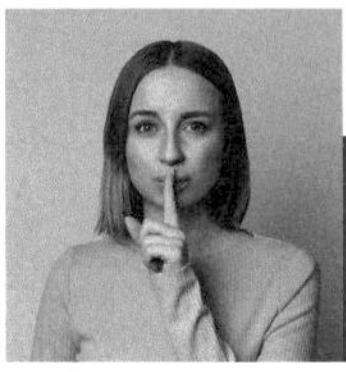

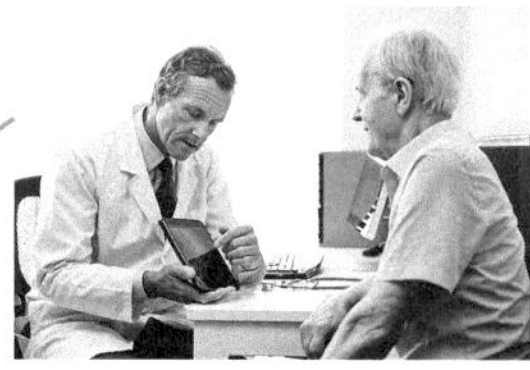

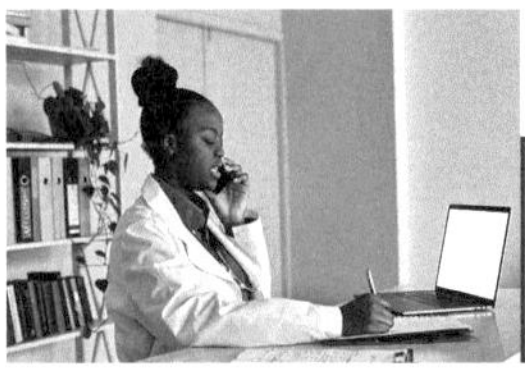

Pflichten des Vertagsarztes

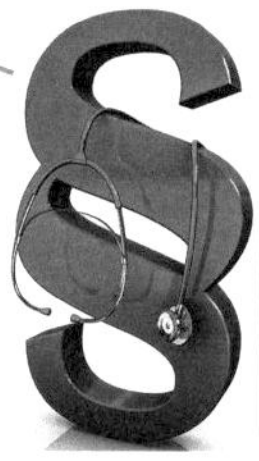

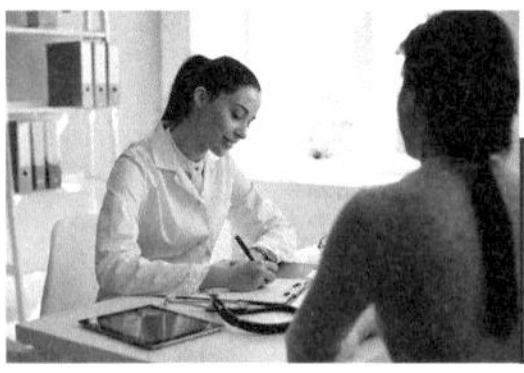

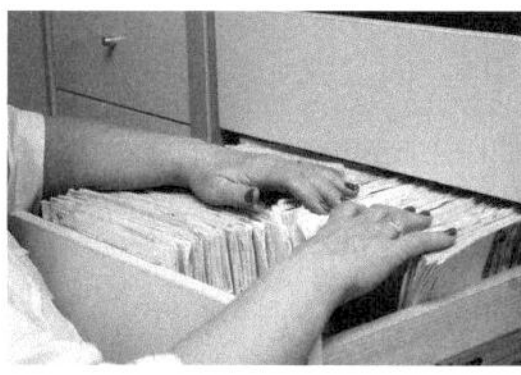

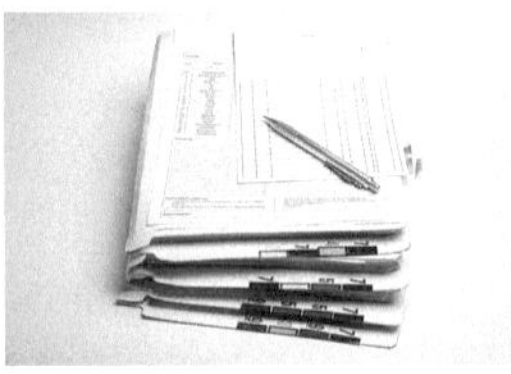

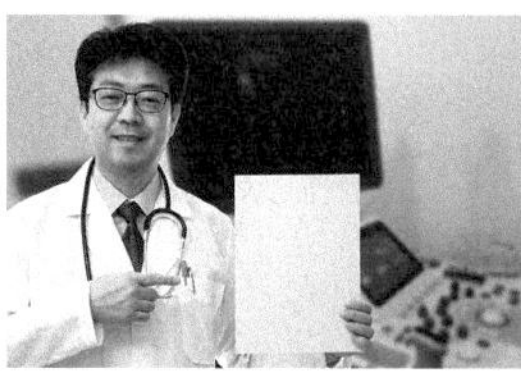

2 Nennen Sie wichtige Pflichten, die für Sie als MFA gelten. ______________________________

3 Aufgabe zur Weiterarbeit: Finden Sie Beispiele, in denen die von Ihnen genannten Pflichten von MFA besonders wichtig sind. ______________________________

____

4 Wie lange müssen die folgenden Unterlagen aufgehoben werden? Recherchieren Sie auch auf der Seite Ihrer zuständigen KV.

	Unterlagen	Aufbewahrungsfrist	Vom heutigen Datum an bis:
a	BtM-Rezeptdurchschlag von Frau Freitag, 40 Jahre.		
b	Aufzeichnungen von Strahlenbehandlungen nach einer Krebserkrankung von Frau Stein, 28 Jahre.		
c	Patientenakte von Herrn Jansen, 76 Jahre.		
d	Bericht über einen Schülerunfall von Tim U., 8 Jahre.		
e	EKG-Streifen von Herrn Schmidt, 51 Jahre.		
f	Röntgenaufnahme eines Oberschenkelhalsbruchs von Frau Steffensen, 65 Jahre.		
g	Röntgenbild eines gebrochenen Unterarms, aufgenommen am 15.11.2021, von Jana S., geb. am 04.03.2017.		
h	Darmkrebsvorsorgebefund von Herrn Hartmann, 66 Jahre.		
i	Unterlagen über einen Arbeitsunfall von Herrn Müller, 59 Jahre.		
j	Arbeitsunfähigkeitsbescheinigung (Muster 1d) von Frau Dross, 25 Jahre.		
k	Abrechnungsunterlagen vom 4. Quartal 2021.		
l	Laborbefund von Frau Römer, 32 Jahre.		

5 Entscheiden Sie, zu welcher ärztlichen Pflicht die folgenden Sätze gehören.

1 Der Arzt bietet eine tägliche Sprechstunde von 8 bis 12 Uhr an.

2 Die Unterlagen der Patienten werden in einem großen Aktenschrank aufbewahrt.

3 Die MFA in der Praxis achten darauf, an der Anmeldung keine persönlichen Daten von Patienten in Gegenwart von weiteren Personen zu nennen.

4 Bevor mittags die Karteikarten wieder in den Schrank eingeräumt werden, werden alle heutigen Leistungen überprüft.

5 Vor kleinen Eingriffen, wie z.B. Warzenentfernung, erhalten die Patienten ein Formular über die geplante Untersuchung mit eventuellen Komplikationen, die auftreten können.

6 Der Arzt übernimmt persönlich die Beratung bei anstehenden Impfleistungen.

7 Akute Infektionen, die unter das Infektionsschutzgesetz fallen, werden umgehend dem Gesundheitsamt mitgeteilt.

8 Das Jugendarbeitsschutzgesetz hängt deutlich sichtbar im Aufenthaltsraum.

9 Jeder Arzt-Patienten-Kontakt wird im PC oder in der Karteikarte vermerkt.

10 Der Arzt trägt die Verantwortung für die durchgeführten Untersuchungen.

a Schweigepflicht

b Aufklärungspflicht

c Meldepflicht

d Präsenzpflicht

e Aufbewahrungspflicht

f Dokumentationspflicht

g Aushang amtlicher Texte

h Sorgfaltspflicht

i Haftpflicht

j persönliche Leistungserbringung

Die Quartalsabrechnung
→ LA S. 35

5 Die Quartalsabrechnung

Am Ende jedes Quartals werden die für gesetzlich Versicherte erbrachten Leistungen mit der KV abgerechnet.

1 Notieren Sie auf den Ausschnitten des Musters 5 das jeweils zutreffende Quartal:

3. Januar 2021	Quartal ☐ ☐☐
25. September 2021	Quartal ☐ ☐☐
19. April 2022	Quartal ☐ ☐☐
31. Dezember 2023	Quartal ☐ ☐☐
29. Februar 2023	Quartal ☐ ☐☐
01. Juli 2022	Quartal ☐ ☐☐
07. November 2021	Quartal ☐ ☐☐
15. Mai 2023	Quartal ☐ ☐☐

2 Suchen Sie im Internet Ihre zuständige KV und rufen Sie die Informationsseite zur Quartalsabrechnung auf. Notieren Sie in der Tabelle, welche Unterlagen Sie in Ihrem Bundesland mit einreichen müssen und welche nicht. Beispiele:

Unterlagen, die mit eingereicht werden müssen	Unterlagen, die nicht mit eingereicht werden müssen

3 Richtig oder falsch? Das Lösungswort ergibt sich von unten nach oben gelesen.

	Aussage	Richtig	Falsch
1	Die KV prüft jede Abrechnung auf Wirtschaftlichkeit.	L	V
2	Vorsorgeuntersuchungen gehören zu den extrabudgetären Leistungen.	A	E
3	Die Sicherungskopien der Abrechnungsdateien müssen 10 Jahre aufgehoben werden.	M	T
4	Die Fallzahlmeldung erfolgt automatisch durch die Praxissoftware.	R	T
5	Alle Krankenkassen bekommen die gleichen Finanzmittel aus dem Gesundheitsfonds.	S	A
6	Morbiditätsbedingte Gesamtvergütungen werden ohne Abzüge an die Praxis ausgezahlt.	P	U
7	Krankenkassen können bei zu geringen Einnahmen Zusatzbeiträge von ihren Mitgliedern verlangen.	Q	S

Lösungswort: ____________

4 Wer zahlt in den Gesundheitsfond ein? Recherchieren Sie die aktuelle Beitragshöhe für Arbeitgeber und Arbeitnehmer (in Prozent vom Bruttogehalt).

___

___

5 Warum sind extrabudgetäre Leistungen für Arztpraxen so interessant?

___

6 Warum spricht man von einer morbiditätsbedingten Gesamtvergütung?

___

___

7 Ergänzen Sie die Sätze um die vorgegebenen Wörter.

Honorar – Behandlung – monatlichen Beitrag – Gesamtbetrag – Kassenärztlichen Vereinigung

Gesetzlich krankenversicherte Patienten zahlen einen ______________ an ihre Krankenkasse. Dafür erhalten sie im Krankheitsfall die ______________ durch einen Vertragsarzt. Der Vertragsarzt reicht am Ende jeden Quartals die Abrechnung bei der ______________ ein. Diese erhält von den Krankenkassen einen ______________ für alle Versicherten und zahlt dem Vertragsarzt sein ______________ aus.

8 Malen Sie alle extrabudgetären Leistungen mit einem grünen Stift an. Für Leistungen, die unter die morbiditätsbedingte Gesamtvergütung fallen, nehmen Sie einen roten Stift.

Schutzimpfungen	Gesprächsleistungen	Ambulante Operationen	Hausbesuche
Kindervorsorgeuntersuchungen	Versichertenpauschalen	Mutterschaftsvorsorge	
Krebsvorsorgeuntersuchungen	Untersuchungsleistungen	DMP	Infusionen
Wundversorgungen	Basisdiagnostik	Hausarztzentrierte Versorgung	Blutentnahmen

9 Aufgabe zur Weiterarbeit: Infomieren Sie sich, wie die Online-Abrechnung in Ihrer Praxis durchgeführt wird.

Abkürzungen im Arbeitsbuch

1 Aufgabe zur Weiterarbeit: Füllen Sie nach und nach die Tabelle aus. Sie erhalten dadurch ein fundiertes Verzeichnis der wichtigen Abkürzungen im Abrechnungsunterricht.

AOK	
ASV	
BEG	
BFD	
BGW	
BKK	
BMV-Ä	
BSNR	
BtM	
BVFG	
DAK	
DGUV	
DMP	
DSGVO	
EBM	
eGK	
EHIC	
eMP	
ePA	
FAMK	
G-BA	
GOÄ	
GOP	
GU	
HEK	
hkk	
ICD	
IGeL	
IKK	
JArbSchG	

J1	
KBS	
KBV	
KKH	
KOV	
KV	
KVB I bis III und IV	
LANR	
LKK	
NFDM	
OEG	
PIN	
PBeaKK A	
PBeaKK B	
PEB	
PVS	
PVS	
PZN	
RKI	
SER	
SGB	
SKT	
SSB	
STIKO	
SVA	
SVLFG	
TI	
TK	
UV-GOÄ	
VPN	
VSDM	
WHO	

LF 2 Patienten empfangen und begleiten

Themenschwerpunkte:
- Patienten mit verschiedenen Kostenträgern (Krankenversicherungen) begleiten
- Einführung in das Formularwesen
- Einführung in die Abrechnung nach EBM und GOÄ
- Grundzüge der UV-GOÄ

1 Gesetzlich krankenversicherte Patienten

Kostenträger
→ LA S. 44

In Ihrer Arztpraxis begegnen Ihnen jeden Tag verschiedene Krankenkassen der Patienten.

1 Malen Sie alle Primärkassen grün und alle Ersatzkassen rot an.

BKK | KKH | Techniker | Barmer | hkk | Knappschaft-Bahn-See | DAK | LKK | AOK | HEK | IKK

Elektronische Gesundheitskarte

Elektronische Gesundheitskarte (eGK)
→ LA S. 44

Fast alle Patienten weisen sich in Ihrer Arztpraxis mit einer elektronischen Gesundheitskarte aus. Im Laufe der nächsten Jahre wird die eGK zunehmend wichtige Funktionen übernehmen.

1 Nennen Sie Beispiele für wichtige Funktionen der eGK.

___

___

___

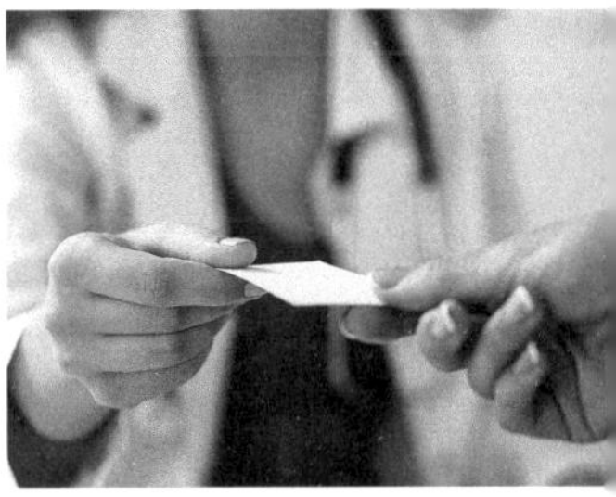

2 Nennen Sie wesentliche Sicherheitsmerkmale der eGK.

___

3 Wie verfahren Sie, wenn ein Patient eine eGK vorlegt, die ihm offensichtlich nicht gehört (Geschlecht, Alter, Lichtbild passen nicht)?

___

4 Welchen Vorteil hat es für die Praxis, dass beim Einlesen der eGK das VSDM durchgeführt wird?

___

5 Welche Angaben enthält die eGK? Schreiben Sie die Nummern in die Kästchen auf der Karte.

1	Einheitliches Da-Vinci-Logo	8	Lichtbild des Versicherten
2	Speicherchip	9	eGK in Blindenschrift
3	Name der Krankenkasse	10	Unterschrift des Versicherten
4	Kartenbezeichnung (Gesundheitskarte)	11	Deutsches Ländersymbol
5	Name und Vorname des Versicherten	12	Geburtsdatum des Versicherten
6	Versichertennummer	13	Ablaufdatum
7	Versicherungsnummer der Krankenkasse	14	Kennnummer der Karte

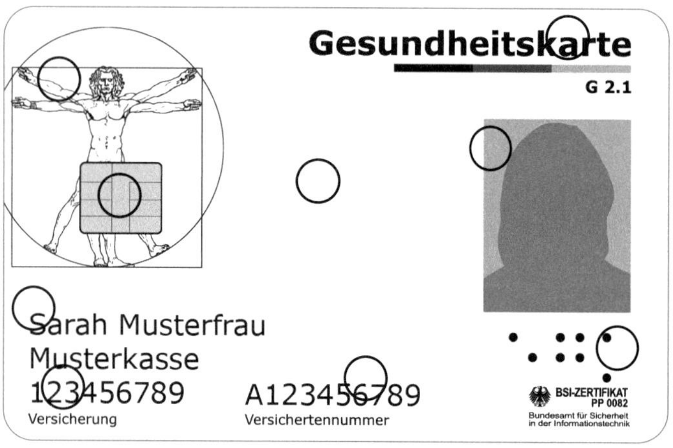

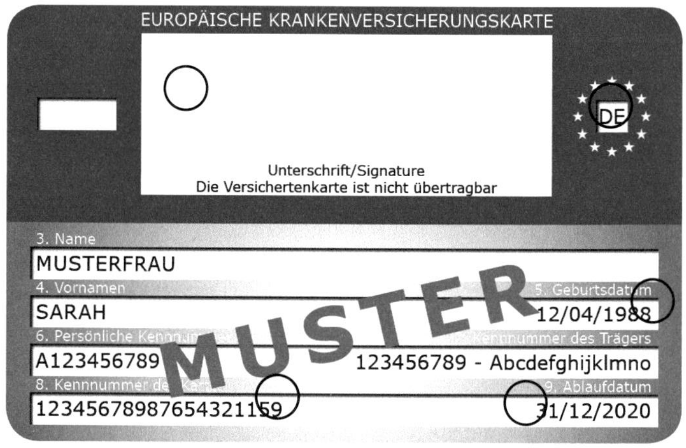
EUROPÄISCHE KRANKENVERSICHERUNGSKARTE
Unterschrift/Signature
Die Versichertenkarte ist nicht übertragbar
DE
3. Name
MUSTERFRAU
4. Vornamen
SARAH
5. Geburtsdatum
12/04/1988
6. Persönliche Kennnummer
A123456789
Kennnummer des Trägers
123456789 - Abcdefghijklmno
8. Kennnummer der Karte
12345678987654321159
9. Ablaufdatum
31/12/2020
MUSTER

6 Bilden Sie aus den Wortteilen die entsprechenden Lösungswörter. Aus den markierten Feldern ergibt sich am Ende von unten nach oben ein Lösungswort.

ausweis – baren – chip – daten – datum – ersatz – eu – fünf – geburts – karte – notfall – pa – praxis – ro – scheck – unsicht – verfahren – zehn

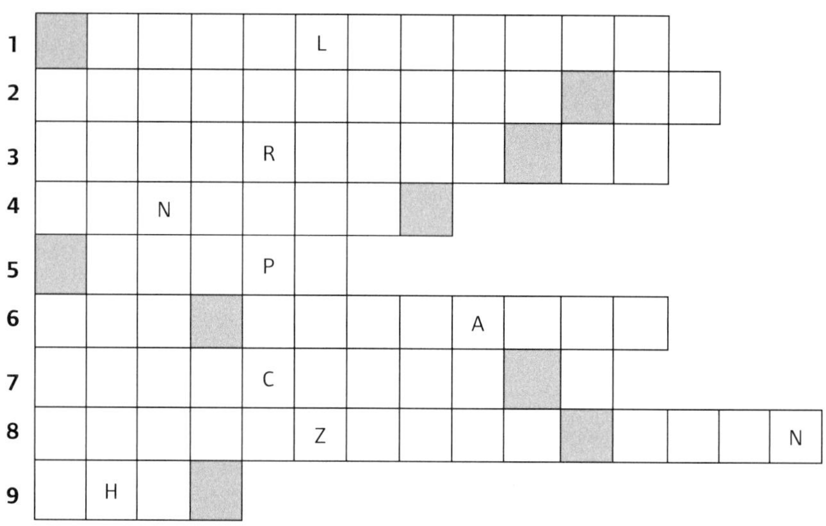

1 Auf diese Daten kann auch ohne die PIN des Patienten zugegriffen werden.
2 Zur Registrierung am Konnektor für den Verbindungsaufbau zum TI benötigt man einen …
3 Zu den Pflichtangaben auf der eGK gehört das … des Patienten.
4 Ein Lichtbild auf der eGK ist erst ab … Jahren verpflichtend.
5 Die Rückseite der eGK gilt in ganz …
6 Die Adresse des Versicherten gehört zu den … Angaben auf der eGK.
7 Die eGK hat die Größe einer …
8 Kann die eGK eines Patienten nicht eingelesen werden, erfolgt die Abrechnung mittels …
9 In der eGK befindet sich ein …, auf dem die Daten des Patienten gespeichert sind.

Das Lösungswort lautet: ____________________

Telematikinfrastruktur und Datenschutz

Telematikinfrastuktur und eHealth
→ LA S. 46

Datenschutz und DSGVO in der Arztpraxis
→ LA S. 48

Die digitale Datenverarbeitung spielt in Arztpraxen eine (zunehmend) große Rolle. Da sie mit hochsensiblen Patientendaten arbeiten, tragen die Praxen auch eine große Verantwortung.

1 Nennen Sie Beispiele für besondere elektronische Anwendungen der TI.

____

2 Nennen Sie Beispiele für konkrete Datenschutzmaßnahmen, die Sie aus Ihrer täglichen Arbeit in der Arztpraxis kennen.

____

____

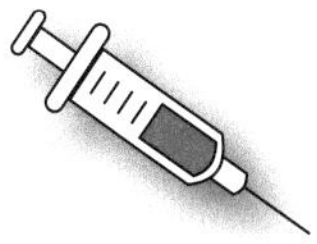

Personalienfeld

Personalienfeld
→ LA S. 49

Sicher haben Sie in Ihrer Ausbildung schon oft die elektronische Gesundheitskarte eines Patienten in Händen gehalten. Die Daten auf der eGK finden Sie auf dem Personalienfeld wieder, wenn Sie für den Patienten beispielsweise ein Rezept oder eine Überweisung ausdrucken.

1 Bei der ersten Inanspruchnahme einer Praxis im Quartal müssen gesetzlich versicherte Patienten ihre elektronische Gesundheitskarte vorlegen. Warum ist es wichtig, dass beim Einlesen der eGK automatisch das aktuelle Datum im PVS registriert wird?

____

____

____

2 Was hat sich an Ihrem Versichertenstatus geändert, als Sie Ihre Ausbildung zur MFA begonnen haben?

____

3 Füllen Sie das Personalienfeld für die Patientin Isabell Schreiber aus.

Krankenkasse bzw. Kostenträger		
Name, Vorname des Versicherten		geb. am
Kostenträgerkennung	Versicherten-Nr.	Status
Betriebsstätten-Nr.	Arzt-Nr.	Datum

Schreiber, Isabell, geb. 03.07.1993; wohnhaft in 35392 Gießen, Glücksstraße 1, versichert bei der Techniker, Kostenträgerkennung 101575519, WOP 46, Versicherten-Nr. A111222333, eGK gültig bis 12/28, LANR: 123456789, BSNR: 987654321, Datum von heute. Frau Schreiber ist im DMP Diabetes m. Typ1 eingeschrieben, sie ist familienversichert, es handelt sich um einen Entlassmanagement-Fall.

4 Ordnen Sie die Statusfeld-Bedruckung den Patientinnen zu.

1	3040200	**a**	Mitglied / Bundesversorgungsgesetz (BVG) / Teilnahme am DMP COPD / keine zusätzliche Kennzeichnung
2	5000007	**b**	Mitglied / keine besondere Personengruppe / keine DMP-Kennzeichnung / keine zusätzliche Kennzeichnung
3	1060600	**c**	Familienmitglied / Sozialhilfeempfänger nach § 264 SGB V / Teilnahme am DMP Brustkrebs / keine zusätzliche Kennzeichnung
4	1000000	**d**	Rentnerin / Sozialversicherungsabkommen, pauschal / Teilnahme am DMP Koronare Herzkrankheit / Entlassmanagement-Fall
5	5080304	**e**	Rentnerin / keine besondere Personengruppe / keine DMP-Kennzeichnung / TSS-Fall

5 Auch, ob ein Patient in ein ASV eingeschrieben ist, können Sie dem Status im Personalienfeld entnehmen.

a Welche Ziffern kodieren die ASV? Kennzeichnen Sie diese!

5 00 00 01

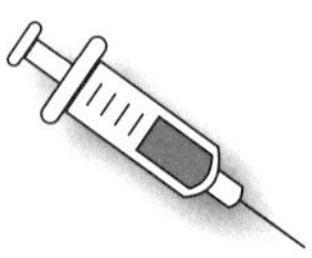

b Aufgabe zur Weiterarbeit: Informieren Sie sich auf der Seite des G-BA (https://www.g-ba.de/themen/asv/116b/).
- Welche der Erkrankungen, die in Ihrer Praxis behandelt werden, erfüllen die ASV-Anforderungen?
- Versuchen Sie dabei auch herauszufinden, ob es für eines dieser Krankheitsbilder ein ASV-Team in der Nähe Ihrer Ausbildungspraxis gibt.

ICD-Kodierung
→ LA S. 51

ICD-Kodierung

Krankheiten werden in der ärztlichen Praxis häufig ICD-10-kodiert angegeben. Auch als MFA sollten Sie diese Systematik in Grundzügen beherrschen.

1 Recherchieren Sie im Internet, z. B. unter www.icd-code.de.

a Für welche Erkrankungen stehen die folgenden ICD-Codes? Beachten Sie auch die Zusatzkennzeichnungen!

– J45.0V: ______________________________

– J20.-G: ______________________________

b Kodieren Sie!

– Zustand nach akutem Myokardinfarkt (= Herzinfarkt): ______________________________

– Ausschluss einer bakteriellen Pneumonie (= Lungenentzündung): ______________________________

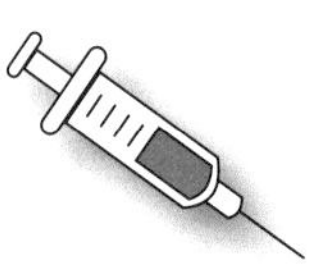

c Notieren Sie mindestens drei für Ihre Praxis typische Diagnosen (Diagnose im Klartext und verschlüsselt notieren)!

____

____

2 Welche Zusatzkennzeichnungen sind für den ambulanten Bereich nicht verpflichtend?

____

3 Nennen Sie 3 Gründe, warum die vier obligatorischen Zusatzkennzeichnungen medizinisch und abrechnungstechnisch sinnvoll sind?

4 Nennen Sie je ein Beispiel für eine Diagnose, …
a bei der die Zusatzkennzeichnung Z **keinen** Sinn ergibt.

b bei der die Zusatzkennzeichnungen L, R oder B Sinn ergibt.

Chronisch kranke Patienten und Chroniker-Richtlinie des G-BA

In der Arztpraxis haben Sie regelmäßig mit chronisch kranken Patienten zu tun.

Chronisch kranke Patienten und Chroniker-Richtlinie des G-BA
→ LA S. 52

1 Wer legt fest, ob eine Patientin nach den Richtlinien des G-BA tatsächlich als schwerwiegend chronisch krank einzustufen ist?
A. Krankenkassen
B. G-BA
C. Hausarzt
D. Landesärztekammer
E. Kassenärztliche Vereinigung

2 Ein wesentliches Kriterium ist unter anderem, dass die Patientinnen wegen ihrer Erkrankung in Dauerbehandlung sein müssen. Was bedeutet das gem. G-BA-Richtlinie?

3 Sammeln Sie Beispiele aus Ihrer Praxis für chronische Krankheiten gem. G-BA-Richtlinie.

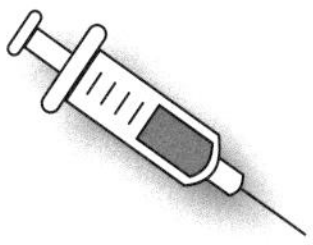

Disease-Management-Programme (DMP)

Patienten mit bestimmten chronischen Erkrankungen können an strukturierten Behandlungsprogrammen, den sogenannten DMP, teilnehmen.

Disease-Management-Programme (DMP)
→ LA S. 52

1 Nennen Sie 4 Krankheiten, für die aktuell ein DMP existiert.

2 Kann jede Ärztin DMP anbieten?

3 Aufgabe zur Weiterarbeit: Bietet Ihre Praxis DMP an und wenn ja, welche Vorteile haben diese Programme für die Patienten?

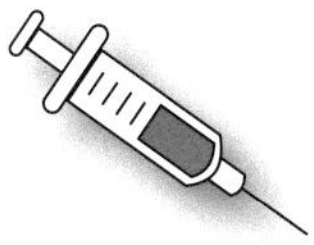

Grundlagen der privaten Krankenversicherung
→ LA S. 54

2 Privat krankenversicherte Patienten

Als MFA haben Sie Kontakt zu den verschiedensten Patienten. Oftmals erkennen Sie Privatpatienten daran, dass diese Ihnen keine Versichertenkarte geben. Trotzdem benötigen Sie von dem Patienten Daten, die im Computersystem Ihrer Praxis eingegeben werden müssen.

1 Überlegen Sie, welche Stammdaten Sie von Privatpatienten benötigen.

____

____

____

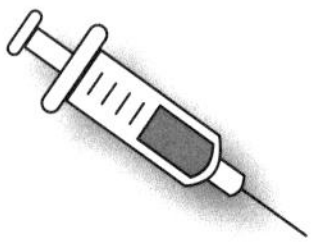

2 Informieren Sie sich in Ihrer Praxis: Wer erstellt bei Ihnen die Liquidationen?

3 Beamte haben oft zwei Kostenträger. Erklären Sie diese Aussage

____

____

4 Informieren Sie sich und kreuzen Sie an, ob die folgenden Patienten den regulären oder einen erniedrigten Steigerungssatz bezahlen müssen.

Patientengruppe	Regulärer Steigerungssatz	Erniedrigter Steigerungssatz
Selbstzahler und privat Krankenversicherte		
Touristen ohne Behandlungsausweis		
Patienten im Basis-, Standard- oder Notlagentarif		
Patienten, die IGe-Leistungen in Anspruch nehmen		
Patienten, die Atteste z. B. für die Schule benötigen		
Versicherte der Postbeamtenkrankenkasse B		
Patienten ohne gültigen Behandlungsausweis		
Bahnbeamte der KVB IV		
Bahnbeamte der KVB I bis III		
Post- und Bahnbeamte, die einen Dienstunfall hatten		

5 Erklären Sie die beiden Begriffe.

a Selbstbeteiligung: ______________________________

____

b Beitragsrückerstattung: ______________________________

____

6 Informieren Sie sich und streichen Sie die Formulare durch, die Sie für Privatpatienten **nicht** nutzen dürfen.

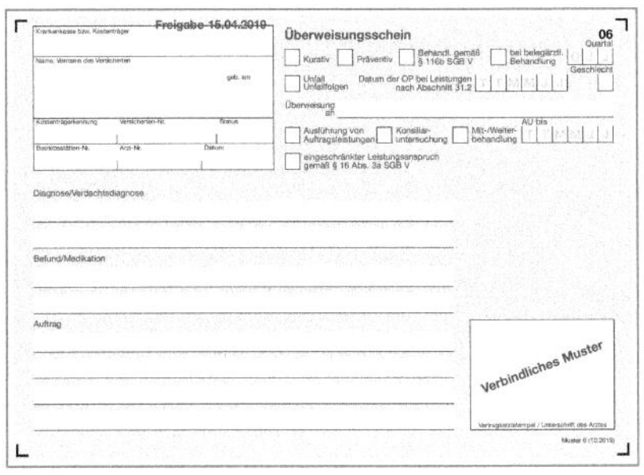

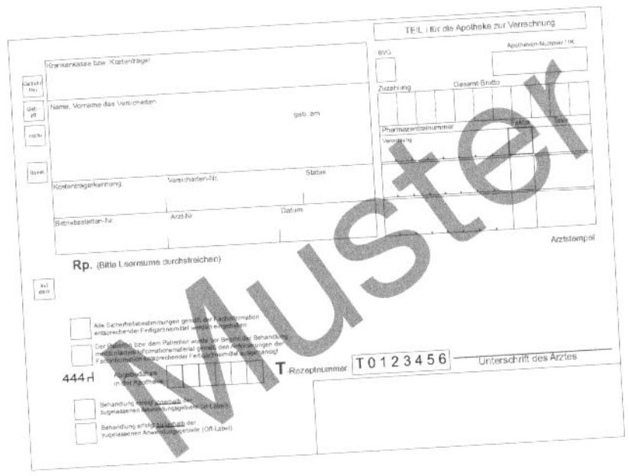

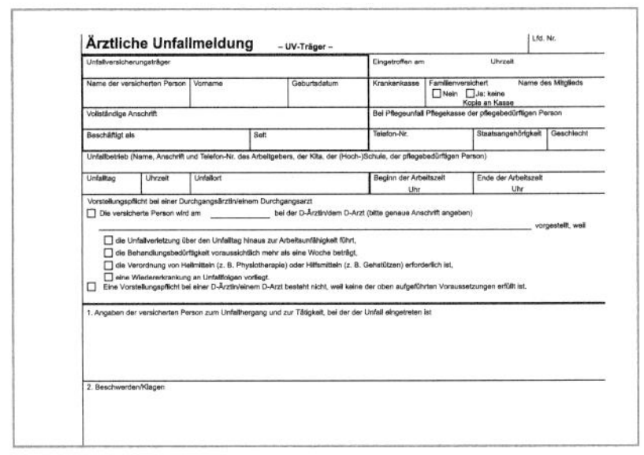

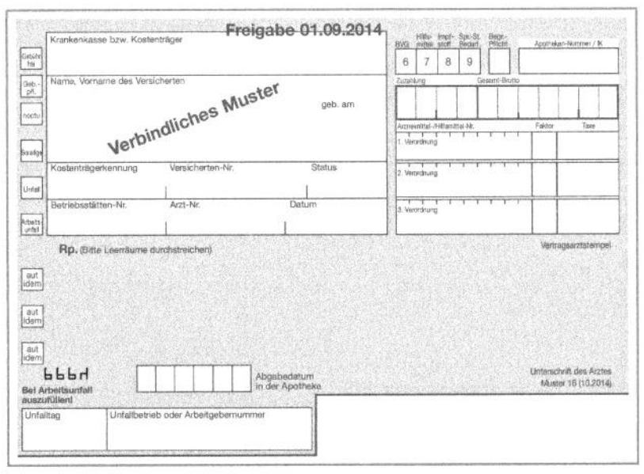

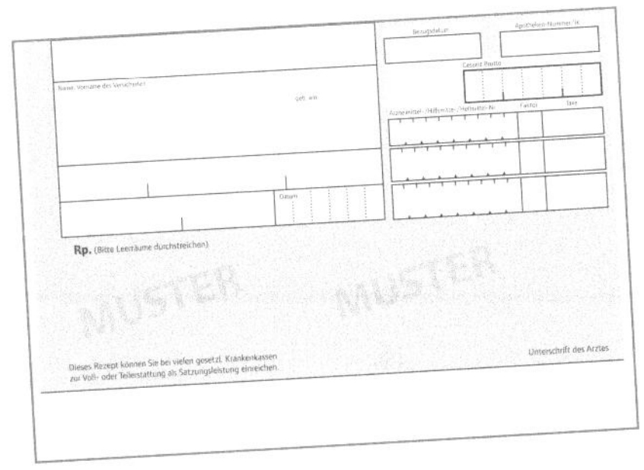

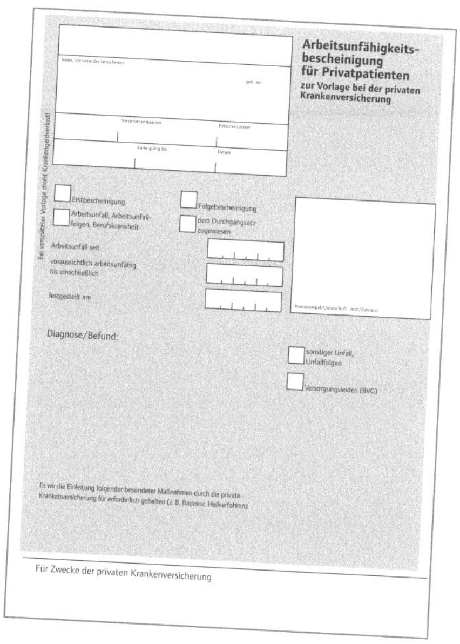

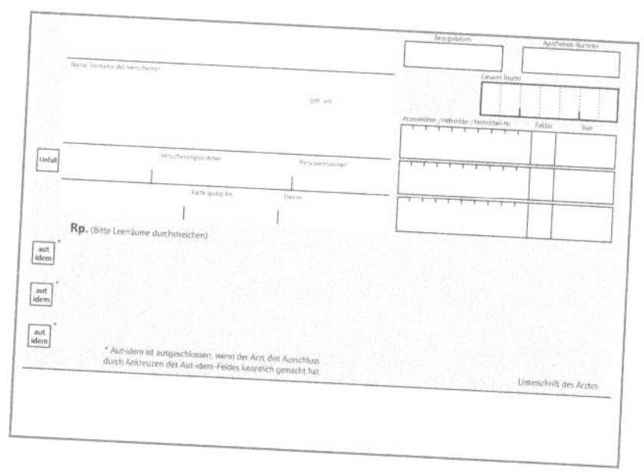

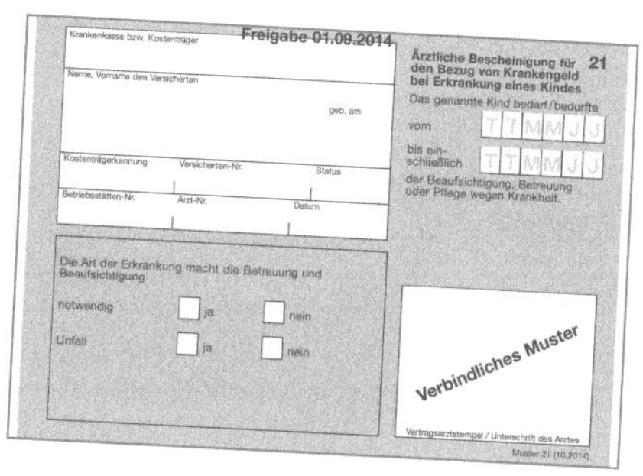

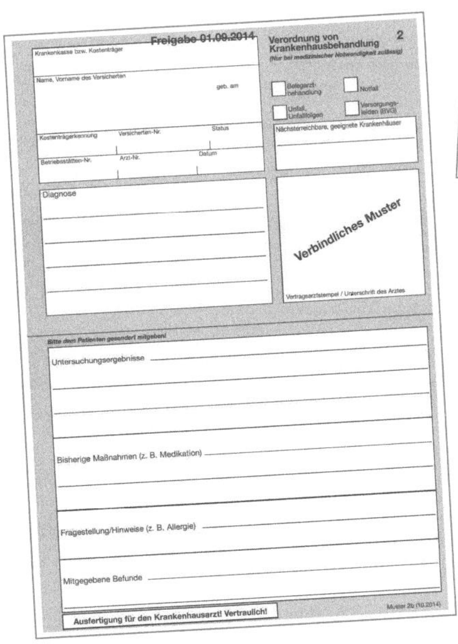

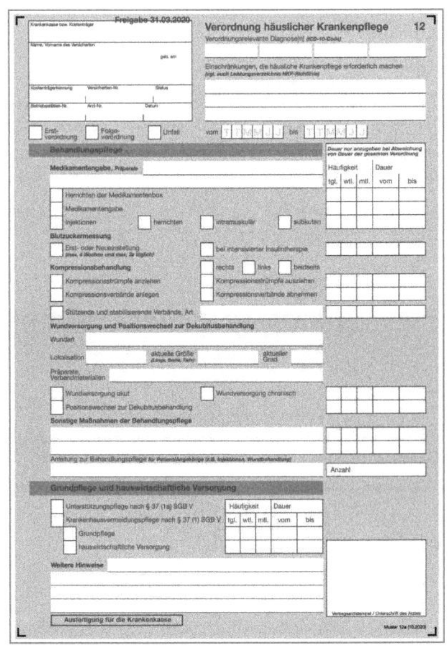

Sonstige Kostenträger
→ LA S. 60

3 Sonstige Kostenträger

Patienten, die weder in einer gesetzlichen noch in einer privaten Krankenkasse versichert sind, werden in der Gruppe der „Sonstigen Kostenträger" (SKT) zusammengefasst. Für sie gelten unterschiedliche Bestimmungen, die bei der Abrechnung eingehalten werden müssen.

1 a Welche Aussagen zu den Sonstigen Kostenträgern sind nicht richtig?

A. Sie zählen weder zu den Primär- noch zu den Ersatzkassen.
B. Für jeden Sonstigen Kostenträger besteht ein eigener Vertrag.
C. Versicherte der Sonstigen Kostenträger haben niemals eine Versichertenkarte, sondern immer eigene Behandlungsscheine.
D. Versicherte der Sonstigen Kostenträger sind immer Beamte.
E. Die Abrechnung erfolgt über unterschiedliche Kostenstellen.

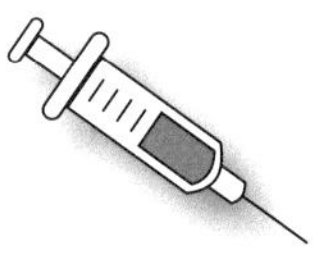

b Nennen Sie zwei Sonstige Kostenträger, mit denen Sie in Ihrer Praxis vor allem zu tun haben.

____

c Welche Möglichkeiten der Behandlungsausweise gibt es derzeit bei den Sonstigen Kostenträgern?

______________	______________
______________	______________

2 Wie erfolgt die Abrechnung bei den Sonstigen Kostenträgern?

1	nach EBM	**a**	mit der zuständigen Berufsgenossenschaft bzw. der zuständigen Unfallkasse
2	nach GOÄ	**b**	direkt mit dem Patienten
3	nach der UV-GOÄ	**c**	quartalsweise über die KV
4	nach länderspezifischen Gebührenordnungspositionen		

3 Wie erfolgt die Vergütung der erbrachten Leistungen? Erklären Sie, was das bedeutet.

____

Sozialhilfeempfänger
→ LA S. 61

Sozialhilfeempfänger

1 Ergänzen Sie das Personalienfeld für anspruchsberechtigte Personen nach SGB XII.

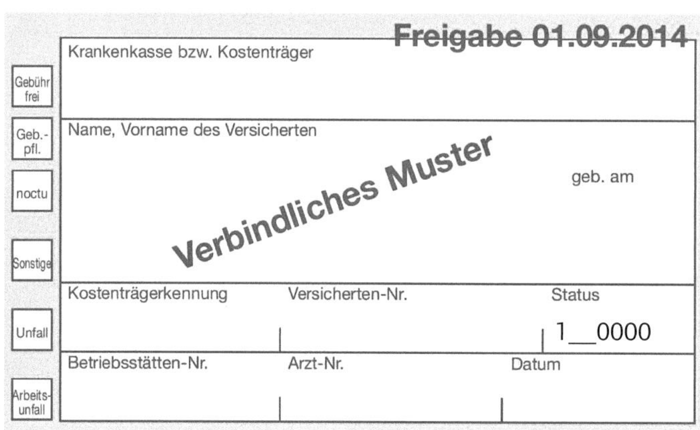
Freigabe 01.09.2014
Gebühr frei
Geb.-pfl.
noctu
Sonstige
Unfall
Arbeitsunfall
Krankenkasse bzw. Kostenträger
Name, Vorname des Versicherten
geb. am
Verbindliches Muster
Kostenträgerkennung | Versicherten-Nr. | Status 1__0000
Betriebsstätten-Nr. | Arzt-Nr. | Datum

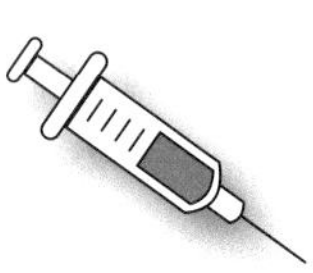

2 Aufgabe zur Weiterarbeit: Informieren Sie sich, welches Sozialamt für die Abrechnung der Patienten Ihrer Praxis zuständig ist.

Asylbewerber und Flüchtlinge

Asylbewerber und Flüchtlinge
→ LA S. 62

1 Erläutern Sie, warum es bei Asylbewerbern und Flüchtlingen die beiden folgenden Möglichkeiten auf einem Arzneiverordnungsblatt gibt. Ergänzen Sie fehlende Markierungen und das Statusfeld.

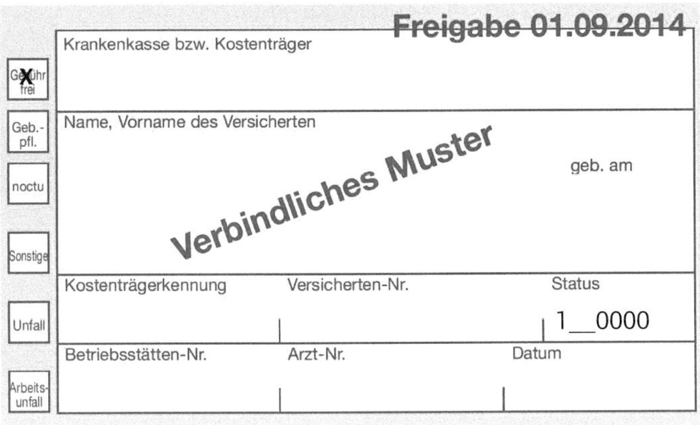
Freigabe 01.09.2014
X Gebühr frei
Geb.-pfl.
noctu
Sonstige
Unfall
Arbeitsunfall
Krankenkasse bzw. Kostenträger
Name, Vorname des Versicherten
geb. am
Verbindliches Muster
Kostenträgerkennung | Versicherten-Nr. | Status 1__0000
Betriebsstätten-Nr. | Arzt-Nr. | Datum

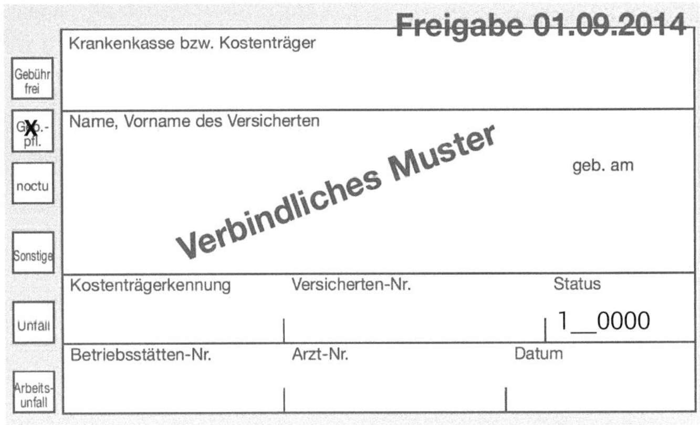
Freigabe 01.09.2014
Gebühr frei
X Geb.-pfl.
noctu
Sonstige
Unfall
Arbeitsunfall
Krankenkasse bzw. Kostenträger
Name, Vorname des Versicherten
geb. am
Verbindliches Muster
Kostenträgerkennung | Versicherten-Nr. | Status 1__0000
Betriebsstätten-Nr. | Arzt-Nr. | Datum

2 Ein Asylbewerber, der seit 2 Monaten in Deutschland lebt, kommt mit seinem Betreuer in die Sprechstunde. Er übergibt Ihnen an der Anmeldung seinen Behandlungsschein. Worauf achten Sie?

3 Ein Asylbewerber (seit 6 Monaten in Deutschland) kommt als Notfall in Ihre Praxis. Er muss behandelt und anschließend ins Krankenhaus eingewiesen werden. Was beachten Sie?

Versicherte nach dem Sozialen Entschädigungsrecht
→ LA S. 63

Versicherte nach dem Sozialen Entschädigungsrecht (SER)

1 Ergänzen Sie die Tabelle, indem Sie folgende Textbausteine korrekt zuordnen.

alle Leistungen – mind. 50 % – müssen sich auf das anerkannte Leiden beziehen – unter 50 %

	Abrechenbare Leistungen	Höhe der Erwerbsminderung
Beschädigte		
Schwerbeschädigte		

2 Das SER gilt für verschiedene Anspruchsberechtigte. Nennen Sie Beispiele.

____

____

3 Ergänzen Sie das Personalienfeld für einen anspruchsberechtigten Patienten nach BVG.

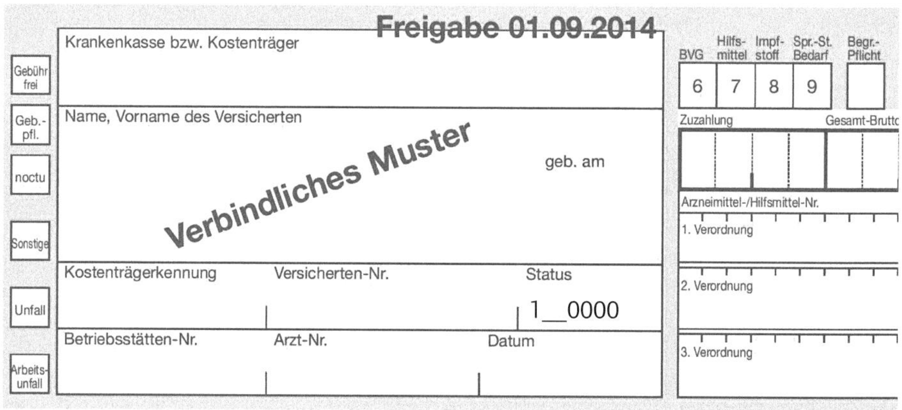

Sozialversicherungsabkommen (SVA) mit anderen Staaten
→ LA S. 66

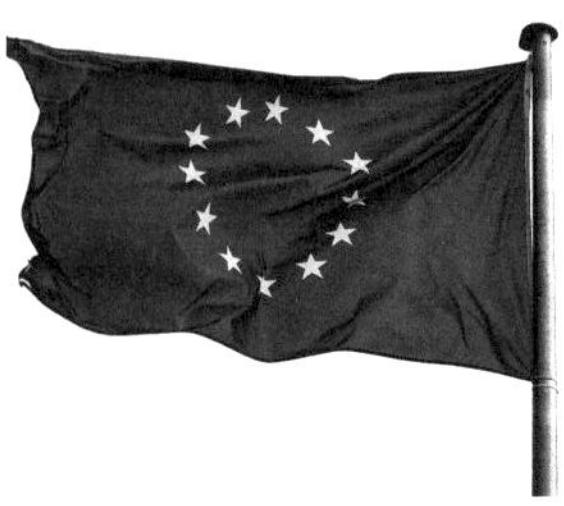

Sozialversicherungsabkommen (SVA) mit anderen Staaten

1 Welche Personengruppen aus dem Ausland, die in Deutschland ärztlich behandelt werden können, kennen Sie?

____

____

____

____

2 Erklären Sie den Begriff „Grenzgänger". Überlegen Sie, ob diese Gruppe von Versicherten in Ihrem Bundesland eine Rolle spielt.

____

____

3 Ergänzen Sie das Personalienfeld für Anspruchsberechtigte nach dem SVA.

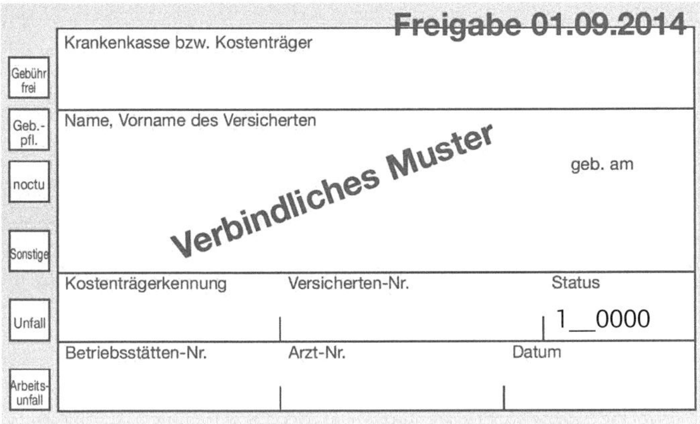
Freigabe 01.09.2014
Gebühr frei
Geb.-pfl.
noctu
Sonstige
Unfall
Arbeitsunfall
Krankenkasse bzw. Kostenträger
Name, Vorname des Versicherten
geb. am
Verbindliches Muster
Kostenträgerkennung | Versicherten-Nr. | Status
1__0000
Betriebsstätten-Nr. | Arzt-Nr. | Datum

4 Wo finden Sie die Europäische Krankenversicherungskarte (EHIC)? ______________________________

5 Welche Informationen finden Sie auf der EHIC Karte? Was ist hier richtig, was ist falsch? Malen Sie die richtigen Felder grün und die falschen rot an.

- Name und Vorname(n) des Karteninhabers
- Adresse des Patienten
- Geburtsdatum
- Telefonnummer
- Notfalldaten
- Kennnummer der Krankenkasse
- Blutgruppe
- Gültigkeitsdauer der Karte (Ablaufdatum)
- Die persönliche lebenslange Versichertennummer
- Arbeitgeber
- Ein Unterschriftenfeld
- Geburtsort
- Das EU-Emblem und die Länderkennzeichnung, z. B. DE für Deutschland
- Kennnummer der Karte

6 **a** Fallbeispiel: Emma Dubois, eine junge Französin, die seit 2 Jahren in Deutschland studiert, stellt sich in Ihrer Praxis vor. Welchen Anspruchsnachweis muss sie Ihnen an der Anmeldung vorlegen? Beschreiben Sie Ihre Aufgaben als MFA in diesem Zusammenhang, indem Sie eine Checkliste erstellen und die Ziffern 1 bis 10 in der richtigen Reihenfolge eintragen.

	Die Patientin wählt sich eine aushelfende, deutsche Krankenkasse aus.
	Die Patientin legt die EHIC oder PEB vor.
	Die MFA kopiert die EHIC bzw. PEB zweimal und versieht die Kopien mit Datum, Unterschrift und Stempel.
	Die MFA fragt nach einem Identitätsnachweis (Personalausweis oder Reisepass).
	Die Zweitkopien müssen zwei Jahre lang aufgehoben werden.
	Die MFA druckt über die Praxisverwaltungssoftware die Patientenerklärung Europäische Krankenversicherung in der Landessprache der Patientin aus.
	Eine Fotokopie der EHIC und die Patientenerklärung wird umgehend an die aushelfende deutsche Krankenkasse versandt (Versandgebühren abrechnen).
	Die MFA prüft die Gültigkeit der Karte und die Identität der Patientin.
	Die Patientin füllt diese Patientenerklärung aus und unterschreibt sie.
	Die Abrechnung erfolgt am Quartalsende nach den Regeln des Ersatzverfahrens.

b Aufgabe zur Weiterarbeit: Die Patientin möchte wissen, ob sie in Deutschland die Krebsvorsorge beim Frauenarzt in Anspruch nehmen darf. Informieren Sie sich.

7 Welches Formular kann Ihnen ein Versicherter aus dem Ausland vorlegen, falls er seine eGK nicht dabei hat?

8 Was unterscheidet Personen aus Ländern, mit denen ein bilaterales Abkommen getroffen wurde, von EU-Bürgern bei der Erbringung von ärztlichen Leistungen?

9 Ein serbischer Verwandter eines Patienten kommt nach einer Hochzeitsfeier mit starken Magenschmerzen und Koliken in die Arztpraxis. Erklären Sie die Abrechnung in diesem Fall.

10 Ein Tourist aus Südamerika erscheint mit starken Halsschmerzen in Ihrer Praxis. Wie rechnen Sie die Behandlung ab?

Freie Heilfürsorge
→ LA S. 68

Freie Heilfürsorge

1 Welche Personengruppen haben einen Anspruch auf Freie Heilfürsorge?

2 Der Patient Timo Keil (geb. 15. 12. 19xx) sucht wegen starker Migräne notfallmäßig Ihre Praxis auf. Auf Nachfrage erfahren Sie, dass er bei der Bundesbereitschaftspolizei in Hünfeld (BPOLABT HÜN) beschäftigt ist. Als Behörde gibt der Patient die Direktion Bundesbereitschaftspolizei Fuldatal (BPOLD BP) an. Eine Versichertenkarte kann er nicht vorlegen. Nach der Untersuchung vom Arzt ordnet dieser eine Arzneiverordnung an und bittet Sie, ihm das Rezept unterschriftsfertig vorzulegen.

a Füllen Sie das Personalienfeld aus.

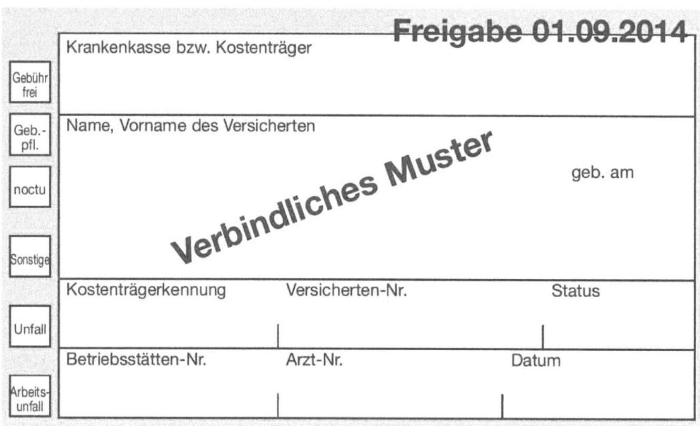
Freigabe 01.09.2014
Gebühr frei
Geb.-pfl.
noctu
Sonstige
Unfall
Arbeits-unfall
Krankenkasse bzw. Kostenträger
Name, Vorname des Versicherten
geb. am
Verbindliches Muster
Kostenträgerkennung | Versicherten-Nr. | Status
Betriebsstätten-Nr. | Arzt-Nr. | Datum

b Welche Angaben erfragen Sie zusätzlich von dem Patienten?

c Worauf müssen Sie den Patienten zusätzlich hinweisen, damit Sie die erbrachten Leistungen auch abrechnen können?

3 Der Bundeswehrsoldat Tim Albrecht sucht die Sprechstunde eines Orthopäden auf. Da er sich in der letzten Zeit immer wieder den rechten Arm ausgekugelt hat, soll das rechte Schultergelenk untersucht werden.

a Wie weist sich der Soldat aus?

b Der Soldat bittet, dass bei dieser Gelegenheit eine Untersuchung der Wirbelsäule durchgeführt werden soll, da er vermehrt unter Rückenschmerzen leide. Antworten Sie in wörtlicher Rede:

„Herr Albrecht, …

4 Die Bundeswehrsoldatin Hannah Francke (geb. 27.04.19xx) nimmt als Trauzeugin an der Hochzeit ihrer besten Freundin teil. Am Tag danach klemmt sie sich an ihrem Pkw die Hand in der Beifahrertür ein. Sie sucht unangemeldet Ihre Praxis auf.

a Nach der Untersuchung durch den Arzt sollen Sie ein Rezept für Schmerzmittel unterschriftsfertig vorbereiten. Sie nehmen folgende Angaben auf: Personenkennziffer (PK) 27041988-F-61500 HptFw; Standort Wildflecken, Truppenteil Heer. Füllen Sie das Personalienfeld aus.

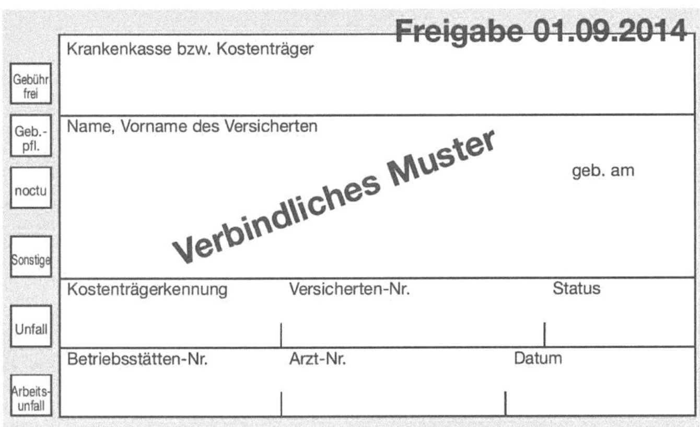
Freigabe 01.09.2014
Gebühr frei
Geb.-pfl.
noctu
Sonstige
Unfall
Arbeitsunfall
Krankenkasse bzw. Kostenträger
Name, Vorname des Versicherten
geb. am
Verbindliches Muster
Kostenträgerkennung | Versicherten-Nr. | Status
Betriebsstätten-Nr. | Arzt-Nr. | Datum

b An wen schicken Sie die Rechnung, falls die Soldatin den Überweisungsschein für ambulante ärztliche Behandlung vom Truppenarzt nicht nachreicht?

A. An die Bundeswehr in Wildflecken
B. An die Privatadresse der Soldatin
C. An das Hauptquartier der Bundeswehr in Bonn
D. An den Truppenarzt der Soldatin
E. An die Personalabteilung der Kaserne in Wildflecken

5 Welche Aussagen zu Patienten der Freien Arzt- und Medizinkasse sind richtig?

A. Die Abrechnung erfolgt nach EBM über die KV.
B. Die Patienten erhalten eine Rechnung nach GOÄ.
C. Bei der Ausstellung einer Arzneiverordnung (Muster 16) muss „Gebühr frei" angekreuzt werden.
D. Bei der Ausstellung einer Arzneiverordnung (Muster 16) muss „Geb-pfl." angekreuzt werden.
E. Die Patienten erhalten bei einer Arzneiverordnung ein Privatrezept.
F. Die Freie Arzt- und Medizinkasse gehört zu den Primärkassen.

Bundesfreiwilligendienst (BFD)
→ LA S. 72
Post- und Bahnbeamte
→ LA 73

Bundesfreiwilligendienst, Post- und Bahnbeamte

1 Welche Aussagen zum BFD sind richtig?
A. Man muss zwischen 16 und 21 Jahren alt sein, damit man den BFD absolvieren kann.
B. Man ist für die Dauer des BFD familienversichert.
C. BFD-Leistende sind von der Zuzahlungspflicht befreit.
D. Der BFD kann z. B. in Altenheimen oder Kindergärten abgeleistet werden.
E. Die Abrechnung erfolgt nach GOÄ.
F. Der BFD-Leistende muss während seines Einsatzes Beiträge zur Sozialversicherung zahlen.

2 Sortieren Sie die Abrechnungswege den folgenden Personengruppen zu.

1	KVB I bis III	**a**	nach EBM über die KV
2	KVB IV	**b**	Privatrechnung nach GOÄ an die Außendienststelle des Bundeseisenbahnvermögens in Berlin
3	Post A Beamte	**c**	Privatrechnung nach GOÄ mit erniedrigten Steigerungssätzen an den Patienten
4	Post B Beamte	**d**	Privatrechnung nach GOÄ mit erniedrigten Steigerungssätzen an den Patienten
5	Dienstunfälle Postbeamte	**e**	Privatrechnung nach GOÄ an den Patienten
6	Dienstunfälle Bahnbeamte	**f**	Privatrechnung nach GOÄ an die BG Verkehr, Sparte Post, Postbank, Telekom in Tübingen

3 Welche kassenärztlichen Formulare dürfen Sie für Patienten der KVB I bis III ausstellen?

Jugenarbeitsschutzuntersuchung
→ LA S. 74

Jugendarbeitsschutzuntersuchung

1 Der 16-jährige Patient Maurice Theis (geb. 23.11.) erscheint Anfang Juli in Ihrer Praxis zur Jugendarbeitsschutzuntersuchung. Zum 1. August möchte er eine Ausbildung als Einzelhandelskaufmann aufnehmen.
a Wie weist sich der Patient bei Ihnen in der Praxis aus?

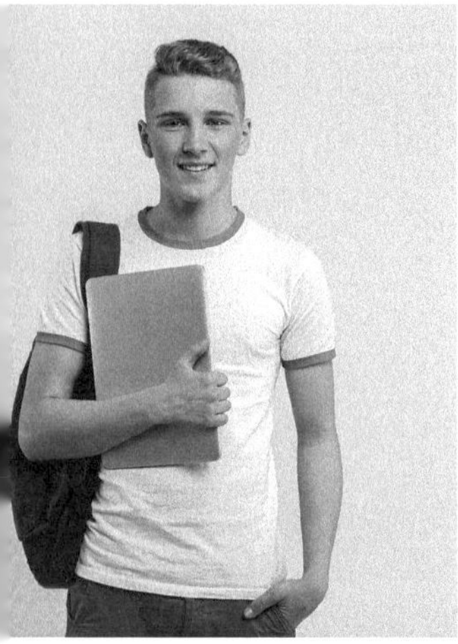

b Wie erfolgt die Abrechnung der Jugendarbeitsschutzuntersuchung von Maurice in Ihrem Bundesland?

c Muss Maurice nächstes Jahr eine Nachuntersuchung wahrnehmen? Begründen Sie Ihre Entscheidung.

d Wie lange müssen Sie die Unterlagen von Maurice in Ihrer Praxis aufbewahren?

e Bei Maurice wird festgestellt, dass er ein Medikament benötigt. Wie wird dieses verordnet und abgerechnet?

f Aufgabe zur Weiterarbeit: Informieren Sie sich, welche Untersuchungen bei der Jugendarbeitsschutzuntersuchung von Maurice durchgeführt werden.

Unfallversicherungsträger

1 Wer bezahlt die Beiträge zur gesetzlichen Unfallversicherung?

2 Wie lautet die Definition eines Arbeitsunfalls?

Ein Arbeitsunfall ist ein …

3 Nennen Sie 5 Beispiele, wer außer Arbeitnehmer noch in der gesetzlichen Unfallversicherung versichert sein muss.

4 Welche Leistungen werden von der gesetzlichen Unfallversicherung nach einem Arbeitsunfall übernommen?

5 Was sind Wegeunfälle?

6 Sind Umwege auf dem Weg zur Arbeit ebenfalls versichert?

7 Welche gesetzliche Unfallversicherung ist für Sie als MFA zuständig …

a … während der Arbeitszeit?

b … während der Berufsschulzeit?

8 Unter welchen Umständen werden Erkrankungen als Berufskrankheiten anerkannt?

9 Welche Unfälle sind nicht in der gesetzlichen Unfallversicherung versichert?

Unfallversicherungsträger
→ LA S. 75

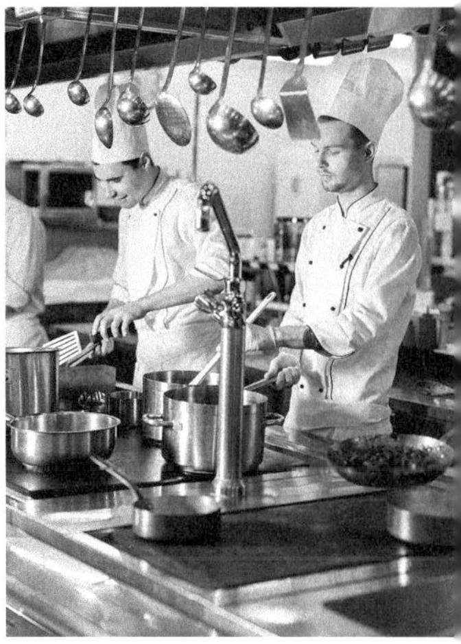

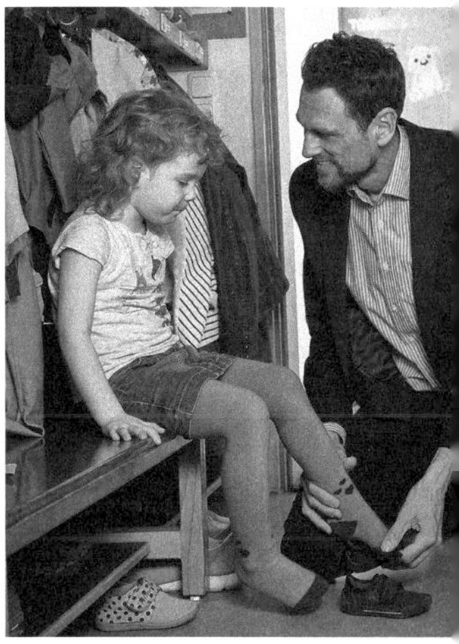

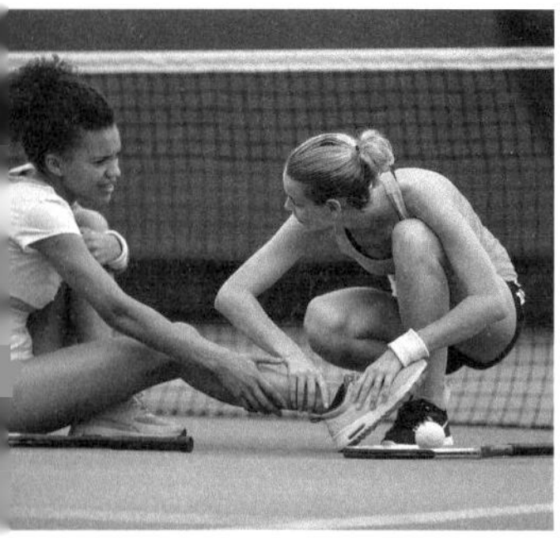

10 Nach welcher Gebührenordnung werden Arbeitsunfälle abgerechnet?

11 Wer erhält die Abrechnung?

12 Wer übernimmt die Kosten bei einem Dienstunfall von Beamten?

13 Überlegen Sie, ob es sich bei den folgenden Begebenheiten um einen Versicherungsfall für die gesetzliche Unfallversicherung handelt oder nicht, und begründen Sie Ihre Entscheidung.

Fallbeispiel	Arbeitsunfall	Kein Arbeitsunfall	Begründung
a Eine MFA erleidet während der Arbeit plötzlich einen Herzinfarkt.			
b Eine MFA fährt einen Umweg zur Arbeit, um ihre Arbeitskollegin mitzunehmen. Auf dem Umweg rutscht ihr Auto auf eisglatter Fahrbahn in einen Graben, sie erleidet ein Schleudertrauma.			
c Eine MFA zieht sich während der Arbeitszeit eine Nadelstichverletzung zu.			
d Eine MFA betreut in ihrer Freizeit ehrenamtlich eine Handballmannschaft in der D-Jugend. Während des Trainings rutscht sie aus und bricht sich ein Bein.			
e 3 Monate später spielt die MFA in ihrer Damenauswahlmannschaft Handball und erleidet einen Meniskusriss während des Handballspiels.			
f Eine MFA hält auf dem Weg zur Arbeit beim Bäcker an, um für alle Mitarbeiter ein Frühstück zu besorgen. Beim Verlassen des Geschäfts klemmt sie sich die Hand in der Tür und erleidet eine Quetschung.			
g Eine MFA klemmt sich beim Tonerwechsel am Drucker in der Arztpraxis den Daumen ein und erleidet eine Schnittwunde, die genäht werden muss.			
h Eine MFA geht während der Arbeitszeit zur Apotheke, um verschiedene Impfstoffe für die Arztpraxis abzuholen. Auf dem Rückweg rutscht sie auf einem geschotterten Bürgersteig aus und erleidet eine Bänderdehnung am rechten Sprunggelenk.			
i Eine MFA geht abends mit Arbeitskolleginnen Minigolf spielen. Sie stolpert über einen Golfschläger und zieht sich eine Platzwunde an der Stirn zu.			
j Eine MFA-Schülerin stolpert in der Berufsschule über einen Rucksack und verstaucht sich das Sprunggelenk.			
k Eine MFA schüttet gebrauchte Desinfektionslösung in das Spülbecken im Labor. Dabei geraten mehrere Spritzer auf ihre Kleidung.			

4 Formularwesen

Formularwesen
→ LA S. 79

Grundlagen
→ LA S. 79

Grundlagen

Der Umgang mit den Formularen gehört zu Ihren täglichen Routinen in der Arztpraxis. Alle Formulare werden gestempelt oder der Praxisstempel ist bereits eingedruckt.

Hier ist Platz für Ihren Praxisstempel:

1 Wenn mehr als ein Arzt in einer Praxis beschäftigt ist: Welche Namen müssen auf dem Praxisstempel stehen?

2 Nennen Sie ein Beispiel, wann auch Krankenhausärzte Vertragsarztformulare ausstellen dürfen.

3 So kann der Arzt das im Ersatzverfahren ausgestellte Rezept aber nicht unterschreiben. Finden Sie die Fehler. Begründen Sie (mündlich), warum es sich um Fehler handelt.

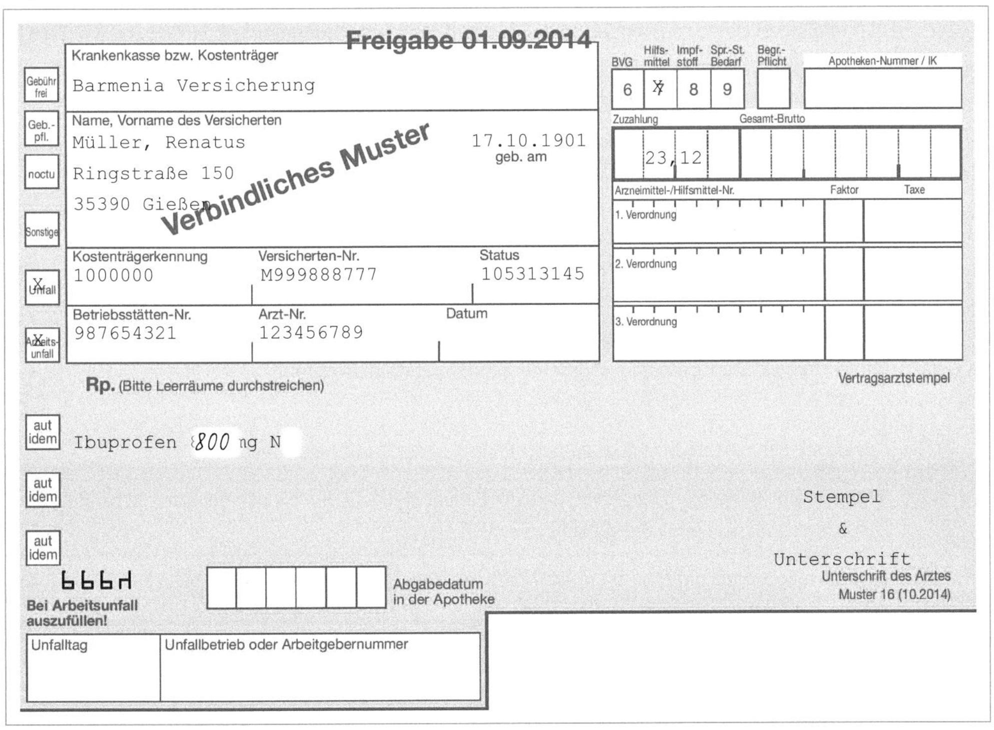
Freigabe 01.09.2014

Gebühr frei | Geb.-pfl. | noctu | Sonstige | Unfall (X) | Arbeitsunfall (X)

Krankenkasse bzw. Kostenträger: Barmenia Versicherung

Name, Vorname des Versicherten: Müller, Renatus, Ringstraße 150, 35390 Gießen

geb. am: 17.10.1901

Verbindliches Muster

Kostenträgerkennung: 1000000 | Versicherten-Nr.: M999888777 | Status: 105313145

Betriebsstätten-Nr.: 987654321 | Arzt-Nr.: 123456789 | Datum:

BVG | Hilfsmittel | Impfstoff | Spr.-St. Bedarf | Begr.-Pflicht | Apotheken-Nummer / IK

6 | 7 (X) | 8 | 9

Zuzahlung: 23,12 | Gesamt-Brutto

Arzneimittel-/Hilfsmittel-Nr. | Faktor | Taxe

1. Verordnung | 2. Verordnung | 3. Verordnung

Vertragsarztstempel

Rp. (Bitte Leerräume durchstreichen)

aut idem: Ibuprofen 800 mg N

aut idem

aut idem

6664

Abgabedatum in der Apotheke

Stempel & Unterschrift

Unterschrift des Arztes

Muster 16 (10.2014)

Bei Arbeitsunfall auszufüllen!

Unfalltag | Unfallbetrieb oder Arbeitgebernummer

4 Aufgabe zur Weiterarbeit: Erstellen Sie eine kurze Checkliste für die Arbeit, was Sie beachten müssen, wenn Sie Formulare im Ersatzverfahren ausfüllen.

5 Warum dürfen Ärzte Formulare nicht blanko unterschreiben?

____

____

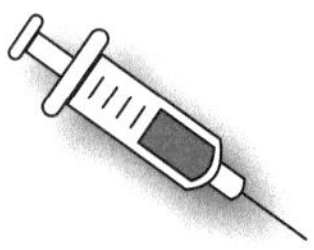

6 Informieren Sie sich: Welche Formulare werden in Ihrer Praxis digital versendet?

Muster 5 (Abrechnungsschein) und Ersatzverfahren
→ LA S. 80

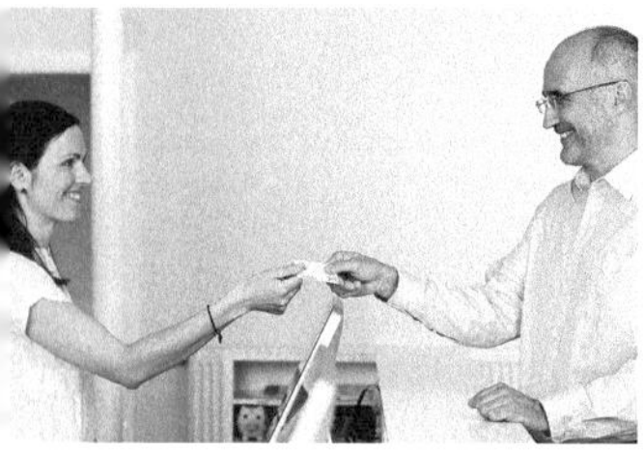

Muster 5 (Abrechnungsschein) und Ersatzverfahren

Im Praxisalltag kann es immer wieder vorkommen, dass Sie eine elektronische Gesundheitskarte eines Patienten in das Lesegerät einlesen, aber dann eine Fehlermeldung erhalten. In solchen Fällen kommt das Ersatzverfahren zur Anwendung.

1 Notieren Sie sich mehrere Situationen, in denen das Ersatzverfahren zur Anwendung kommt.

____

____

____

2 Notieren Sie sich zwei Situationen, in denen das Ersatzverfahren nicht zur Anwendung kommt.

____

____

3 Warum muss Muster 5 (Abrechnungsschein) gegebenenfalls vom Patienten unterschrieben werden?

____

4 Welche der folgenden Daten müssen Sie mindestens auf dem Abrechnungsschein eintragen? Kreuzen Sie an.

☐	Name der Krankenkasse	☐	Geburtsdatum
☐	Gültigkeitsdauer der eGK	☐	Geburtsort
☐	Name und Vorname des Versicherten	☐	Wohnort des Versicherten
☐	Staatsangehörigkeit	☐	Straße und Hausnummer des Versicherten
☐	Versichertenstatus	☐	DMP-Kennzeichnung

5 Ordnen Sie die Textbausteine dem Abrechnungsschein (Muster 5) auf der Folgeseite zu, indem Sie die passenden Ziffern eintragen. Manche Ziffern müssen doppelt eingetragen werden.

1	Ambulante Behandlung bedeutet, dass der Patient in der Praxis behandelt wird.
2	Belegärztliche Behandlung bedeutet, dass der Patient stationär durch einen Belegarzt behandelt wird. Der Zeitraum muss immer mit angegeben werden.
3	Es ist anzugeben, ob der Patient im Rahmen eines privaten Unfalls (z. B. Unfall beim Freizeitsport oder im Haushalt) behandelt wird.
4	Die Diagnosen werden ICD-kodiert angegeben. Sie sind für die KV wichtig, um nachzuvollziehen, ob erbrachte Leistungen und abgerechnete Gebührenordnungspositionen zusammenpassen.
5	Diese Angabe wird bei Frauen im Rahmen der Mutterschaftsvorsorge benötigt.
6	Behandlungsdaten und Gebührenordnungspositionen müssen erfasst werden.

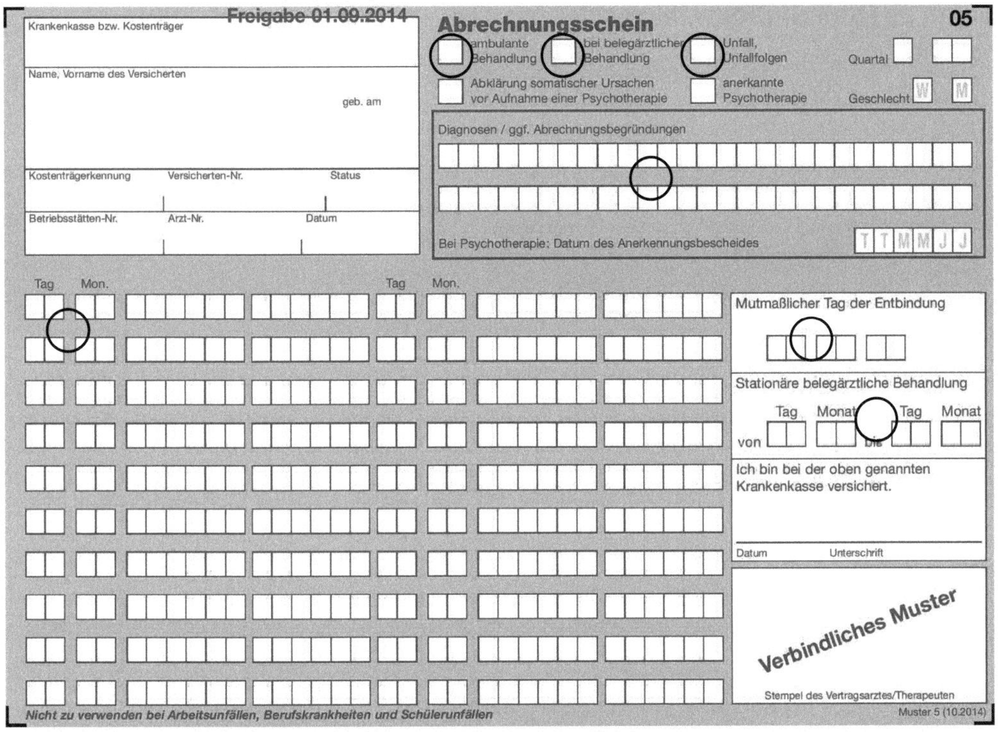
Krankenkasse bzw. Kostenträger
Freigabe 01.09.2014
Abrechnungsschein
05
ambulante Behandlung
bei belegärztlicher Behandlung
Unfall, Unfallfolgen
Quartal
Abklärung somatischer Ursachen vor Aufnahme einer Psychotherapie
anerkannte Psychotherapie
Geschlecht W M
Name, Vorname des Versicherten
geb. am
Diagnosen / ggf. Abrechnungsbegründungen
Kostenträgerkennung Versicherten-Nr. Status
Betriebsstätten-Nr. Arzt-Nr. Datum
Bei Psychotherapie: Datum des Anerkennungsbescheides T T M M J J
Tag Mon. Tag Mon.
Mutmaßlicher Tag der Entbindung
Stationäre belegärztliche Behandlung
Tag Monat Tag Monat
von bis
Ich bin bei der oben genannten Krankenkasse versichert.
Datum Unterschrift
Verbindliches Muster
Stempel des Vertragsarztes/Therapeuten
Nicht zu verwenden bei Arbeitsunfällen, Berufskrankheiten und Schülerunfällen
Muster 5 (10.2014)

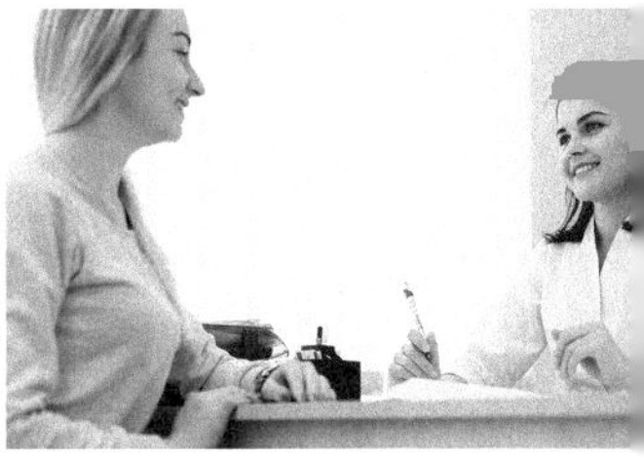

6 Eine Patientin wird im laufenden Quartal von ihrer HNO-Ärztin sowohl ambulant als auch belegärztlich behandelt. Wie viele Abrechnungsscheine müssen angelegt werden?

____

7 Warum muss angegeben werden, ob die Patientin wegen eines Unfall oder Unfallfolgen behandelt wird?

____

____

____

8 Welche Aussage zur Unterschrift auf dem Abrechnungsschein ist falsch? Kreuzen Sie an.

A. Mit der Unterschrift bestätigt der Patient, dass er die Leistungen in Anspruch genommen hat und seine Angaben korrekt sind.

B. Eine Unterschrift ist erforderlich, wenn die Daten manuell eingetragen werden müssen. (Die eGK kann nicht eingelesen werden, keine Ersatzbescheinigung.)

C. Man benötigt keine Unterschrift, wenn der Patient nicht in der Lage ist, zu unterschreiben (z. B. bewusstloser Patient).

D. Wenn Patienten nur in der Videosprechstunde oder telefonische Leistungen erhalten haben, dann müssen sie innerhalb von 3 Tagen in die Praxis kommen, um die Inanspruchnahme der Leistungen auf dem Abrechnungsschein zu unterschreiben.

E. Bei unter 15-jährigen Patienten unterschreibt der gesetzliche Vertreter.

Muster 19 (Notfall-/Vertretungsschein)
→ LA S. 82

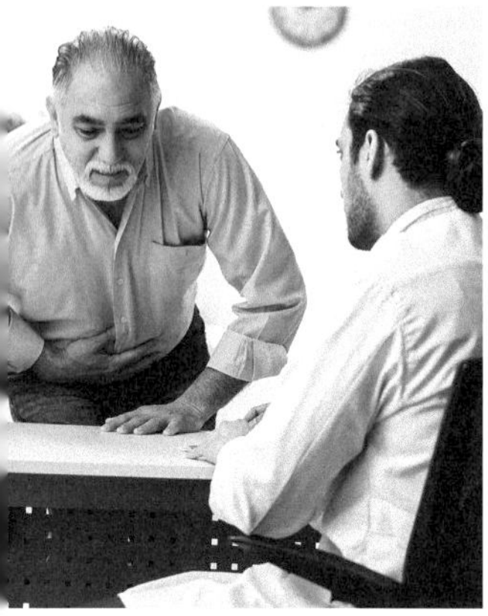

Muster 19 (Notfall-/Vertretungsschein)

Bei Notfällen, im organisierten Not(-fall)dienst und bei Urlaubsvertretungen wird in der Praxis ein weiteres Formular benötigt, das Muster 19.

1 Ordnen Sie die drei Teile des Notfall-/Vertretungsscheins dem richtigen Empfänger zu.

Muster 19	Empfänger
Teil 19a	eigene Praxis/Vertretungsarzt
Teil 19b	weiterbehandelnder Arzt
Teil 19c	Abrechnung

2 In welchen Fällen bekommt ein Arzt seine erbrachten Leistungen extrabudgetär im Notfall honoriert?

____

3 Unterscheiden Sie zwischen einem Patienten im „Ärztlichen Notfalldienst" und einem „Notfall"-Patienten.

Patient im Ärztlichen Notfalldienst: ______________________________

____

Notfall-Patient: ______________________________

____

Das Kindergartenkind Liam Ritter hat sich beim Spielen auf dem Freigelände des Kindergartens verletzt und wird nun in die nächstgelegene Praxis gebracht.

4 Darf dieser Unfall auf dem Notfall-/Vertretungsschein abgerechnet werden? Begründen Sie Ihre Entscheidung.

____

____

Der Privatpatient Stefan Fuchs sucht am Wochenende den ärztlichen Notdienst auf. Der diensthabende Arzt notiert die Leistungen auf dem Notfall-/Vertretungsschein und gibt dem Patienten Muster 19b für seinen Hausarzt mit. So gewährleistet er die Mitteilung an den weiterbehandelnden Kollegen.

5 Handelt er korrekt? Begründen Sie Ihre Entscheidung.

____

____

987654321/123456789
Dr. Peter Schmidt
Arzt für Allgemeinmedizin
Praxisstraße 1
35390 Gießen
Tel. 029 112233 Fax 029 112234

Sie arbeiten in der Hausarztpraxis Dr. Schmidt.

6 Auf dem Bürgersteig vor der Praxis stürzt ein Patient, der mit Inlinern unterwegs ist. Sein Freund hilft ihm, in Ihre Praxis zu kommen. Er gibt an, normalerweise bei Dr. Wegner in Gießen in Behandlung zu sein.

a Sie lesen die eGK ein und legen einen Notfall-/Vertretungsschein an:

Winter, Sebastian, geb. 03.02.xx, 20 Jahre
Salzweg 5, 35390 Gießen
Versichert bei der Techniker (WOP 46), IK 105177505
Versichertennummer M111222333
Status 1000000

b Nach der Wundversorgung fragt Dr. Schmidt den Patienten nach der letzten Tetanusimpfung. Der Patient gibt an, im September vergangenen Jahres eine Auffrischimpfung bekommen zu haben. Dr. Schmidt diktiert Ihnen die Klartext-Diagnosen. Suchen Sie die passenden ICD-Codes heraus.

Prellung rechter Unterarm: ______________________________

Abschürfungen Unterschenkel rechts: ______________________________

Auf diesen Seiten können Sie die ICD-Codes recherchieren:
www.icd-code.de
www.dimdi.de

c Füllen Sie den Notfall-/Vertretungsschein mit allen Angaben aus und rechnen Sie die Versichertenpauschale ab (GOP 03000).

Freigabe 01.09.2014

Notfall-/Vertretungsschein 19

Krankenkasse bzw. Kostenträger

Name, Vorname des Versicherten — geb. am

Kostenträgerkennung | Versicherten-Nr. | Status

Betriebsstätten-Nr. | Arzt-Nr. | Datum

☐ ärztlicher Notfalldienst ☐ Urlaubs- bzw. Krankheitsvertretung ☐ Notfall Quartal ☐ ☐☐

☐ Unfall Unfallfolgen Geschlecht W M

Diagnosen / ggf. Abrechnungsbegründungen

Arbeitsunfähigkeit bescheinigt bis [redacted]

Befunde/Therapie *bitte auf Teil b eintragen!*

[redacted]

Teil b erhält weiterbehandelnder Arzt:

Tag Mon. Tag Mon.

Ich bin bei der oben genannten Krankenkasse versichert.

Datum Unterschrift des Versicherten

Nicht zu verwenden bei Arbeitsunfällen, Berufskrankheiten und Schülerunfällen

Verbindliches Muster

Vertragsarztstempel

Muster 19a (10.2014)

d Ergänzen Sie auf dem Muster 19b die zusätzlichen Angaben, die auf der ersten Seite geschwärzt sind.

Freigabe 01.09.2014

Notfall-/Vertretungsschein 19

Krankenkasse bzw. Kostenträger

Name, Vorname des Versicherten — geb. am

Kostenträgerkennung | Versicherten-Nr. | Status

Betriebsstätten-Nr. | Arzt-Nr. | Datum

☐ ärztlicher Notfalldienst ☐ Urlaubs- bzw. Krankheitsvertretung ☐ Notfall Quartal ☐ ☐☐

☐ Unfall Unfallfolgen Geschlecht W M

Diagnosen / ggf. Abrechnungsbegründungen

Arbeitsunfähigkeit bescheinigt bis

Befunde/Therapie

Teil b erhält weiterbehandelnder Arzt:

Tag Mon. Tag Mon.

Ich bin bei der oben genannten Krankenkasse versichert.

Datum Unterschrift des Versicherten

Mitteilung für den weiterbehandelnden Arzt

Verbindliches Muster

Vertragsarztstempel

Muster 19b (10.2014)

7 Ein Ihnen unbekannter Patient betritt die Praxis. Ihre Praxis ist zum ärztlichen Notfalldienst eingeteilt. Er berichtet, dass er in der Nacht Fieber bekommen und starke Ohrenschmerzen habe. Sie lesen die eGK ein und legen einen Notfall-/Vertretungsschein an.

> Woll, Janis, geb. 19.11.xx, 35 Jahre
> Mittelgasse 3, 35390 Gießen
> Versichert bei der KKH (WOP 46), IK 102171012
> Versichertennummer M111222333
> Status 1000000

Als Hausarzt gibt Herr Woll die Praxis Dr. Berger in Gießen an. Dr. Schmidt untersucht den Patienten und stellt eine Mittelohrentzündung fest (H65.1G). Er verschreibt ein Antibiotikum (Amoxicillin 500 mg 2 x 1 tgl.) und empfiehlt ein fiebersenkendes Mittel. Außerdem stellt er eine Arbeitsunfähigkeitsbescheinigung für die nächsten zwei Tage aus.

a Füllen Sie den Notfall-/Vertretungsfall laut den Angaben aus, nehmen Sie das heutige Datum und tragen Sie die Notfallpauschale ein. (GOP 01212).

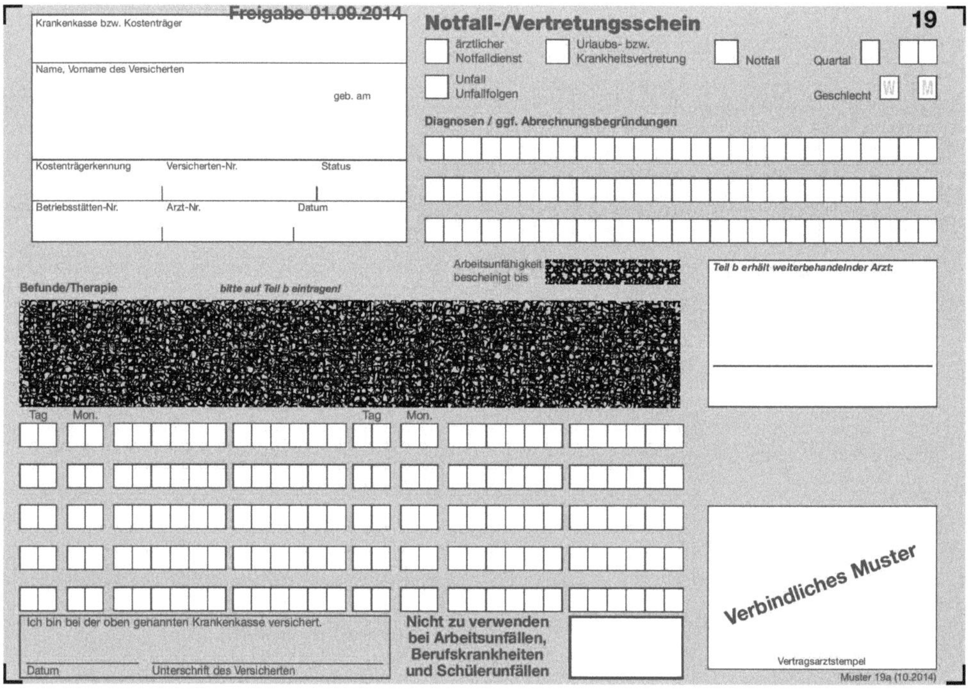
Freigabe 01.09.2014
Notfall-/Vertretungsschein 19
Krankenkasse bzw. Kostenträger
Name, Vorname des Versicherten
geb. am
Kostenträgerkennung Versicherten-Nr. Status
Betriebsstätten-Nr. Arzt-Nr. Datum
ärztlicher Notfalldienst
Urlaubs- bzw. Krankheitsvertretung
Notfall
Quartal
Unfall Unfallfolgen
Geschlecht W M
Diagnosen / ggf. Abrechnungsbegründungen
Arbeitsunfähigkeit bescheinigt bis [redacted]
Befunde/Therapie bitte auf Teil b eintragen!
[redacted]
Teil b erhält weiterbehandelnder Arzt:
Tag Mon. Tag Mon.
Ich bin bei der oben genannten Krankenkasse versichert.
Datum Unterschrift des Versicherten
Nicht zu verwenden bei Arbeitsunfällen, Berufskrankheiten und Schülerunfällen
Verbindliches Muster
Vertragsarztstempel
Muster 19a (10.2014)

b Ergänzen Sie auf dem Muster 19b die zusätzlichen Angaben, die auf der ersten Seite geschwärzt sind.

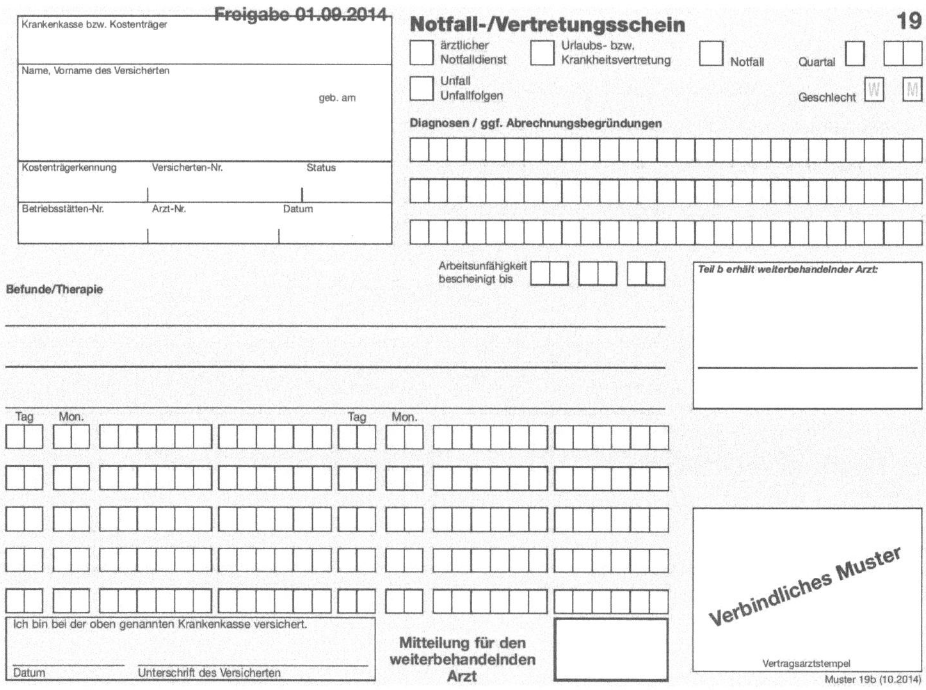
Freigabe 01.09.2014
Notfall-/Vertretungsschein 19
Krankenkasse bzw. Kostenträger
Name, Vorname des Versicherten
geb. am
Kostenträgerkennung Versicherten-Nr. Status
Betriebsstätten-Nr. Arzt-Nr. Datum
ärztlicher Notfalldienst
Urlaubs- bzw. Krankheitsvertretung
Notfall
Quartal
Unfall Unfallfolgen
Geschlecht W M
Diagnosen / ggf. Abrechnungsbegründungen
Arbeitsunfähigkeit bescheinigt bis
Befunde/Therapie
Teil b erhält weiterbehandelnder Arzt:
Tag Mon. Tag Mon.
Ich bin bei der oben genannten Krankenkasse versichert.
Datum Unterschrift des Versicherten
Mitteilung für den weiterbehandelnden Arzt
Verbindliches Muster
Vertragsarztstempel
Muster 19b (10.2014)

8 Fassen Sie zusammen: Welche Funktionen erfüllt der Notfall-/Vertretungsschein?

Arbeitsunfähigkeit

Rund um die Arbeitsunfähigkeitsbescheinigung

Die Arbeitsunfähigkeitsbescheinigung ist eines der wichtigsten Formulare in der Vertragsarztpraxis.

Arbeitsunfähigkeitsbescheinigung
→ LA S. 84

Informationen zur Arbeitsunfähigkeits-Richtlinie finden Sie hier: https://www.g-ba.de/richtlinien/2/

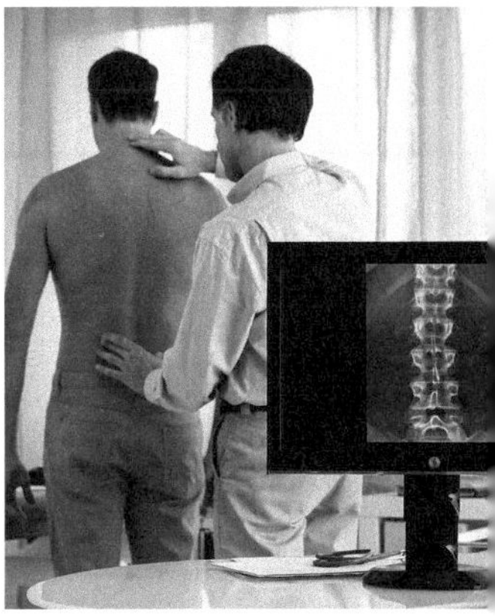

1 Wer erhält eine Kopie der eAU?"

2 Welche beiden Aussagen zur eAU sind richtig?
- ☐ Auf dem Teil, den der Arbeitgeber erhält findet man aus Datenschutzgründen keine Angaben zur Diagnose.
- ☐ Durch die Einführung der eAU müssen sich Arbeitnehmer nicht mehr krank melden.
- ☐ Die eAU kann auch für BG-Fälle verwendet werden.
- ☐ Die eAU darf auch für privatversicherte Arbeitnehmer verwendet werden..
- ☐ Die Ausfertigung für Versicherte enthält Informationen zum Krankengeldfall.

3 Wann kann es ausnahmsweise bei einer Erstbescheinigung zu einer Abweichung vom „ersten Tag der Arbeitsunfähigkeit" und dem „Feststellungdatum der Arbeitsunfähigkeit" kommen?

4 Ein Sachbearbeiter einer Krankenkasse ruft Sie an, um sich nach einer Arbeitsunfähigkeit eines Mitglieds zu erkundigen. Welche Informationen dürfen Sie mitteilen?

5 Ein Patient Ihrer Praxis, Herr Matteo Santoro, wird an einem Montagmorgen für diesen Tag und drei Folgetage krankgeschrieben.

a An welchem Tag muss er sich wieder in der Sprechstunde vorstellen, wenn er weiterhin arbeitsunfähig ist? ____________________

b Warum ist es wichtig, dass er sich an diesem Tag wieder vorstellt?

c Ab der wievielten Woche hat ein Patient einen Anspruch auf Krankengeldzahlung?

6 Entscheiden Sie für die folgenden Fälle, ob eine Erstbescheinigung oder eine Folgebescheinigung ausgestellt wird, und begründen Sie Ihre Antwort.

	Fallbeispiel	**Erst-bescheinigung**	**Folge-bescheinigung**	**Begründung**
1	Der Patient Tom Barth erscheint Freitag morgens in der Praxis und berichtet über starke Migräne.			
2	Der Patient Roman Glenski war die ganze letzte Woche wegen einer akuten Bronchitis krankgeschrieben. Am Montag erscheint er wieder in der Sprechstunde, es geht ihm noch nicht besser.			
3	Ilona Kinz erscheint montags in der Sprechstunde mit einer Magen-Darm-Erkrankung. Nach Untersuchung und Beratung durch den Arzt erhält sie eine Erstbescheinigung über ihre Arbeitsunfähigkeit bis einschließlich Donnerstag. Am Donnerstagmorgen erscheint die Patientin erneut in der Sprechstunde und klagt über starke Mittelohrschmerzen.			
4	Der Patient Uli Fehr wird mittwochs wegen starker Knieschmerzen bis zum darauffolgenden Montag krankgeschrieben. Am Dienstag und am Mittwoch in der darauffolgenden Woche geht der Patient wieder arbeiten, jedoch verschlimmern sich seine Knieschmerzen so stark, dass er am Donnerstag wieder den Arzt aufsucht.			

7 Auch in einer Videosprechstunde können unter bestimmten Voraussetzungen Arbeitsunfähigkeitsbescheinigungen ausgestellt werden. Markieren Sie die Fälle farbig, in denen eine AU ausgestellt werden darf.

Ein der Praxis unbekannter Patient meldet sich und möchte in einer Videosprechstunde krankgeschrieben werden.

Der langjährige Patient Stanislav Raab klagt in der Videosprechstunde über Fieber, Geruchs- und Geschmacksinnverlust und Husten.

Die Patientin Milena Nowak möchte sich vom Arzt in der Online-Sprechstunde krankschreiben lassen. Der Arzt lehnt Krankschreibungen per Videosprechstunde aber ab und möchte alle seine Patienten persönlich untersuchen.

Die Patientin Alexandra Mink wurde bereits vor sieben Tagen in einer Online-Sprechstunde krankgeschrieben. Heute meldet sie sich erneut, um sich weiterhin für 7 Tage krankschreiben zu lassen.

Der Patient Stefan Witt war letzte Woche in der Sprechstunde. Bei ihm wurde eine schwere Bronchitis diagnostiziert. Da er weiterhin krank ist, meldet er sich heute während der Online-Sprechstunde.

Die Patientin Lena Jost klagt über massive Nierenkoliken, blutigen Urin und hohes Fieber.

8 Unter welchen Umständen darf ein Patient telefonisch krank geschrieben werden?

____

____

____

____

____

____

Eine eAU signaturfertig vorbereiten

Sie arbeiten in der Hausarztpraxis Dr. Schmidt.

987654321/123456789
Dr. Peter Schmidt
Arzt für Allgemeinmedizin
Praxisstraße 1
35390 Gießen
Tel. 029 112233 Fax 029 112234

1 Herr Alex Seitz, Erzieher in der Waldmäuse-Kita, erscheint am Mittwoch, 26.03.XX in Ihrer Praxis und bittet um einen Termin. Er klagt über starke Beschwerden beim Husten, Schluckbeschwerden, Fieber und Unwohlsein. Nach der Anamnese und Untersuchung wird er von Dr. Schmidt bis Freitag wegen eines starken grippalen Infekts (J06.9G) krankgeschrieben.

Beantworten Sie die Fragen.

Krankenkasse bzw. Kostenträger
DAK 46

Name, Vorname des Versicherten
Seitz
Alex geb. am 13.02.XX
Blauer Weg 20
D 35390 Gießen

Kostenträgerkennung	Versicherten-Nr.	Status
101566994	M111222333	1000000

Betriebsstätten-Nr.	Arzt-Nr.	Datum
987654321	123456789	26.03.20XX

Arbeitsunfähigkeits-bescheinigung **1**

☐ Erstbescheinigung

☐ Folgebescheinigung

☐ Arbeitsunfall, Arbeitsunfall-folgen, Berufskrankheit

☐ dem Durchgangsarzt zugewiesen

arbeitsunfähig seit ____________

voraussichtlich arbeitsunfähig bis einschließlich oder letzter Tag der Arbeitsunfähigkeit ____________

festgestellt am ____________

eAU mit digitaler Signatur

Vertragsarztstempel / Unterschrift des Arztes

Ausfertigung zur Vorlage bei der Krankenkasse

AU-begründende Diagnose(n) *(ICD-10)*

ICD-10 - Code ____ ICD-10 - Code ____ ICD-10 - Code ____

ICD-10 - Code ____ ICD-10 - Code ____ ICD-10 - Code ____

☐ sonstiger Unfall, Unfallfolgen

☐ Versorgungsleiden (z.B. BVG)

Es wird die Einleitung folgender besonderer Maßnahmen für erforderlich gehalten

☐ Leistungen zur medizinischen Rehabilitation

☐ stufenweise Wiedereingliederung

☐ Sonstige ____________

Im Krankengeldfall ☐ ab 7. AU-Woche oder sonstiger Krankengeldfall ☐ Endbescheinigung

Hinweis für Versicherte zum Krankengeld

Wird Ihnen in der Arztpraxis die Bescheinigung über die Arbeitsunfähigkeit für die Krankenkasse ausgehändigt, leiten Sie diese bitte an Ihre Krankenkasse weiter. Dadurch können zeitliche Verzögerungen bei der Gewährung von Kranken- bzw. Verletztengeld vermieden werden.

Dokumentenversion: 1.0.2
Dokumententyp: e010

PRF.NR. KBV-Pruefnummer
08b97c0c-6b65-4f33-a985-66ffd6fb2322

2 **a** Egänzen Sie im Formular die Daten zur Feststellung und Dauer der Arbeitsunfähigkeit und ob es sich um eine Erst- oder eine Folgebescheinigung handelt.

b Was können Sie aus dem Versichertenstatus des Patienten lesen?.

____

____

3 Welche Abrechnungsmöglichkeiten gib es für die Ausstellung einer AU?

____

____

Muster 20 (Stufenweise Wiedereingliederung in das Erwerbsleben / Wiedereingliederungsplan)
→ LA S. 88

Muster 20

Nach längerer Krankheit ist die Rückkehr in den Job oft schwierig. Die stufenweise Wiedereingliederung soll den Weg zurück in die Erwerbstätigkeit erleichtern.

1 Ordnen Sie die vier Teile von Muster 20 (Stufenweise Wiedereingliederung) dem richtigen Empfänger zu.

Muster 20	Empfänger
Teil 20a	Arbeitgeber
Teil 20b	Arztpraxis
Teil 20c	Krankenkasse
Teil 20d	Patient

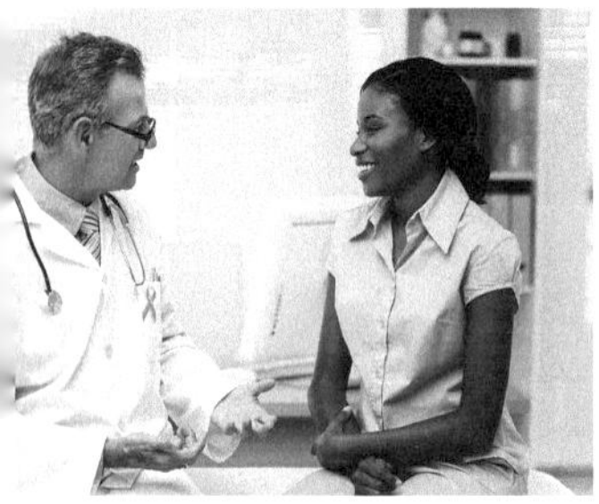

2 Welche Voraussetzungen müssen gegeben sein, damit eine Wiedereingliederung stattfinden kann? Kreuzen Sie an.
- ☐ Es muss betrieblich möglich und abgestimmt sein (Absprache mit dem Arbeitgeber, Betriebsrat etc.).
- ☐ Es ist ausreichend, wenn der Arbeitgeber damit einverstanden ist.
- ☐ Der Versicherte muss damit einverstanden sein.
- ☐ Es muss ein Wiedereingliederungsplan durch den Arzt vorliegen.
- ☐ Die Krankenkasse muss dem Wiedereingliederungsplan zustimmen.
- ☐ Die Wiedereingliederung muss therapeutisch sinnvoll sein.
- ☐ Die Dauer der Wiedereingliederung muss mindestens 2 Wochen betragen.
- ☐ Die Wiedereingliederung kann auch gegen den Willen des Patienten durchgeführt werden.
- ☐ Die Dauer einer Wiedereingliederung sollte maximal 6 Monate betragen.

3 Warum muss das Formular vom Arzt, dem Versicherten und dem Arbeitgeber unterschrieben werden?

____

____

4 Welche Ziffer kann ein Arzt für die Erstellung eines Wiedereingliederungsplans abrechnen?

____

5 Recherchieren Sie den Unterschied zwischen „stufenweiser Wiedereingliederung" und „betrieblichem Eingliederungsmanagement".

____

____

____

____

6 Aufgabe zur Weiterarbeit: Informieren Sie sich in Ihrer Praxis, bei welchen Erkrankungen Sie schon eine stufenweise Wiedereingliederung ausgestellt haben.

Muster 21

Versicherte, die ihr erkranktes Kind beaufsichtigen, pflegen oder betreuen, haben einen Anspruch auf Krankengeld. Dieser Anspruch ist gesetzlich geregelt, d. h., der Versicherte hat gegenüber seinem Arbeitgeber einen Anspruch auf Freistellung von der Arbeitsleistung. Dafür stellt die Praxis die Kinderkrankengeld-Bescheinigung aus.

Muster 21 (Ärztliche Bescheinigung für den Bezug von Krankengeld bei Erkrankung eines Kindes)
→ LA S. 90

987654321/123456789

Dr. Peter Schmidt
Arzt für Allgemeinmedizin

Praxisstraße 1
35390 Gießen
Tel. 029 112233 Fax 029 112234

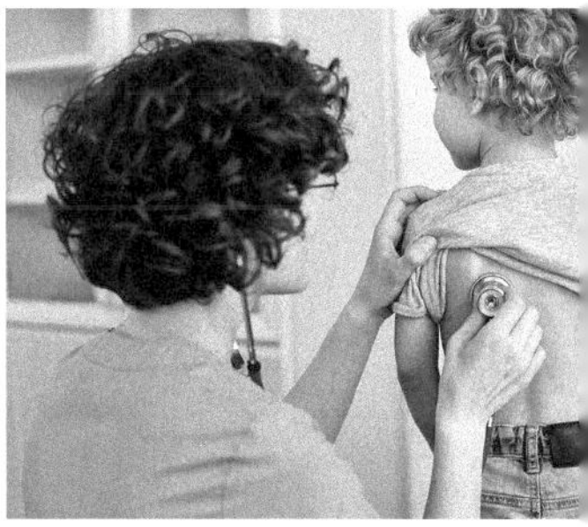

Sie arbeiten in der Hausarztpraxis Dr. Schmidt.

1 Herr Michael Steinmann, ein Ihnen bekannter Patient ruft während der Vormittagssprechstunde an. Sein kleiner Sohn Tim, 2 Jahre alt, leidet plötzlich unter hohem Fieber und Durchfall. Ist es ausreichend, wenn Herr Steinmann alleine in die Praxis kommt, oder muss er Tim mitbringen?

____

____

2 Die Mutter von Tim, Kerstin Steinmann, hatte in diesem Kalenderjahr bereits einige Betreuungstage für Tim in Anspruch genommen.

a Erklären Sie Herrn Steinmann, auf wie viele Tage er Anspruch auf Krankengeld bei Erkrankung des Kindes hat. Orientieren Sie sich bei Ihrer Antwort an den aktuellen Regelungen.

„Herr Steinmann, …

____

____

b Überlegen Sie, wie viele Betreuungstage Herr Steinmann in Anspruch nehmen dürfte, wenn er alleinerziehend wäre.

____

Muster 6 (Überweisungen)

Überweisungsscheine dienen der Kommunikation zwischen Ärzten, wenn Patienten zu Fachärzten geschickt werden.

Überweisungen
→ LA S. 92

Muster 6 (Überweisung)
→ LA S. 92

1 Welche Arztgruppen dürfen nur auf Überweisung hin tätig werden? Malen Sie die richtigen Felder grün und die falschen rot an.

- HNO-Arzt
- Facharzt für Nuklearmedizin
- Facharzt für Gynäkologie
- Facharzt für Strahlentherapie
- Facharzt für Psychiatrie
- Facharzt für Neurologie
- Facharzt für Orthopädie
- Facharzt für Labormedizin
- Facharzt für Radiologische Diagnostik

2 Eine Überweisung an einen Arzt derselben Arztgruppe ist nur in Ausnahmefällen möglich. Welche sind Ihnen bekannt?

☐ Wenn der behandelnde Arzt eine bestimmte Untersuchung oder Behandlungsmethode nicht erbringen kann.
☐ Wenn der behandelnde Arzt zeitlich nicht dazu kommt, die Leistung selbst zu erbringen.
☐ Wenn der Patient seinen Wohnort wechselt.
☐ Wenn eine abgebrochene Behandlung fortgesetzt wird.
☐ Wenn sich Arzt und Patient unsympathisch sind.

3 Überweisungen dürfen im Normalfall nicht auf einen namentlich genannten Arzt ausgestellt werden.

a Warum ist das so?

____

b In welchen – seltenen – Fällen darf eine Überweisung doch auf einen namentlich genannten Arzt ausgestellt werden?

____

____

4 Wie lange müssen entgegengenommene Überweisungen in der Arztpraxis aufgehoben werden? Warum?

____

____

5 Warum ist es sinnvoll, dass Patienten immer mit einer Überweisung ihres Hausarztes einen Facharzt aufsuchen?

____

____

6 Die Patientin Maria Mahr möchte von ihrem Hausarzt eine Überweisung zu einem Schönheitschirurgen und zu ihrem Zahnarzt ausgestellt bekommen. Nehmen Sie Stellung.

Schönheitschirurg: ____

____

Zahnarzt: ____

7 Was müssen Sie beachten, wenn Sie …

a … das Feld „Unfall/Unfallfolgen" ankreuzen?

____

b … „Diagnose/Verdachtsdiagnose" eintragen?

____

8 Ein Patient legt Ihnen eine gültige Überweisung vor, die eGK hat er nach eigenen Angaben vergessen. Nehmen Sie Stellung.

____

9 Nennen Sie die drei Funktionen des Überweisungsscheins.

____

____

10 Füllen Sie für die folgenden Fälle die Ausschnitte auf Muster 6 aus.

a (1) Der Patient Rainer Sturm erhält am 25.06. eine Überweisung zum Kardiologen für eine Echokardiografie zur Abklärung einer möglichen Herzschwäche.

Krankenkasse bzw. Kostenträger ~~Freigabe 15.04.2019~~
Name, Vorname des Versicherten
Sturm, Rainer geb. am
Kostenträgerkennung Versicherten-Nr. Status
Betriebsstätten-Nr. Arzt-Nr. Datum

Überweisungsschein **06**
Quartal
☐ Kurativ ☐ Präventiv ☐ Behandl. gemäß § 116b SGB V ☐ bei belegärztl. Behandlung Q J J
Geschlecht
☐ Unfall Unfallfolgen Datum der OP bei Leistungen nach Abschnitt 31.2 T T M M J J ☐
Überweisung an
AU bis
☐ Ausführung von Auftragsleistungen ☐ Konsiliaruntersuchung ☐ Mit-/Weiterbehandlung T T M M J J
☐ eingeschränkter Leistungsanspruch gemäß § 16 Abs. 3a SGB V

(2) Der Patient meldet sich am 02.07. und bittet um die erneute Ausstellung einer Überweisung, da ein neues Quartal angebrochen ist. Nehmen Sie Stellung.

____

____

b Die Patientin Sabine Klein wird nach einem Sturz von der Leiter beim Fensterputzen zum Radiologen mit Verdacht auf eine Unterarmfraktur links überwiesen.

Krankenkasse bzw. Kostenträger ~~Freigabe 15.04.2019~~
Name, Vorname des Versicherten
Klein, Sabine geb. am
Kostenträgerkennung Versicherten-Nr. Status
Betriebsstätten-Nr. Arzt-Nr. Datum

Überweisungsschein **06**
Quartal
☐ Kurativ ☐ Präventiv ☐ Behandl. gemäß § 116b SGB V ☐ bei belegärztl. Behandlung Q J J
Geschlecht
☐ Unfall Unfallfolgen Datum der OP bei Leistungen nach Abschnitt 31.2 T T M M J J ☐
Überweisung an
AU bis
☐ Ausführung von Auftragsleistungen ☐ Konsiliaruntersuchung ☐ Mit-/Weiterbehandlung T T M M J J
☐ eingeschränkter Leistungsanspruch gemäß § 16 Abs. 3a SGB V

c Der Patient Wilhelm Sauer hat in der Hausarztpraxis das Muster 85 vorgelegt. Er wird wegen starken Oberbauchschmerzen an einen Gastroenterologen überwiesen, der die weitere Behandlung übernehmen soll.

Krankenkasse bzw. Kostenträger ~~Freigabe 15.04.2019~~
Name, Vorname des Versicherten
Sauer, Wilhelm geb. am
Kostenträgerkennung Versicherten-Nr. Status
Betriebsstätten-Nr. Arzt-Nr. Datum

Überweisungsschein **06**
Quartal
☐ Kurativ ☐ Präventiv ☐ Behandl. gemäß § 116b SGB V ☐ bei belegärztl. Behandlung Q J J
Geschlecht
☐ Unfall Unfallfolgen Datum der OP bei Leistungen nach Abschnitt 31.2 T T M M J J ☐
Überweisung an
AU bis
☐ Ausführung von Auftragsleistungen ☐ Konsiliaruntersuchung ☐ Mit-/Weiterbehandlung T T M M J J
☐ eingeschränkter Leistungsanspruch gemäß § 16 Abs. 3a SGB V

d Die Patientin Isabel Sánchez erhält eine Überweisung zum Proktologen zur Koloskopie im Rahmen der Darmkrebsvorsorge.

Krankenkasse bzw. Kostenträger ~~Freigabe 15.04.2019~~
Name, Vorname des Versicherten
Sánchez, Isabel geb. am
Kostenträgerkennung Versicherten-Nr. Status
Betriebsstätten-Nr. Arzt-Nr. Datum

Überweisungsschein **06**
Quartal
☐ Kurativ ☐ Präventiv ☐ Behandl. gemäß § 116b SGB V ☐ bei belegärztl. Behandlung Q J J
Geschlecht
☐ Unfall Unfallfolgen Datum der OP bei Leistungen nach Abschnitt 31.2 T T M M J J ☐
Überweisung an
AU bis
☐ Ausführung von Auftragsleistungen ☐ Konsiliaruntersuchung ☐ Mit-/Weiterbehandlung T T M M J J
☐ eingeschränkter Leistungsanspruch gemäß § 16 Abs. 3a SGB V

e Der Patient Tim Euler erhält eine Überweisung zum HNO-Arzt aufgrund von mehreren Mittelohrentzündungen. Zusammen mit der Überweisung erhält er heute eine eAU für eine Woche.

Freigabe 15.04.2019

Krankenkasse bzw. Kostenträger

Name, Vorname des Versicherten
Euler, Tim
geb. am

Kostenträgerkennung | Versicherten-Nr. | Status

Betriebsstätten-Nr. | Arzt-Nr. | Datum

Überweisungsschein 06

Quartal

Kurativ | Präventiv | Behandl. gemäß § 116b SGB V | bei belegärztl. Behandlung

Geschlecht

Unfall Unfallfolgen | Datum der OP bei Leistungen nach Abschnitt 31.2

Überweisung an

AU bis

Ausführung von Auftragsleistungen | Konsiliaruntersuchung | Mit-/Weiterbehandlung

eingeschränkter Leistungsanspruch gemäß § 16 Abs. 3a SGB V

f Die Patientin Stefanie Petri erhält eine Überweisung zum Neurologen zur Mitbeurteilung eines Karpaltunnelsyndroms.

Freigabe 15.04.2019

Krankenkasse bzw. Kostenträger

Name, Vorname des Versicherten
Petri, Stefanie
geb. am

Kostenträgerkennung | Versicherten-Nr. | Status

Betriebsstätten-Nr. | Arzt-Nr. | Datum

Überweisungsschein 06

Quartal

Kurativ | Präventiv | Behandl. gemäß § 116b SGB V | bei belegärztl. Behandlung

Geschlecht

Unfall Unfallfolgen | Datum der OP bei Leistungen nach Abschnitt 31.2

Überweisung an

AU bis

Ausführung von Auftragsleistungen | Konsiliaruntersuchung | Mit-/Weiterbehandlung

eingeschränkter Leistungsanspruch gemäß § 16 Abs. 3a SGB V

11 Welche Gesetzmäßigkeiten bei den Ankreuzfeldern in den Aufgaben 10 a–f fallen Ihnen auf? Formulieren Sie einen Merksatz.

12 Füllen Sie für die folgenden Fälle Muster 6 komplett aus.

a Die Patientin Hannelore Hering (58 Jahre) sucht die Sprechstunde wegen starker Schmerzen im rechten Knie auf. Sie hatte bereits vor 2 Jahren eine Arthroskopie und möchte gerne wieder eine Überweisung zum Orthopäden, um eine Verschlechterung abklären zu lassen. Der Hausarzt stellt ihr ein Rezept über Voltaren Resinat Kapseln N2 aus und gibt ihr eine Überweisung zur Mitbehandlung mit.

Freigabe 15.04.2019

Krankenkasse bzw. Kostenträger
Techniker 46

Name, Vorname des Versicherten
Hering,
Hannelore
geb. am
Südstr. 2 05.01.19xx
D 35392 Gießen

Kostenträgerkennung | Versicherten-Nr. | Status
123456789 | S112233440 | 1000000

Betriebsstätten-Nr. | Arzt-Nr. | Datum
336699100 | 987654321 |

Überweisungsschein 06

Quartal

Kurativ | Präventiv | Behandl. gemäß § 116b SGB V | bei belegärztl. Behandlung

Geschlecht

Unfall Unfallfolgen | Datum der OP bei Leistungen nach Abschnitt 31.2

Überweisung an

AU bis

Ausführung von Auftragsleistungen | Konsiliaruntersuchung | Mit-/Weiterbehandlung

eingeschränkter Leistungsanspruch gemäß § 16 Abs. 3a SGB V

Diagnose/Verdachtsdiagnose

Befund/Medikation

Auftrag

Verbindliches Muster

Vertragsarztstempel / Unterschrift des Arztes

Muster 6 (10.2019)

b Die Patientin Rosalie Roth (38 Jahre) erscheint in der Sprechstunde. Sie ist mit dem Fahrrad gestürzt und auf den linken Arm gefallen. Der Hausarzt verschreibt ein Rezept über Ibuprofen 600 mg und Omeprazol 20 mg. Außerdem erhält Frau Roth eine Überweisung zum Radiologen. Der Arzt möchte eine Radiusfraktur sicher ausschließen und fordert eine Unterarm-Röntgenaufnahme in zwei Ebenen an.

Freigabe 15.04.2019

Krankenkasse bzw. Kostenträger
Techniker 46
Name, Vorname des Versicherten
Roth,
Rosalie geb. am
Glücksweg 1 03.03.19xx
D 35392 Gießen
Kostenträgerkennung | Versicherten-Nr. | Status
123456789 | C123456789 | 1000000
Betriebsstätten-Nr. | Arzt-Nr. | Datum
336699100 | 987654321 |

Überweisungsschein 06 Quartal

☐ Kurativ ☐ Präventiv ☐ Behandl. gemäß § 116b SGB V ☐ bei belegärztl. Behandlung Q J J

Geschlecht

☐ Unfall Unfallfolgen   Datum der OP bei Leistungen nach Abschnitt 31.2 T T M M J J ☐

Überweisung an

AU bis

☐ Ausführung von Auftragsleistungen ☐ Konsiliar-untersuchung ☐ Mit-/Weiter-behandlung T T M M J J

☐ eingeschränkter Leistungsanspruch gemäß § 16 Abs. 3a SGB V

Diagnose/Verdachtsdiagnose

Befund/Medikation

Auftrag

Verbindliches Muster

Vertragsarztstempel / Unterschrift des Arztes

Muster 6 (10.2019)

c Die Patientin Irena Mai (44 Jahre) bittet um eine Überweisung zum Hautarzt für die Hautkrebsuntersuchung. Stellen Sie ihr den Überweisungsschein aus.

Freigabe 15.04.2019

Krankenkasse bzw. Kostenträger
Barmer 46
Name, Vorname des Versicherten
Mai,
Irene geb. am
Sandweg 3 01.03.19xx
D 35392 Gießen
Kostenträgerkennung | Versicherten-Nr. | Status
123456789 | S112233440 | 1000000
Betriebsstätten-Nr. | Arzt-Nr. | Datum
336699100 | 987654321 |

Überweisungsschein 06 Quartal

☐ Kurativ ☐ Präventiv ☐ Behandl. gemäß § 116b SGB V ☐ bei belegärztl. Behandlung Q J J

Geschlecht

☐ Unfall Unfallfolgen   Datum der OP bei Leistungen nach Abschnitt 31.2 T T M M J J ☐

Überweisung an

AU bis

☐ Ausführung von Auftragsleistungen ☐ Konsiliar-untersuchung ☐ Mit-/Weiter-behandlung T T M M J J

☐ eingeschränkter Leistungsanspruch gemäß § 16 Abs. 3a SGB V

Diagnose/Verdachtsdiagnose

Befund/Medikation

Auftrag

Verbindliches Muster

Vertragsarztstempel / Unterschrift des Arztes

Muster 6 (10.2019)

13 Aufgabe zur Weiterarbeit: Können Patienten auch ohne Überweisung einen Facharzt aufsuchen? Klären Sie diese Frage möglichst genau.

14 Aufgabe zur Weiterarbeit: Eine Privatpatientin soll zum Nuklearmediziner überwiesen werden. Beschreiben Sie den Ablauf. (Informieren Sie sich ggf. in Ihrer Praxis.)

Muster 10 und 10A (Laborüberweisungen)
→ LA S. 95

Die Richtlinie Laborkompendium finden Sie hier: https://www.kbv.de/html/82.php

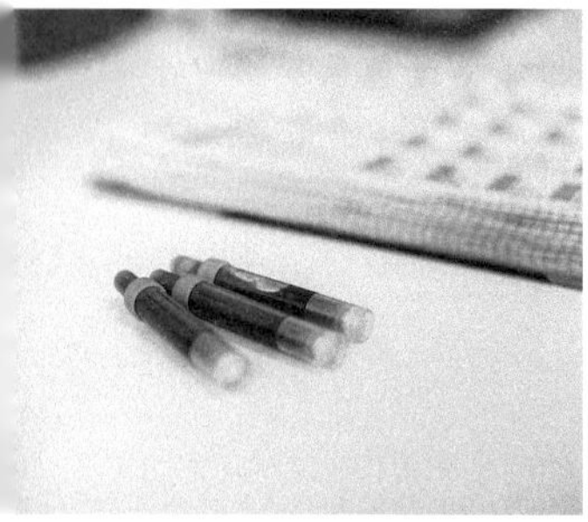

Muster 10 und 10A (Laborüberweisungen)

1 Welches Muster wählen Sie für welche Laborüberweisung aus? Ordnen Sie zu.

1	Muster 10	**a**	Facharztlabor/Speziallabor usw.
2	Muster 10A	**b**	Laborgemeinschaft

2 Notieren Sie für eine Glukosebestimmung im Labor je ein kuratives und ein präventives Beispiel.

Kurativ: ______________________________

Präventiv: ______________________________

3 Nennen Sie zwei Untersuchungen, bei denen es wichtig ist, die Abnahmezeit anzugeben.

____

____

4 Welche Infektionen kennen Sie, bei denen Sie das Feld „Kontrolluntersuchung bekannte Infektion" ankreuzen und im Auftragsfeld erläutern müssen?

____

5 Sie schicken eine Serumprobe mit Muster 10 in ein Ihnen bekanntes Labor. Das Labor kann die Probe nicht bearbeiten, da ein Gerät für mehrere Tage ausgefallen ist. Was veranlasst der Laborarzt?

____

6 Ihr Chef möchte gerne Blutwerte bereits am Mittag aus dem Labor übermittelt bekommen. Wie teilen Sie das dem Labor über die Muster 10 bzw. 10A mit?

Muster 10: ______________________________

Muster 10A: ______________________________

7 Welche Aussagen zur Laborüberweisung sind richtig?

A. Auf Muster 10 und 10A muss grundsätzlich eine Diagnose, Verdachtsdiagnose oder ein Befund angegeben werden.
B. Muster 10A wird für gesetzlich Versicherte, Muster 10 für Privatpatienten und IGeL verwendet.
C. Laborüberweisungen können digital erfolgen.
D. Muster 10A darf auch für BG-Fälle verwendet werden.
E. Laborüberweisungen sind niemals präventiv.

8 Aufgabe zur Weiterarbeit: Wiederholen Sie, in welchen Fällen Sie auf Muster 10 die Kästchen „Behandlung gemäß § 116b SGB V" und „eingeschränkter Leistungsanspruch gemäß § 16 Abs. 3a SGB V" ankreuzen müssen.

9 Aufgabe zur Weiterarbeit: Informieren Sie sich, welche typischen Laborleistungen bei Schwangeren auf Muster 10A angefordert werden. Auf was müssen Sie beim Ausfüllen achten?

10 Füllen Sie die folgenden Formulare korrekt aus. Nehmen Sie immer das heutige Datum.

a Bei dem Patienten Till Neumann ist seit vier Monaten eine Hepatitis-C-Infektion bekannt. Heute kommt er zur Kontrolluntersuchung auf einen Anti-HCV- und HCV-RNA-Test. Zur Behandlung nimmt er täglich 1 Tbl. Harvoni ® ein. Füllen Sie Muster 10 aus.

Freigabe 15.11.2023

Krankenkasse bzw. Kostenträger
Techniker 46

Name, Vorname des Versicherten
Neumann,
Till
Südstr. 20 geb. am 05.01.1958
D 35392 Gießen

Kostenträgerkennung 123456789 | Versicherten-Nr. S112233440 | Status 1000000

Betriebsstätten-Nr. 336699100 | Arzt-Nr. 987654321 | Datum

Eintrag nur bei Weiterüberweisung!
Betriebsstätten-Nr. des Erstveranlassers | Arzt-Nr. des Erstveranlassers

Überweisungsschein für in-vitro-diagnostische Auftragsleistungen **10**

☐ Kurativ ☐ Präventiv ☐ bei belegärztl. Behandlung ☐ Unfall, Unfallfolgen

Auftragsnummer des Labors
Hier bitte sorgfältig Barcode-Etikett einkleben!

Knappschafts-kennziffer

Quartal Q J J

Geschlecht

☐ Kontrolluntersuchung bekannte Infektion

☐ SER

eingeschränkter Leistungsanspruch ☐ gemäß § 16 Abs. 3a SGB V

Abnahmedatum T T M M J J

Abnahmezeit h h m m

SSW

☐ Empfängnisregelung, Sterilisation, Schwangerschaftsabbruch

☐ **Befund eilt**, Übermittlung an ☐ Telefon ☐ Fax Nr.

Diagnose/Verdachtsdiagnose

Befund/Medikation

Auftrag

Verbindliches Muster

Vertragsarztstempel / Unterschrift überw. Arzt

Nicht zu verwenden bei Arbeitsunfällen, Berufskrankheiten und Schülerunfällen

Muster 10 (4.2024)

b Bei dem Patienten Wolfgang Schneider liegt der Verdacht auf eine Nierenfunktionsstörung vor. Füllen Sie das Muster 10A mit den folgenden Anforderungen aus: kleines Blutbild, CRP, Eiweiß gesamt, Harnsäure, Harnstoff, Kreatinin. Der Befund soll mittags telefonisch übermittelt werden.

Freigabe 06.05.2020

Krankenkasse bzw. Kostenträger
KKH 46

Name, Vorname des Versicherten
Schneider,
Wolfgang
Sandweg 1 geb. am 15.05.19xx
D 35392 Gießen

Verbindliches Muster

Kostenträgerkennung 123456789 | Versicherten-Nr. S112233440 | Status 1000000

Betriebsstätten-Nr. 336699100 | Arzt-Nr. 987654321 | Datum

Anforderungsschein für Laboratoriums-untersuchungen bei Laborgemeinschaften **10A**

☐ Kurativ ☐ Präventiv ☐ bei belegärztl. Behandlung ☐ Unfall, Unfallfolgen

Hier bitte sorgfältig Barcode-Etikett einkleben !

Knappschafts-kennziffer | Geschlecht | SSW

Zusätzliche Angaben zu Untersuchungen

Abnahmedatum T T M M J J

Abnahmezeit h h m m

⊂⊃ Befund eilt 1	**Serum / Plasma / Vollblut**			**Urin**
EDTA-Blut	⊂⊃ alkalische Phosphatase 13	⊂⊃ Gamma GT 27	⊂⊃ LDL-Cholesterin 42	⊂⊃ Status 55
⊂⊃ großes Blutbild 2		⊂⊃ Glukose 28	⊂⊃ Lipase 43	⊂⊃ Mikroalbumin 56
⊂⊃ kleines Blutbild 3	⊂⊃ Amylase 14	⊂⊃ GOT / ASAT 29	⊂⊃ Natrium 44	⊂⊃ Glukose 58
⊂⊃ HbA1c 4	⊂⊃ ASL 15	⊂⊃ GPT / ALAT 30	⊂⊃ OP-Vorbereitung (32125) 45	⊂⊃ Sediment 60
⊂⊃ Retikulozyten 5	⊂⊃ Bilirubin direkt 16	⊂⊃ Harnsäure 31		**Citrat-Blut**
⊂⊃ Blutsenkung 6	⊂⊃ Bilirubin gesamt 17	⊂⊃ Harnstoff 32	⊂⊃ Phosphat, anorg. 46	⊂⊃ Quick 8
Gesundheits-untersuchungen	⊂⊃ Calcium 18	⊂⊃ HDL-Cholesterin 34	⊂⊃ Transferrin 47	⊂⊃ Quick unter Marcumar-Therapie 9
	⊂⊃ Cholesterin 19	⊂⊃ IgA 35	⊂⊃ Triglyceride 48	
⊂⊃ Harnstreifentest (32880) 62	⊂⊃ Cholinesterase 20	⊂⊃ IgG 36	⊂⊃ TSH 49	
	⊂⊃ CK 21	⊂⊃ IgM 37		⊂⊃ Thrombinzeit 10
⊂⊃ Nüchternplasma-glukose (32881) 63	⊂⊃ CRP 23	⊂⊃ Kalium 38	**Glukose-Profil**	⊂⊃ PTT 11
	⊂⊃ Eisen 24	⊂⊃ Kreatinin 39	⊂⊃ Glukose 1 51	
⊂⊃ Lipidprofil (32882) 64	⊂⊃ Eiweiß Elektrophorese 25	⊂⊃ Kreatinin Clearance 40	⊂⊃ Glukose 2 52	⊂⊃ Sonstiges 61
			⊂⊃ Glukose 3 53	
	⊂⊃ Eiweiß gesamt 26	⊂⊃ LDH 41	⊂⊃ Glukose 4 54	

Muster 10A (10.2020)

c Vergleichen Sie die beiden Vordrucke auf der vorigen Seite und finden Sie mindestens drei Unterschiede.

____

____

____

____

____

____

11. Welche Aussagen sind richtig? Kreuzen Sie an. Das Lösungswort ergibt sich von unten nach oben gelesen.

	Aussage	Richtig	Falsch
1	Voraussetzung für das Ausstellen einer Laborüberweisung auf Muster 10 und Muster 10A ist ein gültiger Versicherungsnachweis (i.d.R. eGK).	R	K
2	Der Laborarzt darf Aufträge, die er nicht selbst erbringen kann, nicht weiterüberwiesen.	R	O
3	Bei der Überweisung auf Muster 10 reicht es, als Auftrag das betreffende Organ anzugeben (z. B. Niere, Leber).	H	B
4	Kürzel sind auf Laborüberweisungen grundsätzlich nicht zulässig.	E	A
5	Laborleistungen sind immer Auftragsleistungen.	L	F

Lösungswort: ______________

https://www.kbv.de/html/bundesmantelvertrag.php

12 Aufgabe zur Weiterarbeit: Es gibt zwei Arten von Auftragsleistung: Definitions- und Indikationsaufträge. Recherchieren Sie die Unterschiede (z. B. BMV-Ä, siehe Link)!

Verordnungen und Zuzahlungen

Jeder Vertragsarzt kann für seine Patienten Sach- oder Dienstleistungen verordnen, wenn dies medizinisch notwendig ist. Für viele dieser Verordnungen müssen Patienten Zuzahlungen leisten. Dadurch soll auch ein Bewusstsein dafür geschaffen werden, dass Leistungen teuer und keine Gefälligkeitsverordnungen sind.

Verordnungen
→ LA S. 98

Zuzahlungen
→ LA S. 99

Informationen zu Zuzahlungen finden Sie hier: https://www.bundesgesundheitsministerium.de/zuzahlung-krankenversicherung.html

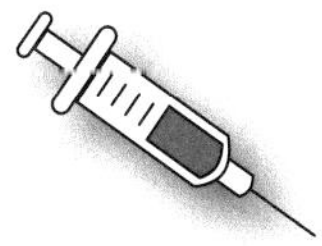

1 Nennen Sie Beispiele für a) Sachleistungen und b) Dienstleistungen. Nennen Sie bevorzugt Beispiele aus Ihrer Praxis.

a Sachleistungen: ____________________

b Dienstleistungen: ____________________

2 Überlegen Sie, ob folgende Patienten von der Zuzahlung befreit sind oder nicht:

Fallbeschreibung	Muss Zuzahlung leisten	Muss keine Zuzahlung leisten
Das Kind Max Metz wird mit einem Krankenwagen nach einem häuslichen Unfall ins Krankenhaus gebracht.		
Frau Sally Smith erhält während der Schwangerschaft ein Antibiotikum wegen eines Harnwegsinfekts verordnet.		
Herr Walter Wirth legt einen gültigen Befreiungsausweis vor.		
Herr Gabriel Lopez bekommt nach einem Arbeitsunfall ein Schmerzmittel verordnet.		
Herr Günther Palberg bezieht aktuell Arbeitslosengeld I und erhält eine Verordnung über ein Arzneimittel gegen Hyperurikämie.		
Frau Andrea Appel (versichert bei der Freien Arzt- und Medizinkasse) erhält einen Cholesterinsenker verschrieben.		
Die Jugendliche Marie Tessier (16 Jahre) erhält eine Verordnung über ein Migränemittel.		
Ein Bundeswehrsoldat sucht während seines Urlaubs Ihre Praxis wegen einer Bronchitis auf und bekommt eine Arzneiverordnung.		
Die Auszubildende Carmen Torres (18 Jahre) erhält eine Verordnung über die Pille.		

3 Wiederholen Sie mündlich: Wann gelten Patienten als chronisch krank? Wer stellt fest, dass Patienten als chronisch krank einzustufen sind? Wie hoch ist die Belastungsgrenze bei chronisch kranken Patienten?

4 Berechnen Sie die Zuzahlungsgrenze für die Patientin Frau Barbara Ernst, Fleischereifachverkäuferin mit einem monatlichen Bruttoeinkommen von 1250 Euro, für den Fall, dass sie a) chronisch krank und b) nicht chronisch krank ist.

a ____________ **b** ____________

5 Welche Bescheinigung könnten Sie der Patientin in Aufgabe 4 ausstellen, wenn diese eine chronische Erkrankung hätte und eine Zuzahlungsbefreiung beantragen möchte?

____

6 Der Patient Michael Lauer hat von seiner Krankenkasse zum ersten Mal einen Befreiungsausweis zugesandt bekommen und möchte von Ihnen wissen, wie lange dieser gültig ist.

____

7 Der Patient Otto Weber (KKH-versichert) möchte in der Apotheke ein Rezept mit drei verordneten Medikamenten einlösen.

a Berechnen Sie die Zuzahlung, die Herr Weber leisten muss:

Medikament	kostet	Zuzahlung
1	4,70 Euro	
2	18,20 Euro	
3	68,00 Euro	
Die Gesamtzuzahlung für Herrn Weber beträgt:		

b Die verbliebenen Kosten für die Medikamente trägt:

A. die Apotheke
B. die Krankenkasse
C. die Arztpraxis
D. die Landesärztekammer
E. der Verband der gesetzlichen Krankenkassen

8 Herr Gunther Neumann (BKK Bosch) erhält eine Verordnung über 6-mal Physiotherapie, die insgesamt 86 Euro kostet. Berechnen Sie die Zuzahlung, die Herr Neumann leisten muss:

____

9 Der Patient Daniel Strauß erhält eine Verordnung auf einem grünen Rezept über ein apothekenpflichtiges Antiallergikum. Der Apothekenpreis beträgt 6,99 €. Wie viel muss er in der Apotheke bezahlen?

____

____

10 Britta Lundqvist, 76 J. (AOK-versichert), hat aufgrund einer schweren Gonarthrose Grad 4 eine TEP für das linke Knie erhalten. Ihr Krankenhausaufenthalt beträgt 10 Tage. Mit einem Krankentransport wird sie direkt im Anschluss zu einer stationären Anschlussbehandlung (Rehabilitation) gefahren (Kosten des Transports 86 Euro). Dort wird sie 21 Tage behandelt und nach Abschluss mit einem Krankentransport nach Hause gefahren (Kosten des Rücktransports: 110 Euro). Von ihrem Hausarzt erhält sie die Woche darauf noch einmal eine Verordnung über 12-mal Physiotherapie zu je 17 Euro.

Berechnen Sie die Zuzahlung, die die Patientin leisten muss.

10 Tage Krankenhaus	
Fahrtkosten 1	
Stationäre Rehabilitation	
Fahrtkosten 2	
Physiotherapie	
Verordnung	
Gesamt	

Arzneimittel-Richtlinie (AM-RL)

Rezeptpflichtige Medikamente dürfen ausschließlich von Ärzten verschrieben werden. Ärzte müssen allerdings noch weitere Regeln zur notwendigen, zweckmäßigen und wirtschaftlichen Verordnung beachten.

Arzneimittel-Richtlinie (AM-RL)
→ LA S. 101

Informationen zur Arzneimittel-Richtlinie (AM-RL) finden Sie hier: https://www.g-ba.de/richtlinien/3/

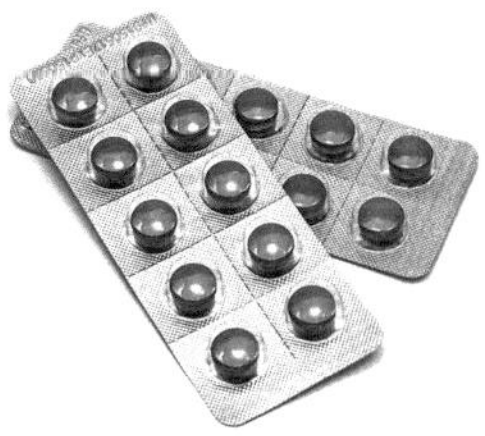

1 Ergänzen Sie den Lückentext mit den angegebenen Wörtern.

Arzneimittelfestbetrag – Festbetrag – Medikament – Mehrkosten – mindestens 30 % – ohne Zuzahlung – Pharmaunternehmen – Rabattverträge

Der ______________________ ist der maximale Betrag, den eine gesetzliche Krankenkasse für ein ____________ bezahlt. Der Patient muss in dem Fall die ______________________ selbst bezahlen oder entscheidet sich für ein anderes therapeutisch gleichwertiges Medikament ____________ ______________________. ______________________ werden von Krankenkassen mit den ______________________ für Medikamente ausgehandelt, die dann ______________________ unter dem vereinbarten ______________________ verkauft werden können.

2 Sortieren Sie die Regelungen der Arzneimittel-Richtlinie den richtigen Beschreibungen zu, indem Sie die Kästchen jeweils mit der gleichen Farbe ausmalen.

Arzneimittel-Richtlinie	Beschreibungen
OTC-Liste	Es handelt sich um Medikamente, die einen Wirkstoff enthalten, der so oder so ähnlich schon in anderen Präparaten zum Einsatz gekommen ist, allerdings, da sie „neu“ sind, zu höheren Preisen auf den Markt kommen. Der Nutzen dieser Medikamente ist umstritten.
Lifestyle-Arzneimittel	Medikamente, für die kein Patentschutz besteht und die deshalb zu besonders günstigen Preisen vertrieben werden.
Off-Lable-Use-Arzneimittel	Medikamente, die nur in Apotheken verkauft werden dürfen, aber nicht verschreibungspflichtig sind.
Generika-Präparate	Es handelt sich um Medikamente, die ausgetauscht werden können gegen günstige, aber wirkstoffgleiche Medikamente.
Aut-idem-Arzneimittel	Hierzu zählen z. B. Mittel zur Raucherentwöhnung, zum Abnehmen oder zur Steigerung der sexuellen Potenz.
Analog-Präparate (Me-too-Präparate)	Mittel, die ursprünglich für die Behandlung einer bestimmten Erkrankung entwickelt wurden, nun aber auch für ganz andere Erkrankungen zugelassen sind.

eRezept und Muster 16
→ LA S. 102

Informationen zur Arzneimittel-Verschreibungsverordnung (AMVV) finden Sie hier: http://www.gesetze-im-internet.de/amvv/BJNR363210005.html

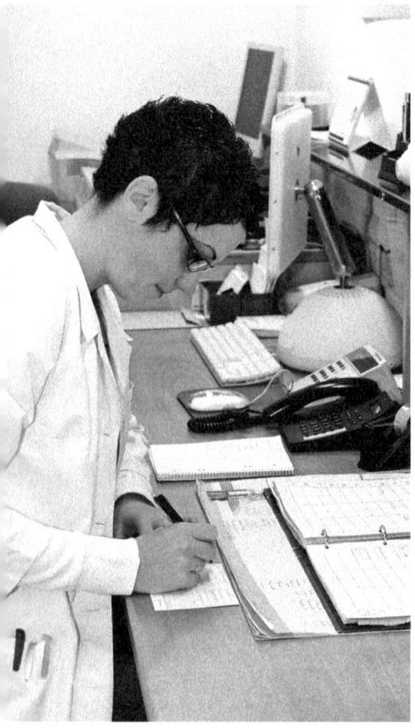

Verordnung von Arznei- und Hilfsmitteln

Sehr viele Verordnungen in der hausärztlichen Praxis erfolgen mittels eRezept. Nur in einigen Fällen greifen Sie bei gesetzlich Versicherten noch zum Muster 16, dem Papierrezept.

Die Patientin Maria Ecker (33 J.) bekommt abends im Notdienst aufgrund eines akuten Harnwegsinfekts um 20 Uhr ein Rezept über ein Antibiotikum (Cotrim forte-ratiopharm 960 mg 20 Tabletten, N2; 2x1 tgl.) verschrieben. Der Arzt kreuzt das Feld „noctu" an. Die Patientin steht an der Anmeldung und fragt Sie, was diese Kennzeichnung bedeutet. Die Verordnung erfolgt ausnahmsweise auf Muster 16.

1 Formulieren Sie ihre Antwort in wörtlicher Rede:

„Frau Ecker, …

2 Da Frau Ecker Allergikerin ist, hat der Arzt zusätzlich das „aut idem"-Feld markiert. Erklären Sie ihr auch diese Kennzeichnung:

„Frau Ecker, …

3 Füllen Sie für Frau Ecker das Arzneiverordnungsblatt mit den obigen Angaben im Ersatzverfahren aus.

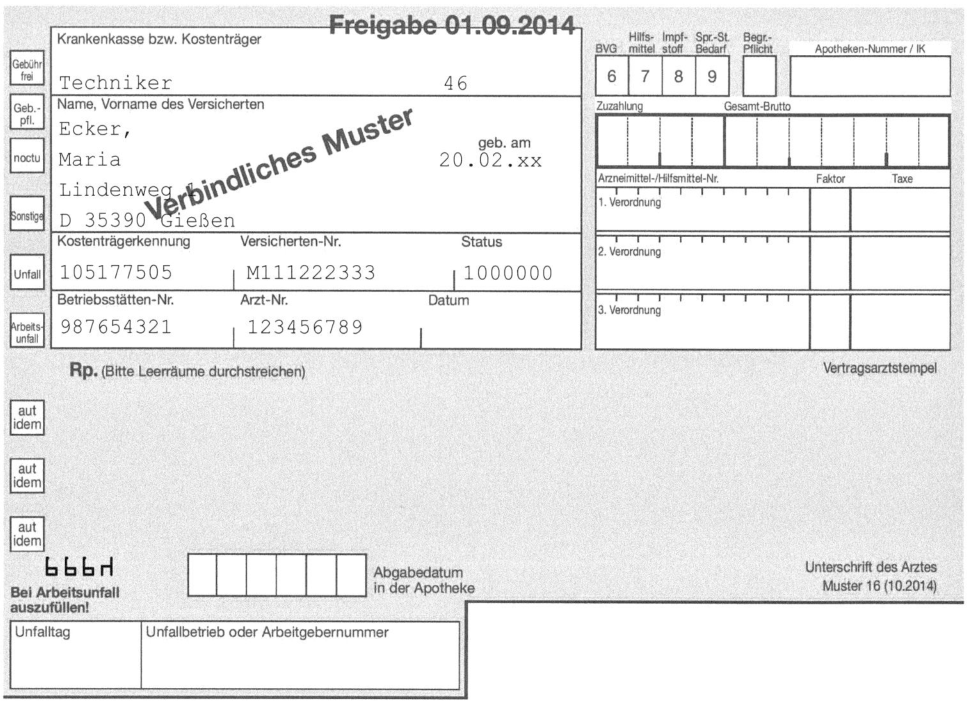

4 Erklären Sie die verschiedenen Packungsgrößen und wann die Verordnung welcher Größe sinnvoll ist.

N1: ______________________________

N2: ______________________________

N3: ______________________________

5 Warum muss der Leerraum im Verordnungsfeld von Muster 16 im Ersatzverfahren entwertet werden?

____

6 Kann eine Arzneimittelverordnung nachträlich geändert werden? Nehmen Sie Stellung.

____

7 Wie lange darf eine Arzneimittelverordnung zulasten der gesetzlichen Krankenkasse in der Apotheke eingelöst werden?

____

8 Was passiert mit einem Rezept, das nach Ablauf der Gültigskeitsdauer noch nicht eingelöst wurde? Wird es direkt ungültig?

____

____

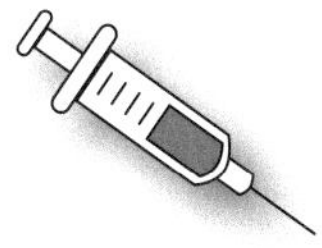

9 Aufgabe zur Weiterarbeit: Informieren Sie sich in Ihrer Praxis, welche Medikamente Sie besonders häufig in N3-Packungsgröße verschreiben und warum.

10 Die Patientin Irina Petrowa (DAK-Patientin) holt ein eRezept über ihre Dauermedikamente bei Ihnen ab. Eines kostet 78 Euro und das andere 103 Euro. Wie hoch ist ihre Zuzahlung in der Apotheke?

A. 5 Euro
B. 10 Euro
C. 17,80 Euro
D. 18,70 Euro
E. 20 Euro

11 Welche der folgenden Patienten sind von der Zuzahlung befreit?

A. Familienversicherte der LKK
B. Rentner, die über das Sozialamt versichert sind
C. alle Asylbewerber, die eine eGK vorlegen
D. Patienten mit einem Arbeits- oder Schulunfall
E. SVA-Patienten, wenn diese ein Hilfsmittel erhalten
F. Schwangere, die eine Verordnung erhalten, die im Zusammenhang mit der Schwangerschaft steht

12 Wie viele Arzneimittel dürfen Sie maximal auf einem eRezept verordnen?

____

Muster 16 und eRezept vorbereiten

1 Beschriften Sie das eRezept, indem Sie die passenden Ziffern einsetzen.

1	Das Ausstellungsdatum ist wichtig für die Gültigkeit des eRezepts. Es ist 28 Tage zulasten der gesetzlichen Krankenversicherung einlösbar.
2	Die Patientin soll eine Tablette mittags und eine Tablette vor dem Schlafengehen einnehmen.
3	In der Apotheke erhält sie genau das angegebene Arzneimittel. (keine Substitution)
4	Das ist der Code mit allen Einzelverordnungen zum Einlösen in der Apotheke.
5	Dieser QR-Code ist der Einzelverordnung zugeordnet. Er erhält die Informationen zum Abrufen des eRezepts vom Server.
6	Hier finden Patienten Informationen, z. B. auch zur eRezept-App.
7	Das ist die Praxis bzw. die Ärztin, die das Rezept ausgestellt hat.
8	Hier stehen die Patientendaten.

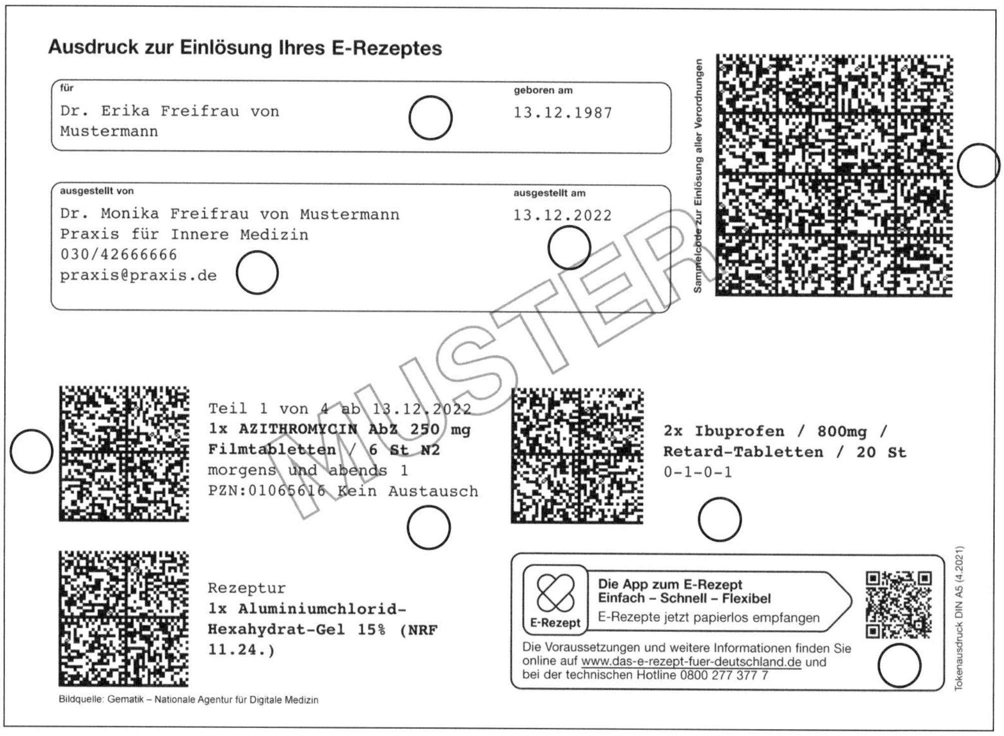
Ausdruck zur Einlösung Ihres E-Rezeptes

für
Dr. Erika Freifrau von Mustermann
geboren am
13.12.1987

ausgestellt von
Dr. Monika Freifrau von Mustermann
Praxis für Innere Medizin
030/42666666
praxis@praxis.de
ausgestellt am
13.12.2022

Sammelcode zur Einlösung aller Verordnungen

MUSTER

Teil 1 von 4 ab 13.12.2022
1x AZITHROMYCIN AbZ 250 mg Filmtabletten / 6 St N2
morgens und abends 1
PZN:01065616 Kein Austausch

2x Ibuprofen / 800mg / Retard-Tabletten / 20 St
0-1-0-1

Rezeptur
1x Aluminiumchlorid-Hexahydrat-Gel 15% (NRF 11.24.)

Die App zum E-Rezept
Einfach – Schnell – Flexibel
E-Rezepte jetzt papierlos empfangen
E-Rezept
Die Voraussetzungen und weitere Informationen finden Sie online auf www.das-e-rezept-fuer-deutschland.de und bei der technischen Hotline 0800 277 377 7

Tokenausdruck DIN A5 (4.2021)

Bildquelle: Gematik – Nationale Agentur für Digitale Medizin

2 Welche Verordnungen sind per eRezept verpflichtend? Kennzeichnen Sie die passenden Felder grün.

verschreibungspflichtiges Arzneimittel, familienversichertes Kind	verschreibungspflichtiges Arzneimittel, Privatpatient	apothekenpflichtige Arzneimittel, gesetzlich Versicherter	Heilmittelverordnung, gesetzlich Versicherte
Hilfsmittelverordnung, gesetzlich Versicherter	verschreibungspflichte Arzneimittel, gesetzlich Versicherte	verschreibungs-pflichtiges Arzneimittel, Bundeswehrsoldat	erschreibungspflichtige Arzneimittel, BG-Fall
BtM-Verordnung für gesetzlich Versicherte	Verordnung für Blutzuckerteststreifen für gesetzlich Versicherten	Krankentransport	Sprechstundenbedarf

3 Herr Steffen Klein (19 J.) absolviert ein Jahr im Kindergarten Schneckenhaus im Rahmen des Bundesfreiwilligendienstes (BFD). Beim Tennisspielen hat er sich vor einigen Wochen das rechte Knie verletzt. Nachdem er sein Knie 3 Wochen lang mit Schmerzgel behandelt hat, erscheint er nun mit einem Ärztlichen Bericht vom Orthopäden Dr. Fein aus Gießen mit der Diagnose Patellar tendinitis in der Sprechstunde. Nach der Untersuchung verordnet ihm Dr. Schmidt eine Orthese GenuTrain (05.04.01.0006).

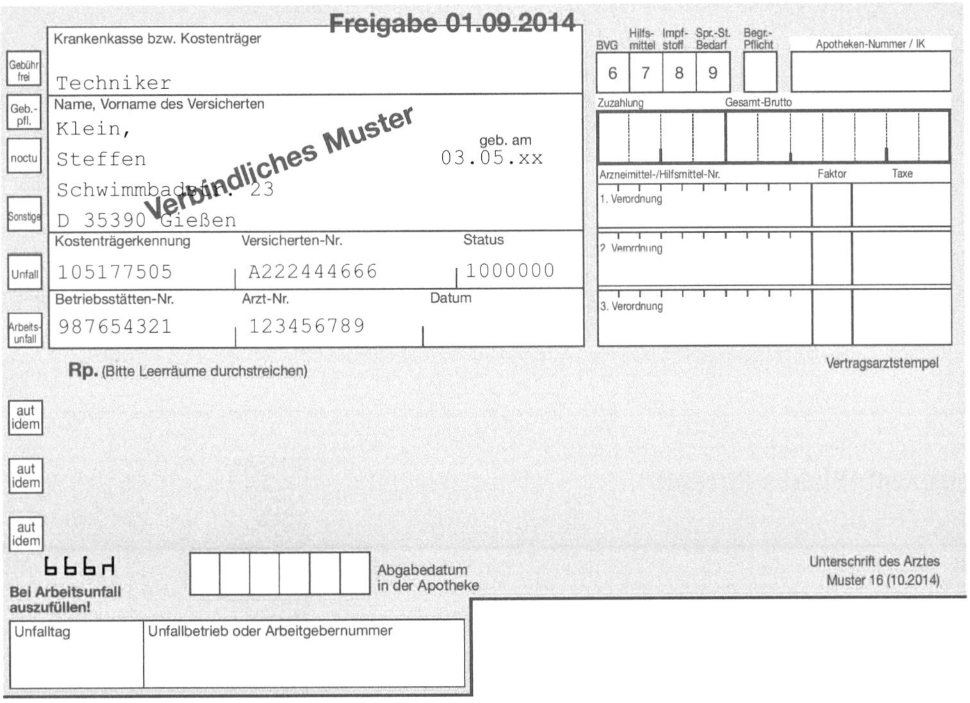

Freigabe 01.09.2014

Gebühr frei | Geb.-pfl. | noctu | Sonstige | Unfall | Arbeitsunfall

Krankenkasse bzw. Kostenträger: Techniker

Name, Vorname des Versicherten: Klein, Steffen, Schwimmbadstr. 23, D 35390 Gießen — geb. am 03.05.xx

Verbindliches Muster

Kostenträgerkennung: 105177505 | Versicherten-Nr.: A222444666 | Status: 1000000

Betriebsstätten-Nr.: 987654321 | Arzt-Nr.: 123456789 | Datum

BVG | Hilfsmittel 6 | Impfstoff 7 | Spr.-St. Bedarf 8 | 9 | Begr.-Pflicht | Apotheken-Nummer / IK

Zuzahlung | Gesamt-Brutto

Arzneimittel-/Hilfsmittel-Nr. | Faktor | Taxe

1. Verordnung
2. Verordnung
3. Verordnung

Rp. (Bitte Leerräume durchstreichen)

Vertragsarztstempel

aut idem
aut idem
aut idem

6 6 6 1

Abgabedatum in der Apotheke

Unterschrift des Arztes
Muster 16 (10.2014)

Bei Arbeitsunfall auszufüllen!

Unfalltag | Unfallbetrieb oder Arbeitgebernummer

4 Welchen Hinweis geben Sie dem Patienten zur Rückseite des Formulars?

____

5 Aufgabe zur Weiterarbeit: Wiederholen Sie, bei welchen Patienten Sie auf den Arzneiverordnungen das Feld „Gebühr-frei" ankreuzen müssen.

6 Aufgabe zur Weiterarbeit: Überlegen Sie, wie Sie in den folgenden Fällen reagieren.

a Die Patientin kommt in die Praxis und beschwert sich, dass sie das Arzneimittel in dieser Apotheke wegen Lieferproblemen nicht bekommen hat.

____

____

____

b Ein Patient möchte nachträglich einen Papierausdruck.

____

c Aufgrund technischer Probleme können Sie das eRezept nicht hochladen.

____

Grünes Rezept
→ LA S. 105

Grünes Rezept

Nicht immer kann der Vertragsarzt Medikamente zulasten der gesetzlichen Krankenkasse verordnen. Damit Patienten Empfehlungen auch umsetzen, ist es sinnvoll, frei verkäufliche Medikamente auf einem Grünen Rezept zu verordnen.

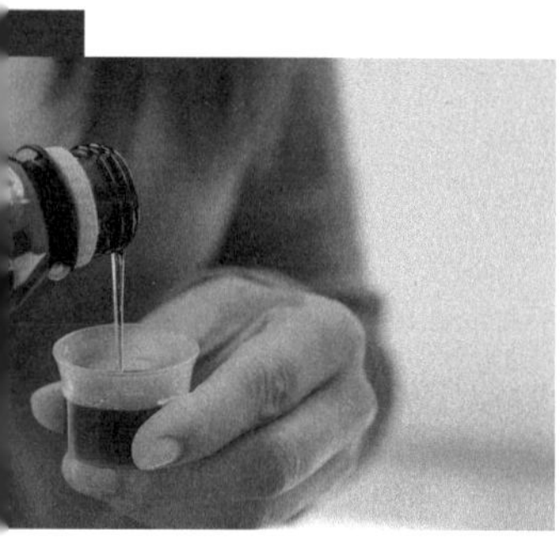

1 Welche Vorteile entstehen durch die Verordnung auf einem Grünen Rezept?

2 Arzneimittel der OTC-Liste werden auf dem Grünen Rezept verordnet, da sie von den gesetzlichen Krankenkassen nicht erstattet werden. Nennen Sie Ausnahmen von dieser Regel.

Privatrezept (Blaues Rezept)
→ LA S. 106

Privatrezept (Blaues Rezept)

Im Gegensatz zu den kassenärztlichen Formularen gibt es keine Vorschrift, wie ein Privatrezept auszusehen hat. In den meisten Arztpraxen hat sich aber die Farbe Blau oder Weiß durchgesetzt.

1 Welchen der beiden folgenden Praxisstempel benutzen Sie für ein Privatrezept? Begründen Sie bitte Ihre Entscheidung.

987654321/123456789
Dr. Peter Schmidt
Arzt für Allgemeinmedizin
Praxisstraße 1
35390 Gießen
Tel. 029 112233 Fax 029 112234

Dr. Peter Schmidt
Arzt für Allgemeinmedizin
Praxisstraße 1
35390 Gießen
Tel. 029 112233 Fax 029 112234

2 Kreuzen Sie an, welches Rezept verordnet wird. Es handelt sich immer um gesetzlich krankenversicherte Patienten.

Fallbeschreibung	eRezept	Privatrezept	Grünes Rezept
Verordnung der „Pille" für eine 24-jährige Patientin			
Patient hat seine eGK vergessen, benötigt aber dringend ein Medikament			
Verordnung eines nicht rezeptpflichtigen Antiallergikums			
ASS für einen Patienten mit Z.n. Herzinfarkt			
Hustensaft für ein 8-jähriges Kind			
Paracetamol gegen Kopfschmerzen für 25-jährigen Patienten			
Verordnung für einen Kassenpatienten durch einen Privatarzt			
Amoxicillin beim Harnwegsinfekt für eine 18-jährige Patientin			
„Gelbfieber-Impfstoff" für einen 28-jährigen Backpacker			

3 Wer bezahlt die Kosten für die Herstellung der Privatrezepte?

A. Die privaten Krankenkassen
B. Die Privatpatienten
C. Die Kassenärztliche Vereinigung
D. Der Arzt
E. Die Landesärztekammer

4 Wie lange ist ein Privatrezept gültig?

Das Betäubungsmittel-Rezept (BtM-Rezept)

Das Betäubungsmittel-Rezept (BtM-Rezept)
→ LA S. 106

Betäubungsmittel-Rezepte gehören zu den besonderen Formularen in einer Arztpraxis. Nicht nur an die Aufbewahrung (z. B. in einem Safe), sondern auch an die Ausstellung werden besondere Anforderungen gestellt.

Betäubungsmittelgesetz (BtMG): https://www.gesetze-im-internet.de/btmg_1981/
Betäubungsmittel-Verschreibungsverordnung (BtMVV): http://www.gesetze-im-internet.de/btmvv_1998/BJNR008000998.html

1 Ordnen Sie die drei Teile des BtM-Rezeptes zu.

Teil 1	Blatt 3	a	erhält ebenfalls die Apotheke – für die Abrechnung mit der KK
Teil 2	Blatt 1	b	bleibt in der Arztpraxis, muss drei Jahre lang aufgehoben werden
Teil 3	Blatt 2	c	erhält die Apotheke und muss es drei Jahre aufheben

2 Zählen Sie einige Medikamente auf, die auf einem BtM-Rezept verordnet werden.

---

3 BtM-Rezepte können mit verschiedenen Buchstaben gekennzeichnet werden. Ordnen Sie den Abkürzungen jeweils die Bedeutung und Erklärung zu und malen Sie sie mit der gleichen Farbe aus.

A	Substitution	Überschreitung der Höchstverschreibungsmenge innerhalb von 30 Tagen
S	Ausnahme	Präparate zur Substitutionstherapie
S und T	Substitution, Reichdauer zwei Tage	BtM-Verordnung auf einem normalen Kassenrezept mit dem Vermerk „Notfallverschreibung"; BtM-Rezept muss der Apotheke schnellstmöglich nachgereicht werden
S und Z	Notfallverordnung	Patient bekommt eine Verordnung über eine Teilmenge seines Substitutionsmittels zur eigenverantwortlichen Einnahme (bis zu sieben Tage)
N	Substitution, Take home	Patient bekommt ausnahmeweise für zwei Tage eine Verordnung über sein Substitutionsmittel zur eigenverantwortlichen Einnahme

4 Betäubungsmittel sind Arzneimittel, die ein hohes Abhängigkeits- und Missbrauchspotenzial haben, deshalb gelten auch strenge Regelungen für ihre Verordnung.

a Nennen Sie einige Sicherheitsmerkmale von BtM-Rezepten.

---

b Welche Aussagen zur Gültigkeit des BtM-Rezeptes treffen zu?
A. BtM-Rezepte und Verordnungen auf Muster 16 sind für die gleiche Dauer gültig.
B. BtM-Rezepte haben eine längere Gültigkeit als Privatrezepte.
C. BtM-Rezepte sind innerhalb von 8 Tagen (einschließlich Ausstellungstag) einzulösen.
D. BtM-Rezepte haben eine kürzere Gültigkeitsdauer als Verordnungen auf Muster 16.
E. Die Kennzeichnung „A“ bedeutet, dass das BtM-Rezept ausnahmsweise 3 Monate lang eingelöst werden kann.
F. Die Kennzeichnung „N“ bedeutet, dass das BtM-Rezept nachts ausgestellt wurde.

c Sie stellen ein BtM-Rezept mit dem heutigen Tagesdatum aus. Wie lange ist es gültig? Geben Sie ein genaues Datum an.

____

5 In welchen Fällen können Sie BtM-Rezepte ausfüllen? Kreuzen Sie an.
☐ Kassenpatienten ☐ Privatpatienten
☐ Arbeits- und Schülerunfälle ☐ Sprechstundenbedarf

Was müssen Sie besonders beachten, wenn BtM als Sprechstundenbedarf verwendet werden?

____

____

6 Welche Kombination von Verordnungen ist auf einem Arzneimittelverordnungsblatt (Muster 16) möglich?
A. Arzneimittel und Verbandmittel
B. Verbandmittel und Betäubungsmittel
C. Arzneimittel und Hilfsmittel
D. Betäubungsmittel und Hilfsmittel
E. Arzneimittel und Betäubungsmittel

Verordnungen
→ LA S. 98

Rund um Formulare

1 Aufgabe zur Weiterarbeit: Recherchieren Sie im Internet, wo Sie die Formulare der vertragsärztlichen Versorgung beziehen können. Informieren Sie sich auch, wie Sie z.B. Mutterpässe, Impfausweise, Privatrezepte oder Leichenschauscheine beziehen können.

2 Notieren Sie sich in der Tabelle für die verschiedenen Rezepte die Farben, Anzahl der Blätter, die Gültigkeiten und evtl. Besonderheiten.

Rezept	Farbe	Gültigkeit/Besonderheit
eRezept Muster 16		
BtM-Rezept		
Privatrezept		
OTC-Rezept		
T-Rezept*		

* FAQ zu T-Rezepten der Bundesopiumstelle:

https://www.bfarm.de/DE/Bundesopiumstelle/_node.html

3 Wenden Sie Ihre erworbenen Kenntnisse für die folgenden Fälle an und entscheiden Sie, welches Rezept Sie ausfüllen. Recherchieren Sie evtl. im Internet, um welche Medikamente es sich handelt, und überlegen Sie sich (mündlich) eine kurze Begründung für Ihre Rezeptwahl.

Fallbeschreibung	Rezept
Tom Wolf (16 J., AOK-versichert) erhält ein Rezept über Bronchicum Hustensaft.	
Julia Jankowski (15 J., AOK-versichert) erhält ein Rezept über Cotrim forte®.	
Carsten Liman (54 J., IKK-versichert) erhält ein Rezept über Ramipril®.	
Ulrich Kisling (29 J., privat versichert) erhält ein Rezept über Voltaren Resinat® N2.	
Michael Jones (40 J. privat versichert) erhält wegen starker Schmerzen ein Rezept über Sativex Spray®.	
Thorsten Antes (40 J., AOK-versichert) erhält wegen starker Schmerzen ein Rezept über Durogesic Pflaster®.	
Monika Lux (65 J., DAK-versichert), ist an einem Multiplen Myelom erkrankt, bekommt ein Rezept über Lenalidomid®.	
Lena Maloney (16 J., hkk-versichert) erhält ein Rezept über VELAFEE®.	
Theresa Fiedler (20 J., BKK-versichert) erhält ein Rezept über Maxim®.	
Angelina Sellner (24 J., TK-versichert) erhält ein Rezept über Marvelon®.	
Sabine Wenzel (45 J., HEK-versichert) erhält ein Rezept über Nikofrenon Pflaster®.	

Medikationsplan

Medikationsplan
→ LA S. 110

Ein Medikationsplan soll dem Patienten mehr Sicherheit geben: Er hat alle Arzneimittel im Überblick. Auch können z. B. Wechselwirkungen schneller erkannt werden.

1 Markieren Sie blau, wobei es sich um systemisch wirksame Anwendungsformen handelt; markieren Sie grün, wobei es sich um lokale Anwendungsformen handelt.

- Infusionen
- intraartikuläre Injektion (in ein Gelenk)
- orale Einnahme wie Tabletten, Tropfen, Saft
- Verabreichung von Lokalanästhetika
- Injektionen
- Auftragen von Salben, Creme

Vereinbarung eines bundeseinheitlichen Medikationsplans (BMP)
https://www.kbv.de/media/sp/Medikationsplan.pdf

2 Wann haben Patienten einen Anspruch auf einen Medikationsplan?

____

____

3 Aufgabe zur Weiterarbeit: Welchen Umfang hat ein Medikationsplan?

4 Der Medikationsplan kann auf der elektronischen Gesundheitskarte gespeichert werden. Welche Vorteile hat das?

5 Wofür ist der Barcode auf dem Medikationsplan gedacht?

Verordnung von Heilmitteln
→ LA S. 110

Verordnung von Heilmitteln

Mit einer Heilmittelverordnung kann der Vertragsarzt verschiedene Dienstleistungen für den Patienten verordnen. Die Bandbreite reicht von Physiotherapie, Krankengymnastik und Ergotherapie über Logopädie bis hin zur Podologie und Ernährungsberatung bei seltenen Erkrankungen. Voraussetzung für die Übernahme der Kosten durch die gesetzlichen Krankenkassen ist eine korrekte und vollständig ausgefüllte Heilmittelverordnung.

Muster 13 (Heilmittelverordnung)
→ LA S. 111

Die Heilmittel-Richtlinie des G-BA finden Sie hier: https://www.g-ba.de > Richtlinien > Heilmittel-Richtlinie

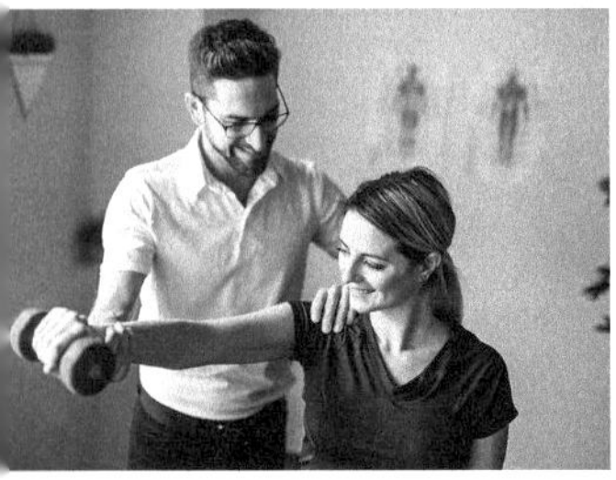

Muster 13 (Heilmittelverordnung)

1 Zählen Sie verschiedene Berufsgruppen auf, die Heilmittelleistungen erbringen.

2 Welches Gremium legt die Heilmittel-Richtlinie und den Heilmittelkatalog fest?
A. Die Bundesärztekammer
B. Die Kassenärztliche Bundesvereinigung
C. Das Bundesministerium für Gesundheit
D. Der Verband der Physiotherapeuten
E. Der Gemeinsame Bundesausschuss (G-BA)

3 Nennen Sie mehrere Gründe, warum eine Heilmittelverordnung medizinisch notwendig sein kann.

4 Welche Heilmittel dürfen nicht zulasten der Gesetzlichen Krankenkassen verordnet werden?

5 Ordnen Sie in der Tabelle zu.

Verordnung	Hilfsmittel	Heilmittel
Blindenlangstock		
Lymphdrainage		
Ernährungstherapie		
Rollator		
Sprachtherapie		
Podologische Komplexbehandlung		
Kompressionsstrümpfe		
Massagetherapie		
Knieorthese		
Toilettensitzerhöhungen		
Schlucktherapie		
Transnasale Ernährungssonden		

6 Definieren Sie den Verordnungsfall laut Heilmittel-Richtlinie.

____

____

7 Auf welche Indikationen muss der Arzt bei seiner Verordnung patientenbezogen achten?

____

____

____

8 Welche Personen müssen keine Zuzahlungen bei Heilmittelverordnungen leisten?

____

____

____

9 Der Patient Anton Schuster erhält eine Verordnung über 6-mal manuelle Lymphdrainage zu je 18 Euro. Er legt einen Befreiungsausweis vor. Berechnen Sie die Zuzahlung.

____

10 Berechnen Sie die Zuzahlungen für die folgenden Patienten:

a Der Patient Heinrich Stamm erhält eine Verordnung für die Behandlung seines diabetischen Fußes über 6-mal medizinische Podologie. Eine Behandlung kostet 25 Euro.

________ 25 Euro =	
davon __________ als Zuzahlung =	
_______________ für die Verordnung	
Gesamtzuzahlung	

b Das Kind Marvin Schäfer erhält eine Ernährungstherapie aufgrund eines angeborenen Enzymdefekts. Zusammen mit seiner Mutter erhält er 5 Therapien zu je 27,50 Euro.

___

c Die Patientin Alina Gerth bekommt eine Verordnung über 6-mal Stottertherapie bei einer Logopädin verordnet. Diese Sitzungen kosten jeweils 32,75 Euro.

Gesamtzuzahlung	

11 Die Patientin Beate Schmidt steht an der Anmeldung mit einer Verordnung für 6-mal Krankengymnastik. Sie möchte gerne den Zusatz „Hausbesuch erforderlich" angekreuzt haben, da sie kein Auto besitzt. Nehmen Sie Stellung.

___

12 Der Patient Walter Schneider benötigt dringend eine Verordnung über Podologie bei einem diabetischen Fußsyndrom. Auf was müssen Sie beim Ausstellen von Muster 13 achten?

___

13 Nach den Vorgaben welches Katalogs orientiert sich der Arzt bei der Verordnung von Heilmitteln?

___

14 Wann darf ein Therapeut (z. B. Physiotherapeut) bei einem Patienten einen Hausbesuch durchführen?

___

___

15 Warum ergibt es für den Arzt Sinn, dass er beim Therapeuten immer gleich einen Therapiebericht anfordert?

___

___

Muster 12 (Verordnung häuslicher Krankenpflege)

Häusliche Krankenpflege erhalten auch Menschen ohne Pflegegrad, z. B. für die Nachsorge nach einem Krankenhausaufenthalt oder einer ambulanten Operation. Ziel der häuslichen Krankenpflege ist die Vermeidung von Krankenhausaufenthalten, Verkürzung von Liegezeiten oder die Sicherung der ambulanten Behandlung.

Muster 12 (Verordnung häuslicher Krankenpflege)
→ LA S. 112

Die Richtlinie über die Verordnung von häuslicher Krankenpflege (Häusliche Krankenpflege-Richtlinie) finden Sie hier:
https://www.g-ba.de/richtlinien/11/

1 Ordnen Sie die drei Teile von Muster 12 „Verordnung häusliche Krankenpflege" dem richtigen Empfänger zu.

Muster 12	Empfänger
Teil 12a	Pflegedienst
Teil 12b	Arztpraxis
Teil 12c	Krankenkasse

2 Unter welchen Voraussetzungen hat ein Patient Anspruch auf die Verordnung von häuslicher Krankenpflege?

____

____

3 Suchen Sie im Internet unter dem Stichwort „Pflegebedürftigkeit SGB XI" nach der Definition und unterscheiden Sie dann häusliche Krankenpflege von Pflegebedürftigkeit.

Pflegebedürftigkeit: ________________________________

____

Häusliche Krankenpflege: ________________________________

____

4 Lösen Sie das Kreuzworträtsel. Das Lösungswort ergibt, von oben nach unten, ein wichtiges Ziel ärztlicher und pflegerischer Maßnahmen. (Hinweis: Ä = AE)

1										P								
2								U										
3							F											
4			A															
5						T												
6					S													
7							F											

1 Ein Ziel der häuslichen Krankenpflege ist die … Das Ergebnis der ambulanten Behandlung soll bestehen bleiben.
2 Wundbehandlung, Injektionen und Medikamentenbehandlung gehören zur …
3 Körperpflege ist Teil der …
4 Das soll mit häuslicher Krankenpflege vermieden werden: …-aufenthalt.
5 Das ist bei einer Pflegebedürftigkeit beeinträchtigt.
6 Wie viel Monate muss eine Pflegebedürftigkeit voraussichtlich mindestens bestehen?
7 Zur hauswirtschaftlichen Versorgung zählt z. B. …

Das Lösungswort lautet: ________________

5 Aufgabe zur Weiterarbeit: Informieren Sie sich in Ihrer Praxis, welche Pflegemaßnahmen besonders häufig verschrieben werden.

6 Welche Personengruppen müssen für die häusliche Krankenpflege Zuzahlungen leisten und in welcher Höhe?

Muster 2 (Verordnung von Krankenhausbehandlung)
→ LA S. 115

Informationen zur Krankenhauseinweisungs-Richtlinie (KE-RL) finden Sie hier: https://www.g-ba.de/richtlinien/16/

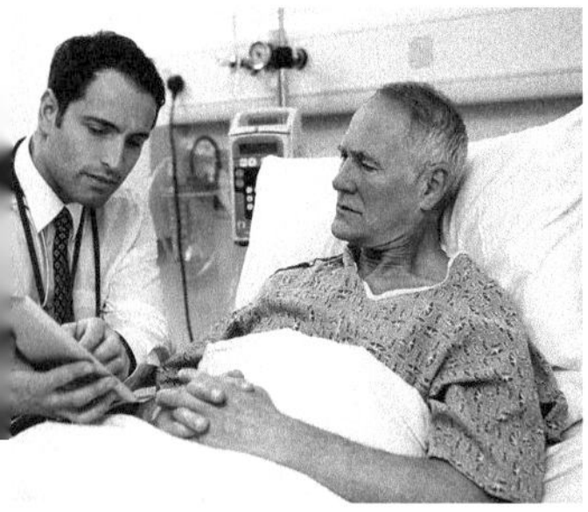

Muster 2 (Verordnung von Krankenhausbehandlung)

Eine Behandlung im Krankenhaus ist manchmal der einzige Weg, um wieder gesund zu werden. Für viele Patienten ist der Aufenthalt in einem Krankenhaus eine aufregende und unsichere Angelegenheit. Der Arzt muss deshalb vor der Ausstellung einer Krankenhausbehandlung prüfen, ob diese wirklich notwendig ist.

1 Ordnen Sie die drei Teile der Verordnung von Krankenhausbehandlung dem richtigen Empfänger zu.

Muster 2
Teil 2a
Teil 2b
Teil 2c

Empfänger
Krankenhausarzt
Arztpraxis
Krankenhaus Abrechnung

2 Wie lange muss Muster 2c in der Arztpraxis aufbewahrt werden?

☐ 1 Jahr ☐ 3 Jahre
☐ 5 Jahre ☐ 10 Jahre
☐ 15 Jahre ☐ 20 Jahre

3 Erklären Sie, warum ein Patient trotz freier Krankenhauswahl nicht jedes Krankenhaus mit einer Einweisung aufsuchen kann.

4 Warum sollte der einweisende Arzt über Untersuchungsergebnisse, bisherige Maßnahmen, Befunde etc. sorgfältig auf Muster 2 Auskunft geben?

5 Welche Aussage zur Krankenhauseinweisung ist richtig?

A. Die Übernahme der Kosten durch die Krankenkasse ist mit Muster 2 immer gesichert.
B. Auf Muster 2 muss die Diagnose nach dem ICD-10 verschlüsselt eingetragen werden.
C. Wenn es sich um einen Notfall handelt, muss der Patient keine Zuzahlung leisten.
D. Die Kostenübernahme durch die Krankenkasse ohne vorherige Genehmigung ist nur im Notfall gesichert.
E. Muster 2c muss in der Praxis ein Jahr lang aufgehoben werden.

Sie arbeiten in der Hausarztpraxis Dr. Schmidt.

Der Patient Moritz Schäfer, 59 Jahre, erscheint spät nachmittags ohne Termin in Ihrer Praxis. Er ist seit Langem Patient Ihrer Praxis und leidet unter Hypertonie, Diabetes mellitus Typ 2 und Adipositas. Er nimmt regelmäßig Medikamente ein: Ramipril-comp. 5 mg/25 mg 1x1 Tbl. tgl.; Metformin AL 1.000 2x ½ Tbl. tgl.

Herr Schäfer berichtet, er sei eben in der Apotheke nebenan angesprochen worden, dass sein Gesicht „schief" sei. Sie bemerken, dass er undeutlich spricht, und bitten ihn, beide Arme gleichzeitig zu heben, was ihm nicht möglich ist. Sie nehmen Herrn Schäfer mit in ein freies Behandlungszimmer und informieren sofort Ihren Chef. Nach kurzer Untersuchung durch den FAST-Test steht fest, dass Herr Schäfer einen Apoplex (Schlaganfall) erlitten hat. Der Patient soll mit einem Notarztwagen entweder in die Uniklinik Gießen oder ins Ev. Krankenhaus Gießen gebracht werden.

1 Stellen Sie die Verordnung von Krankenhausbehandlung (Muster 2) aus. Nehmen Sie das heutige Tagesdatum.

Freigabe 01.00.2014

Krankenkasse bzw. Kostenträger
IKK classic 46

Name, Vorname des Versicherten
Schäfer,
Moritz geb. am 27.09.xx
Sternstraße 2
D 35390 Gießen

Kostenträgerkennung	Versicherten-Nr.	Status
105301540	M11122223333	1000000

Betriebsstätten-Nr.	Arzt-Nr.	Datum
987654321	123456789	

Verordnung von Krankenhausbehandlung 2
(Nur bei medizinischer Notwendigkeit zulässig)

☐ Belegarztbehandlung ☐ Notfall
☐ Unfall, Unfallfolgen ☐ Versorgungsleiden (BVG)

Nächsterreichbare, geeignete Krankenhäuser

Diagnose

Verbindliches Muster

Vertragsarztstempel / Unterschrift des Arztes

Bitte dem Patienten gesondert mitgeben!

Untersuchungsergebnisse

Bisherige Maßnahmen (z. B. Medikation)

Fragestellung/Hinweise (z. B. Allergie)

Mitgegebene Befunde

Ausfertigung für den Krankenhausarzt! Vertraulich!

Muster 2b (10.2014)

987654321/123456789
Dr. Peter Schmidt
Arzt für Allgemeinmedizin
Praxisstraße 1
35390 Gießen
Tel. 029 112233 Fax 029 112234

FAST-Test

Muster 4 (Verordnung einer Krankenbeförderung)
→ LA S. 117

2 Muss Herr Schäfer sich die Krankenhauseinweisung vorab von seiner Krankenkasse genehmigen lassen? Begründen Sie bitte Ihre Antwort.

___

3 Herr Schäfer muss 9 Tage im Krankenhaus bleiben. Muss er hierfür eine Zuzahlung leisten? Wenn ja, wieviel Euro?

___

4 Frau Lena Berger steht in Ihrer Praxis an der Anmeldung und bittet um eine Einweisung in ein Krankenhaus. Auf Ihre Nachfrage erzählt sie, dass sie für übermorgen einen Termin in einer Klinik zur Brustvergrößerung hat.

a Was können Sie ihr antworten?

___

___

___

b Können Sie der Patientin für diese Zeit eine Arbeitsunfähigkeitsbescheinigung ausstellen?

___

5 Suchen Sie im Internet die beiden nächstgelegenen Krankenhäuser für …

a …eine Entbindung.
b … die Behandlung eines Lungen-Karzinoms.
c … eine Knie-TEP.
d … die Behandlung eines Bandscheibenvorfalls.
e … Die Behandlung einer schweren Nierenkolik.
f …

Muster 4 (Verordnung einer Krankenbeförderung)

Wer durch einen Unfall, eine schwere Erkrankung oder Pflegebedürftigkeit nicht mehr in der Lage ist, allein ins Krankenhaus oder zu bestimmten ambulanten Behandlungen zu fahren, benötigt einen Krankentransport. Der Arzt muss die Verordnung im Regelfall vorab ausstellen. Krankenkassen übernehmen nur Fahrtkosten für Krankenbeförderungen, die medizinisch notwendig sind.

Muster 4 (Verordnung einer Krankenbeförderung)
→ LA S. 117

Informationen zur Richtlinie über die Verordnung von Krankenfahrten, Krankentransportleistungen und Rettungsfahrten (Krankentransport-Richtlinie) finden Sie hier: https://www.g-ba.de/richtlinien/25/

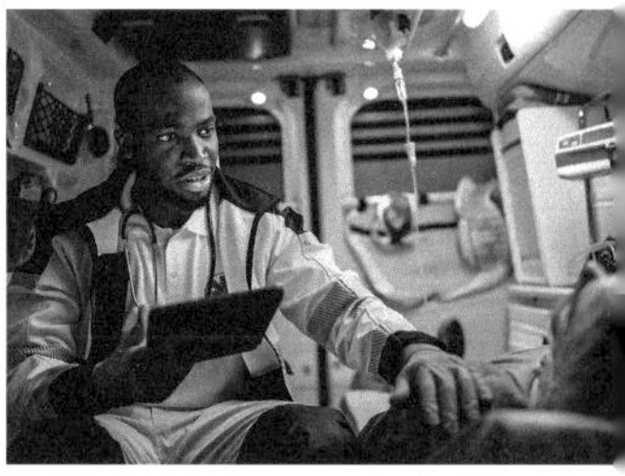

1 Welche Zuzahlung muss ein zuzahlungspflichtiger Patient bei der Verordnung einer Krankenbeförderung leisten?

____

2 In welchem Fall muss ein Patient mehr als die oben genannte Zuzahlung leisten?

____

____

____

3 Berechnen Sie die Zuzahlung für die folgenden Krankenfahrten.

a Herr Lutz Pohl erhält eine Verordnung über sechs Behandlungen einer sekundären Wundversorgung sowie eine Verordnung über die Krankenbeförderung zu diesen Terminen. Jede einzelne Fahrt kostet 14 Euro.

____

____

____

b Frau Marion Krebs wird notfallmäßig mit einem NAW ins nächste Krankenhaus gebracht. Die Fahrt kostet 350 Euro.

____

c Herr Frank Naumann wird regelmäßig zur Dialyse gefahren. Die Hin- und Rückfahrt kostet 16 Euro. Herr Naumann hat einen Befreiungsausweis.

____

d Frau Lydia Stern wird zur Entbindung mit einem KTW ins Krankenhaus gebracht. Die Fahrtkosten betragen 167 Euro.

____

e Frau Heide Mandler wird mit einem Taxi zu ihrem Hausarzt gefahren, um Befunde für ihre Kur abzuholen. Der Taxifahrer wartet und bringt Frau Mandler auch wieder nach Hause. Die Fahrt kostet 22 Euro.

____

____

f Herr Ismail Erdil wird nach einem Krankenhausaufenthalt zu einer Reha-Klinik gefahren. Die Fahrtkosten betragen 85 Euro.

____

g Frau Christine Teubner wird nach einem Fahrradunfall auf dem Weg zur Arbeit (MFA beim Orthopäden) mit dem RTW ins Krankenhaus gefahren. Der Transport kostet 190 Euro. Geben Sie neben der Zuzahlung auch an, wer der zuständige Kostenträger ist.

____

Krankenbeförderungen – verordnungsfähig oder nicht?

1 Unterscheiden Sie Krankenbeförderungen, die verordnet werden dürfen, von Krankenbeförderungen, die nicht verordnet werden dürfen.

ambulanten – Ausnahmen – medizinisch notwendig – stationären

Verordnet werden dürfen Krankenbeförderungen zu ______________ Behandlungen, wenn sie______________________ sind. Nicht verordnet werden dürfen Krankenbeförderungen zu ______________ Behandlungen. Hierzu gibt es allerdings ______________ .

2 Nicht für alle Patienten kann eine Krankenbeförderung verordnet werden.

a Verordnet werden können Krankenbeförderungen z. B. für Patienten, die folgende Abkürzungen auf dem Schwerbehindertenausweis stehen haben. Was bedeuten sie?

aG: ______________________ Bl: __________ H: __________

Entscheiden Sie: Ist eine Verordnung auf Muster 4 möglich?

Fallbeispiel	Ja	Nein
Frau Monika Feltmann ist 72 Jahre und hat Schwierigkeiten beim Gehen längerer Strecken.		
Herr Georg Grimm hat Pflegegrad 4 bescheinigt.		
Herr Marc Jünger wird mit akuten Symptomen einer Covid-Erkrankung ins nächsterreichbare Krankenhaus mit einem freien Intensivbett gefahren.		
Herr Winfried Anshelm unterzieht sich einer ambulanten Operation. Für die Fahrt nach Hause bekommt er den Krankentransport verordnet, da ihn niemand abholen kann. So kann der Krankenhausaufenthalt vermieden werden.		
Herr Wolfgang Jahn ist 92 Jahre, wohnt wegen seiner Demenz in einem Pflegeheim und wird mit Verdacht auf eine akute Dehydratation ins Krankenhaus transportiert.		
Frau Katharina Siegmann, 28 Jahre, wird nach einem privaten Unfall mit Verdacht auf eine Fraktur im linken Unterschenkelbereich in die Klinik transportiert.		
Herr Alex Mahr hat keinen Führerschein und sein Wohnort ist nur schlecht an den ÖPNV angebunden. Er muss wegen seines Typ-2-Diabetes regelmäßig zum Arzt.		
Frau Sigrid Möller ist Sozialhilfeempfängerin. Öffentliche Verkehrsmittel sind ihr zu teuer. Sie stellt sich ca. 1-mal im Monat wegen wechselnder Anliegen in der Sprechstunde vor.		

3 Unterscheiden Sie nach Fachlicher Betreuung und Ausstattung.

	Krankenfahrt	Krankentransport	Rettungsfahrt / Rettungsflug		
Fahrzeug					
Ausstattung	Keine	Trage, Tragestuhl, Sauerstoff, Notfallkoffer, Absaugungsvorrichtung	Trage, EKG, Defibrillator, Notfallkoffer	Trage, EKG, Defibrillator, Notfallkoffer, weitere Medikamente und zusätzliche Geräte (z. B. Spritzenpumpe), im Baby-Notarztwagen zusätzlich ein Transportinkubator	Trage, EKG, Defibrillator, Notfallkoffer, Absaugpumpe, Immobilisationsmaterial, Gerät zum Monitoring, Thoraxdrainageset und weitere besondere Ausstattung je nach Gegend, evtl. auch Ultraschallgeräte
Medizinisch fachliche Betreuung	Keine	medizinisch-fachliche Betreuung, aber keine ärztliche	medizinisch-fachliche Betreuung, aber keine ärztliche	medizinisch-fachliche Betreuung durch einen Notarzt	medizinisch-fachliche Betreuung durch einen Notarzt
Beispiele					

4 Aufgabe zur Weiterarbeit: Informieren Sie sich, welche Unternehmen und Organisationen in Ihrer Nähe die entsprechenden Krankenbeförderungen übernehmen. Legen Sie für Ihre Praxis eine Liste mit Namen und Telefonnummern an.

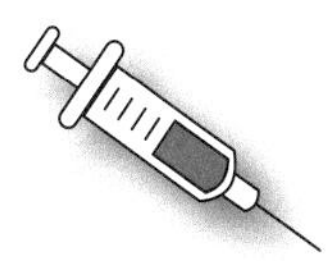

5 Auf was müssen Sie bei der Ausstellung von Muster 4 im Rahmen eines Arbeitsunfalls achten?

6 Frau Luise Maurer hat sich für eine Operation in der Schönewald-Klinik zum Face-Lifting entschieden. Für den Rücktransport nach der Operation möchte sie eine Verordnung über eine Krankenbeförderung ausgestellt bekommen. Nehmen Sie Stellung.

Muster 4 vorbereiten

987654321/123456789
Dr. Peter Schmidt
Arzt für Allgemeinmedizin
Praxisstraße 1
35390 Gießen
Tel. 029 112233 Fax 029 112234

Sie arbeiten in der Hausarztpraxis Dr. Schmidt.

1 Der Patient Norbert Peters benötigt erstmalig eine Verordnung über Krankenbeförderung, da er seit Kurzem dialysepflichtig ist. Das Dialysezentrum Renalis (MVZ) befindet sich in 35390 Gießen, Nordring 123. Die Verordnung soll ab nächster Woche dreimal die Woche gelten.

a Stellen Sie die Verordnung für ihn aus. Nehmen Sie das heutige Tagesdatum.

~~Freigabe 17.02.2020~~

Verordnung einer Krankenbeförderung **4**

Zuzahlungspflicht
Zuzahlungsfrei

Krankenkasse bzw. Kostenträger
AOK Hessen 46

Name, Vorname des Versicherten
Peters
Norbert geb. am 01.04.xx
Berliner Ring 66
D 35390 Gießen

Kostenträgerkennung	Versicherten-Nr.	Status
105313145	B222444666	5040100

Betriebsstätten-Nr.	Arzt-Nr.	Datum
987654321	123456789	

☐ Unfall, Unfallfolge
☐ Arbeitsunfall, Berufskrankheit
☐ Versorgungsleiden (z.B. BVG)
☐ Hinfahrt ☐ Rückfahrt

1. Grund der Beförderung

Genehmigungsfreie Fahrten

a) ☐ **voll-/teilstationäre Krankenhausbehandlung** ☐ **vor-/nachstationäre Behandlung**

b) ☐ **ambulante Behandlung** bei Merkzeichen „aG", „Bl", „H", Pflegegrad 3 mit dauerhafter Mobilitätsbeeinträchtigung, Pflegegrad 4 oder 5 **nur Taxi/Mietwagen** ***(Fahrt mit KTW ist unter f) zu verordnen)***

c) ☐ **anderer Grund**, z.B. Fahrten zu Hospizen:

Genehmigungspflichtige Fahrten zu ambulanten Behandlungen ***(vor Fahrtantritt der Krankenkasse vorzulegen)***

d) ☐ **hochfrequente Behandlung** Dialyse, onkol. Chemo- oder Strahlentherapie ☐ vergleichbarer Ausnahmefall ***(Begründung unter 4. erforderlich)***

e) ☐ **dauerhafte Mobilitätsbeeinträchtigung vergleichbar mit b) und Behandlungsdauer mindestens 6 Monate** ***(Begründung unter 4. erforderlich)***

f) ☐ **anderer Grund für Fahrt mit KTW**, z.B. fachgerechtes Lagern, Tragen, Heben erforderlich ***(Begründung unter 3. und ggf. 4. erforderlich)***

2. Behandlungstag/Behandlungsfrequenz und nächsterreichbare, geeignete Behandlungsstätte

vom/am T T M M J J / ☐ x pro Woche, bis voraussichtlich T T M M J J

Behandlungsstätte ***(Name, Ort)***

3. Art und Ausstattung der Beförderung

☐ Taxi/Mietwagen
☐ KTW, da medizinisch-fachliche Betreuung und/oder Einrichtung notwendig ist wegen
☐ Rollstuhl
☐ Tragestuhl
☐ liegend
☐ RTW ☐ NAW/NEF ☐ andere

4. Begründung/Sonstiges ***(z. B. Datum Aufnahme Krankenhaus, Gewicht bei Schwergewichttransport, Wartezeit, Gemeinschaftsfahrt, Ortsangabe, wenn Beförderung nicht von/zur Wohnung stattfindet)***

Verbindliches Muster

Vertragsarztstempel / Unterschrift des Arztes

Muster 4 (7.2020)

b „Übersetzen" Sie den Status[1] von Herrn Peters.

1 Statusfeld
→ S. 22/23

___

___

2 Ergänzen Sie in der Tabelle die Spalten zur Genehmigungspflicht (Ja/Nein).

Fahrten	Genehmigungspflicht
Voll-/Teilstationäre Krankenhausbehandlung	
Dauerhafte Mobilitätsbeeinträchtigung und eine Behandlungsdauer von mindestens 6 Monaten	
Ambulante Behandlung bei Merkzeichen „aG", „Bl", „H", Pflegegrad 4 oder 5, Fahrt mit einem Taxi/Mietwagen	
Ambulante Behandlung bei Merkzeichen „aG", „Bl", „H", Pflegegrad 4 oder 5, Fahrt mit einem KTW	
Hochfrequente Behandlung, z. B. Dialyse, onkologsiche Chemo- oder Strahlentherapie	
Vor-/Nachstationäre Behandlung	
Fahrt mit KTW mit fachgerechter Lagerung	

Muster 85 (Ruhen der Mitgliedschaft)

Der Anspruch auf Leistungen der gesetzlichen Krankenkasse ruht, wenn Versicherte für zwei Monate mit ihren Beitragszahlungen im Rückstand sind und trotz Mahnung nicht zahlen.

1 Warum stellt die Krankenkasse das Muster 85 jeweils nur für ein Quartal aus?

2 Nennen Sie einige Leistungen, die die Krankenkasse noch bezahlt, wenn sich ein Patient bei Ihnen in der Praxis mit dem Muster 85 ausweist.

3 Überlegen Sie, welche Laborleistungen die Krankenkasse beim Ruhen des Anspruchs noch übernimmt.

4 Überlegen Sie, wie sich ein Patient wohl fühlt, wenn er Ihnen das Muster 85 und nicht seine eGK vorlegen kann. Notieren Sie sich Ideen, wie Sie als MFA an der Anmeldung am besten reagieren.

Muster 85 (Ruhen der Mitgliedschaft)
→ LA S. 120

Informationen zum § 16 SGB V finden Sie hier:
https://www.sozialgesetzbuch-sgb.de/sgbv/16.html

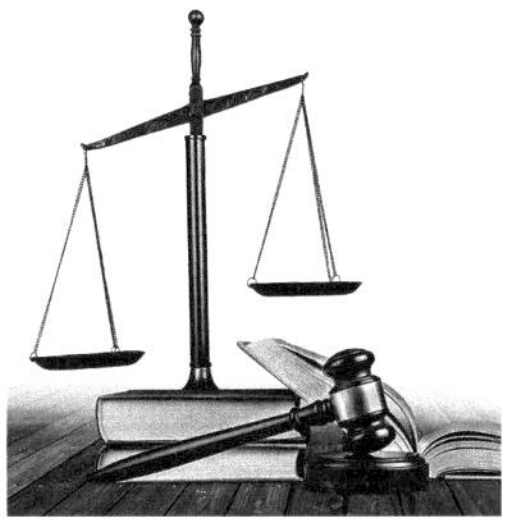

Einführung in den EBM
→ LA S. 123

5 Einführung in den EBM

Grundlagen zur Gliederung des EBM

Der EBM umfasst viele hundert Seiten, aber nicht alle sind für Sie in der Praxis relevant. Deshalb sollten Sie sich zuerst einen Überblick über die Gliederung des EBM verschaffen.

Gebührenordnungs-postionen und Gliederung des EBM
→ LA S. 123

1 a Ordnen Sie zu, in welchem Bereich des EBM welche „allgemeinen Leistungen" zu finden sind. Mehrfachzuordnungen sind möglich.

1 Allergologie
2 Hausbesuche
3 Kleine Chirurgie
4 Organisierter Not(-fall-)dienst
5 Grundleistungen im praxiseigenen Labor
6 Präventionsleistungen
7 Versandpauschalen
8 physikalische Therapie
9 Schmerztherapie
10 Leistungen zu belegärztlichen Operationen

a Kapitel 01
b Kapitel 02
c Kapitel 30
d Kapitel 31
e Kapitel 32
f Kapitel 40

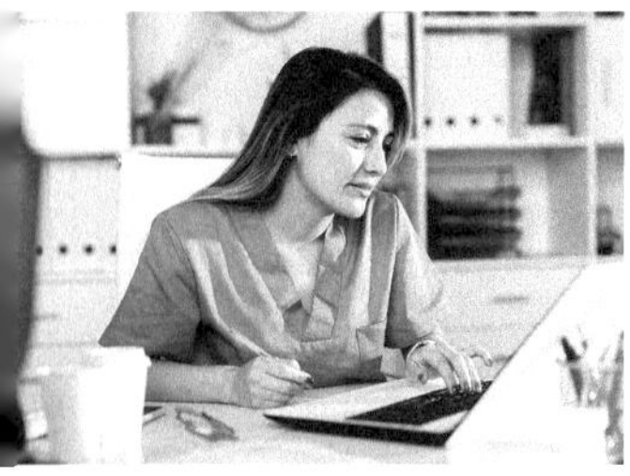

b Nennen Sie Beispiele, welche Informationen Sie in den **Allgemeinen Bestimmungen** des EBM finden.

___

___

___

2 Medizinische Fachangestellte arbeiten bei Ärzten verschiedener Fachrichtungen.

a Recherchieren Sie und ordnen Sie die Kapitel den passenden Fachrichtungen zu, indem Sie, was zusammengehört, in der gleichen Farbe anmalen.

b Der Facharzt, bei dem Sie die Ausbildung machen, fehlt? Ergänzen Sie in den Leerfeldern die Bezeichnung und das Kapitel.

Hausärzte	Radiologen	Kapitel 04	Kapitel 13
Gynäkologen	Chirurgen	Kapitel 08	Kapitel 09
Orthopäden	Internisten (Fachärztlicher Bereich)	Kapitel 03	Kapitel 18
Kinderärzte ohne Schwerpunkt	Augenärzte	Kapitel 06	Kapitel 24
Hautärzte	HNO-Ärzte	Kapitel 10	Kapitel 07

c Was fällt Ihnen auf, wenn Sie die Grundpauschalen im EBM miteinander vergleichen?

___

___

d Vergleichen Sie die Grundpauschalen mit der Versichertenpauschale (GOP 03000) des Hausarztes.

____

____

3 Schlagen Sie im EBM nach: Welche GOP gehört zu welcher Leistung? Ordnen Sie zu!

1	GOP 01430	**a**	erstmaliges Anlegen eines Medikationsplans
2	GOP 01435	**b**	Jugendgesundheitsuntersuchung
3	GOP 01630	**c**	telefonische Beratung eines Patienten durch den Arzt
4	GOP 01720	**d**	Behandlung des diabetischen Fußes
5	GOP 02311	**e**	Wärmetherapie
6	GOP 02510	**f**	Wiederholungsrezept ohne persönlichen Arzt-Patienten-Kontakt
7	GOP 03008	**g**	Kostenpauschale für Briefe
8	GOP 03220	**h**	mind. 10-minütiges ärztliches Gespräch mit einem Patienten
9	GOP 03230	**i**	Ultraschall (Sonografie) des Bauchraums (Abdomen)
10	GOP 03321	**j**	Bestimmung der Blutkörperchensenkungsgeschwindigkeit (BSG)
11	GOP 03330	**k**	Zuschlag bei Patienten mit chronischen Erkrankungen
12	GOP 32042	**l**	Vereinbarung eines Facharzttermins für einen Patienten
13	GOP 33042	**m**	Lungenfunktion (Spirografie)
14	GOP 40110	**n**	Belastungs-EKG

4. Lösen Sie das Kreuzworträtsel zu den Fachbegriffen. (Hinweis Ä = AE)

1																
2																
3																
4																
5																
6																
7																

1 Wenn mehrere Einzelleistungen, die zusammengehören, unter einer GOP zusammengefasst werden, dann nennt man das …
2 Die GOP 03000 ist die Versicherten… des Hausarztes.
3 Es gibt sie für einige GOP. Manchmal rechnen Sie sie selbst ab, manchmal werden sie automatisch von der KV zugesetzt. Ein Beispiel ist die GOP 03220.
4 Für diese Leistungen erhält der Arzt kein Geld, die Nummer dient nur zur Kennzeichnung bestimmter Sachverhalte.
5 Für diese Leistungen erhält der Arzt Geld (Abkürzung).
6 Diese Anlagen zum EBM enthalten wichtige Informationen zur Abrechnung.
7 Der Fachbegriff für Vorwort (des EBM) lautet …

Das Lösungswort ergibt sich, wenn Sie die Buchstaben aus den Lösungen in die richtige Reihenfolge bringen:
5 – 7 – 4 – 2 – 6 – 4 – 3 – 7 – 1 – 1

Lösungswort: ____________________

Die Versicherten-pauschale
→ LA S. 125

Versichertenpauschale

Für die Hausarztpraxis ist die Versichertenpauschale (GOP 03000) der Dreh- und Angelpunkt.

1 Kreuzen Sie an, welche der folgenden Ärzte laut Präambel die GOP 03000 nicht abrechnen können?
A. Facharzt für Allgemeinmedizin
B. Internist (hausärztlicher Versorgungsbereich)
C. Internist (fachärztlicher Versorgungsbereich)
D. Praktischer Arzt
E. Kinderarzt

2 Welche Bestimmung passt nicht zur Versichertenpauschale 03000?
A. Sie darf nicht abgerechnet werden, wenn nur Vorsorgeleistungen (präventive Leistungen) erbracht werden.
B. Wenn Sie im Quartal abgerechnet wird, müssen die GOP 01430, 01435 und 03030 gestrichen werden.
C. Sie darf nicht für Videosprechstunden abgerechnet werden.
D. Sie beinhaltet zahlreiche Leistungen des Anhangs 1 als fakultative Leistungsinhalte.
E. Sie darf im organisierten Not(-fall-)dienst nicht abgerechnet werden.

*Neben GOP 03000 nicht gesondert berechnungsfähig.
**Es darf eine andere GOP für diese Leistung abgerechnet werden.

3 Welche der folgenden Leistungen sind fakultativer Leistungsinhalt der Versichertenpauschale?

Leistungsbeschreibung	Teil der Versichertenpauschale*	Kein Teil der Versichertenpauschale**
Anamnese und ärztliche Beratung		
Ausstellung von z. B. einer AU		
Ärztliche Beratung		
Körperliche Untersuchung		
Venöse Blutentnahme		
Ruhe-EKG		
Belastungs-EKG mit Arztanwesenheit		
Entfernung von Fäden oder Klammern		
Versorgung einer Platzwunde		
Entfernung von Ohrenschmalzpfropfen		
I.m.-Impfung (Schutzimpfung)		
Pulsoxymetrische Untersuchung		
Spirometrie (Lungenfunktion)		
Stillung von Nasenbluten (Nasentamponade)		
Tapeverband eines kleinen Gelenks		
Ärztlicher Bericht		
Infusion		

4 Eine ganze Reihe von Gebührenordungspositionen darf im Behandlungsfall bzw. nicht gleichzeitig neben der Versichertenpauschale abgerechnet werden.

a Markieren Sie die GOP gelb, die im Behandlungsfall nicht neben der 03000 abgerechnet werden dürfen.

b Markieren Sie die GOP orange, die nicht gleichzeitig neben („nicht neben") der GOP 03000 abgerechnet werden dürfen.

GOP 03030

GOP 01436

GOP 01411, 01412 und 01415

GOP 01100 und 01101

GOP 01600, 01601

GOP 01210, 01212

GOP 01610

GOP 01214, 01216 und 01218

c Aufgabe zur Weiterarbeit: Informieren Sie sich, für welche Leistungen die Gebührenordnungspositionen aus Aufgabe a und b stehen.

5 Die Versichertenpauschale wird beim ersten persönlichen Arzt-Patienten-Kontakt (pAPK) im Quartal abgerechnet. Welche Kriterien müssen gegeben sein, dass man von einem pAPK sprechen kann?

____

____

____

Wichtige Fachbegriffe

Ihnen fallen, wenn Sie sich mit der Versichertenpauschale beschäftigen, bestimmte Fachbegriffe und Definitionen auf, die Ihnen in der Abrechnung immer wieder begegnen.

1 **a** Finden Sie die Fachbegriffe? (Hinweis: Ä = AE) Überlegen Sie jeweils, ob Sie wissen, was die Begriffe bedeuten:

kurativ – präventiv – ambulant – stationär – obligat – fakultativ

A	W	R	O	Y	G	O	C	I	A	E	T	Q	J	A	C	W	G
V	K	U	R	A	T	I	V	K	N	A	I	V	D	M	R	E	M
E	H	P	R	A	E	V	E	N	T	I	V	Z	O	B	K	F	L
Q	J	S	P	Q	E	Z	P	J	S	V	D	G	P	U	B	K	K
N	O	B	L	I	G	A	T	H	T	B	X	I	B	L	C	X	H
R	K	T	L	A	D	F	D	F	A	K	U	L	T	A	T	I	V
F	W	X	C	S	F	I	M	U	B	L	U	M	Y	N	Y	J	N
G	S	T	A	T	I	O	N	A	E	R	L	U	H	T	M	N	Z

b Welche der der folgenden Begriffe sind **nicht** für die Versichertenpauschale relevant? Begründen Sie.

kurativ – präventiv – ambulant – stationär – obligat – fakultativ

____

____

2 a Ordnen Sie die „Fälle" den passenden Kriterien zu!

1	Behandlungsfall	**a**	Behandlung auch durch verschiedene Ärzte im Quartal, aber in der gleichen Betriebsstätte
2	Krankheitsfall	**b**	Behandlung durch denselben Arzt innerhalb eines Quartals
3	Betriebsstättenfall	**c**	Behandlung durch dieselbe Arztgruppe in einem Quartal
4	Arztfall	**e**	Behandlung in derselben Arztpraxis innerhalb eines Quartals
5	Arztgruppenfall	**f**	erstreckt sich über 4 Quartale (einschließlich des aktuellen)

b Welcher dieser „Fälle" ist für die Versichertenpauschale wichtig? Begründen Sie Ihre Auswahl.

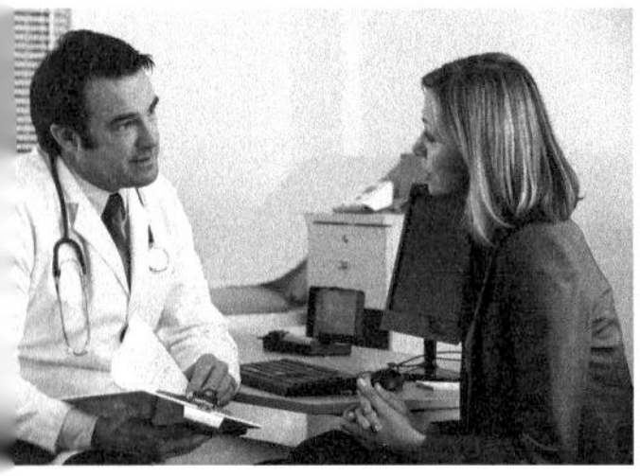

3 a Wann darf eine GOP wieder für einen Patienten abgerechnet werden, wenn im Text „je Sitzung" aufgeführt ist?

b Eine Patientin erscheint morgens um 10 Uhr in der Praxis und dann nachmittags noch einmal um 17 Uhr. Darf eine GOP, bei der „je Sitzung" im Text steht, zweimal am Tag für diese Patientin abgerechnet werden? Begründen Sie bitte Ihre Entscheidung.

c Bei einem Patienten wird **heute** eine GOP abgerechnet, bei der „einmal am Behandlungstag" im Text steht. Wann dürfen Sie diese Ziffer frühestens wieder abrechnen?

d Bei einer GOP steht „einmal im Behandlungsfall". Wenn Sie diese Ziffer **heute** abrechnen, wann dürften Sie diese frühestens wieder bei demselben Patienten abrechnen? Bitte geben Sie ein genaues Datum an.

e Wenn in Ihrer Praxis **heute** eine Leistung erbracht wird, die aber nur einmal im Krankheitsfall abgerechnet werden darf, wann können Sie die Leistung dann frühestens wieder abrechnen? Geben Sie das genaue Datum an!

f Entscheiden Sie bei den folgenden Beispielen für die angegebenen Zeiträume, um wie viele Krankheitsfälle bzw. Behandlungsfälle es sich laut EBM handelt.

Beispiele:	Krankheitsfall	Behandlungsfall
Patient wird im Oktober wegen einer Magen-Darm-Erkrankung von seinem Hausarzt behandelt.		
Patient wird im April wegen einer Pollenallergie und im Juni wegen eines Sonnenbrands behandelt.		
Patient wird von September bis Oktober an einer Gastritis behandelt.		
Patient, in ständiger Behandlung als Asthmatiker, erkrankt von November bis Dezember an einer Tonsillitis.		
Patient erleidet einen schweren Bandscheibenvorfall, der sich von Februar bis Dezember hinzieht.		

4 Notieren Sie sich für die folgenden Behandlungen, wann der Krankheitsfall jeweils endet. Geben Sie ein genaues Tagesdatum an.

a 12.09.2022 ______________ **d** 29.11.2021 ______________

b 07.06.2023 ______________ **e** 03.03.2021 ______________

c 02.01.2022 ______________

5 **a** Recherchieren Sie: Die Praxis behandelt den 4-jährigen Patienten David Jakobs. Laut Allgemeinen Bestimmungen des EBM handelt es sich um …

A. einen Säugling
B. ein Kleinkind
C. ein Kind
D. einen Jugendlichen
E. einen Erwachsenen

b Welcher Altersklassen gehören die folgenden Patientengruppen an?

(1) Anna Müller, 4 Tage alt ______________________________

(2) Tim Braun, 2 Jahre alt ______________________________

(3) Marius Petri, 15 Jahre alt ______________________________

(4) Marie Stein, 5 Jahre alt ______________________________

(5) Tabea Freund, 21 Jahre alt ______________________________

(6) Nils Zimmer, 5 Wochen alt ______________________________

Grund-, Konsiliar- und Konsultationspauschale
→ LA S. 127

Die Bereitschafts-pauschale
→ LA S. 129

Weitere Pauschalen

Neben der Versichertenpauschale gibt es noch weitere Pauschalen.

1 Ordnen Sie die Begriffe den passenden Erklärungen zu.

1	Grundpauschale	**a**	Sie darf bei einer Überweisung mit Auftragsleistung abgerechnet werden, wenn der Arzt nicht ausschließlich auf Überweisung tätig wird.
2	Konsiliarpauschale	**b**	Sie darf nur von Haus-, Kinder- und Jugendärzten abgerechnet werden.
3	Konsultationspauschale	**c**	Sie darf nur von Ärzten abgerechnet werden, die ausschließlich auf Auftrag tätig werden.
4	Versichertenpauschale	**d**	Sie darf nur von Fachärzten abgerechnet werden.

2 Geben Sie die korrekten GOP zu den beiden Behandlungstagen an.
Der Allgemeinmediziner Dr. Hartmann führt für einen Kollegen am 01.04.xx eine Auftragsleistung am Patienten Timo Krauß durch. Der Patient zieht anschließend um und möchte zu Herrn Hartmann als Hausarzt wechseln. Am 20.05.xx kommt er erstmals ohne Überweisung in dessen Sprechstunde.

01.04.xx: ___________ 20.05.xx: ___________

3 Welche Aussagen zur Bereitschaftspauschale (GOP 01435) sind richtig?
A. Man rechnet sie i.d.R. für telefonische Inanspruchnahmen ab.
B. Die Kontaktaufnahme muss durch den Arzt erfolgen.
C. Sie ist im Behandlungsfall stets neben der Versichertenpauschale abrechenbar.
D. Sie darf nicht gleichzeitig neben anderen GOP abgerechnet werden.
E. Sie ist immer zweimal pro Patient im Behandlungsfall abrechenbar.

4 Für welche Leistung darf der Verwaltungskomplex (GOP 01430) nicht abgerechnet werden? Streichen Sie die falsche Leistung durch.

Wiederholungsrezepte ohne Arzt-Patienten-Kontakt | Überweisungen ohne Arzt-Patienten-Kontakt | Blutentnahmen ohne Arzt-Patienten-Kontakt | Befundmitteilungen ohne Arzt-Patienten-Kontakt

5 **a** Entscheiden Sie jeweils, welche GOP in den Fällen abgerechnet werden kann, indem Sie ankreuzen.

Fallbeschreibung	GOP 01430	GOP 01435	GOP 01436	GOP 03000
Der Patient wird vom Arzt untersucht. Es ist der erste persönliche Arzt-Patienten-Kontakt im Quartal.				
Ein niedergelassener Hausarzt impft einen Patienten (Grippeschutzimpfung).				
Ein Patient lässt sich in diesem Quartal ausschließlich telefonisch beraten.				
Ein Patient wird per Videosprechstunde beraten. Es ist der erste persönliche Arzt-Patienten-Kontakt im Quartal und der Patient ist praxisbekannt.				
Der Patient erhält in diesem Quartal ausschließlich eine Befundmitteilung durch den MFA im Auftrag des Arztes.				
Der Patient holt ein Wiederholungsrezept beim MFA ab. Es kommt nicht zum Kontakt mit dem Arzt.				
Der hausärztlich tätige Internist übernimmt diagnostische Leistungen als Auftragsleistungen für einen Hausarztkollegen.				

b In welchem Fall kann keine der GOP in Teilaufgabe a abgerechnet werden und warum?

____

6 Gerade in Verbindung mit der Versichertenpauschale müssen andere Leistungen oftmals gestrichen werden. Streichen Sie durch, was nicht abgerechnet werden kann, und begründen Sie!

a Der 52-jährige Patient Joaquin Navarro holt am 01.04.xx ein Wiederholungsrezept beim MFA ab, das sein Hausarzt Dr. med. Handschuh für ihn hinterlegt hat. Am nächsten Tag erscheint er wegen des Verdachts auf eine Rippenprellung und wird von Dr. Handschuh untersucht und behandelt.

01.04.xx: 01430 02.04.xx: 03000

Begründung: ____

____

b Der Patient holt am 03.07.xx eine Überweisung zum Urologen in der Praxis ab. Am 06.07.xx holt er sein Wiederholungsrezept. An beiden Tagen kommt es nicht zum persönlichen Arzt-Patienten-Kontakt. Am 15.07.xx bespricht er mit seinem Arzt die Untersuchungsergebnisse des Urologen per Videosprechstunde.

03.07.xx: 01430 06.07.xx: 01430 15.07.xx: 03000

Begründung: ____

____

c Der Patient holt am 20.01.xx ein Wiederholungsrezept in der Praxis seines Hausarztes ab. Am 04.02.xx ruft er in der Praxis an und der Arzt berät ihn telefonisch. Es kommt in diesem Quartal nicht zum persönlichen Arzt-Patienten-Kontakt.

20.01.xx: 01430 04.02.xx: 01435

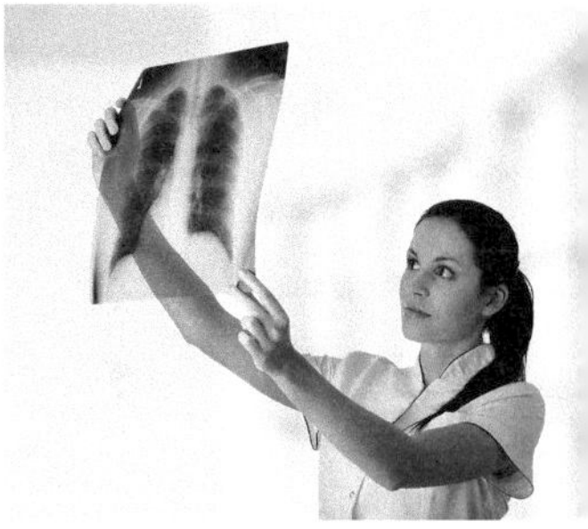

Begründung: ____

____

d Wie ändert sich die Abrechnung, wenn im vorausgegangenen Fallbeispiel zwei unterschiedliche Ärzte die Leistungen erbringen?

____

____

7 Streichen sie falsche Aussagen durch. Überlegen Sie sich eine Begründung!

a Ein Radiologe rechnet für die Erstellung eines Röntgen-Thorax die GOP 01436 ab.

b In bestimmten Fällen kann die GOP 01435 zweimal im Behandlungsfall berechnet werden.

c Es ist falsch, wenn der Hausarzt neben der GOP 01210 die Versichertenpauschale abrechnet.

d Ein Orthopäde mit Kassenzulassung darf die GOP 03000 nicht abrechnen, die GOP 01430, 01435 und 01436 aber schon.

„Besondere" Sprechstunden
→ LA S. 130

Vergütung besonderer Sprechstunden bzw. Sprechstundenleistungen

Ihre Ausbildungspraxis kann einige besondere Leistungen erbringen und abrechnen wie z. B. Samstags- oder Videosprechstunden. Aber auch bei erhöhtem Beratungsbedarf oder z. B. bei chronisch kranken oder geriatrischen Patienten gibt es besondere Abrechnungsmöglichkeiten.

1 Samstagssprechstunde:

a Wann darf die GOP 01102 nicht abgerechnet werden? Streichen Sie durch, was falsch ist.

zusammen mit der GOP 03000

Samstag, 19:30 Uhr

zusammen mit der GOP 01410

Samstag, 10:00 Uhr

Sonntag, 10:00 Uhr

b Ordnen Sie die Abrechnungsziffern den Fällen zu. Es findet jeweils ein Gespräch mit dem Arzt statt.

1	Der Patient ruft am Samstag um 10:00 Uhr (Sprechstunde) an.	**a**	keine Abrechnung
2	Der Patient ruft am Montag um 10:00 Uhr (Sprechstunde) an.	**b**	GOP 01102
3	Der Arzt ruft den Patienten am Montag um 10:00 Uhr an.	**c**	GOP 01102
4	Der Patient hat einen Termin am Samstag, 01.04.xx um 16:00 Uhr.	**d**	GOP 03000 - 01102
5	Der Patient hat einen Termin am Samstag um 16:00 Uhr, zweiter persönlicher Arzt-Patienten-Kontakt im Quartal.	**e**	GOP 01435

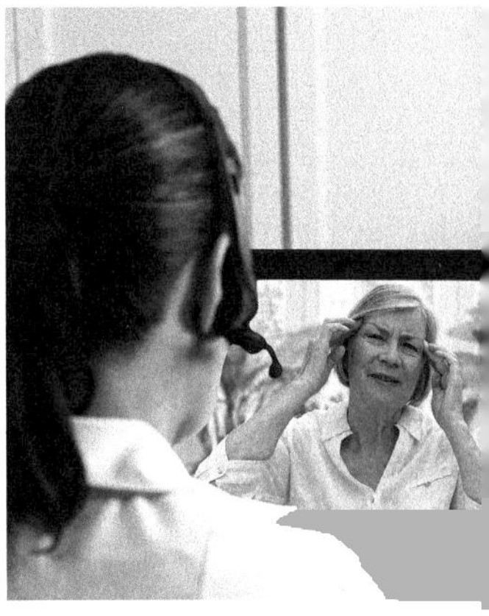

2 Videosprechstunde:

a Welche Aussagen zur Videosprechstunde sind falsch?

A. Videosprechstunden werden mit der Versichertenpauschale abgerechnet.

B. Finden ausschließlich Videosprechstunden in einem Quartal statt, so kennzeichnen Sie das mit einer Pseudonummer.

C. Im Rahmen der Videosprechstunde kann ausschließlich die Versichertenpauschale berechnet werden.

D. Videosprechstunden können über jeden beliebigen Videokonferenzdienstanbieter abgehalten werden, z. B. Zoom, WhatsApp usw.

E. Die Authentifizierung eines unbekannten Patienten darf einmal im Behandlungsfall mit einer separaten GOP abgerechnet werden.

b Informieren Sie sich in der Praxis: In welchem Umfang bieten Sie Videosprechstunden an?

c Ihre Chefin schreibt Patienten im Rahmen der Videosprechstunde krank. Welche GOP können Sie abrechnen, wenn die Ausfertigung für die Patienten anschließend postalisch versendet wird?

---

3 Problemorientiertes ärztliches Gespräch:

a Ordnen Sie die Gebührenordnungpositionen den Leistungsbeschreibungen zu.

1	2-mal 03230	a	1. persönlicher Arzt-Patienten-Kontakt in der Sprechstunde mit Typ-2-Diabetiker, der im laufenden Jahr den Hausarzt gewechselt hat
2	03000 + 03220 (E11.-G)	b	23 Min. problemorientiertes ärztliches Gespräch
3	03221	c	1. persönlicher Arzt-Patienten-Kontakt in der Sprechstunde mit Typ-2-Diabetiker
4	03000 + 03220H (E11.-G)	d	2. persönlicher Arzt-Patienten-Kontakt mit chronisch krankem Patienten

b Rechnen Sie den Fall ab: Der 48-jährige Patient Heinz Rosinsky erscheint am 13.05.xx erstmals im Quartal in der Praxis, um sein Wiederholungsrezept über seine Blutdrucksenker abzuholen. Der Arzt hat den MFA aber angewiesen, den Patienten auf jeden Fall zur Beratung zu ihm ins Sprechzimmer zu schicken. Er führt ein 22-minütiges Gespräch über die Bedeutung der konsequenten Einnahme seiner Medikamente und die vereinbarten Therapieziele. Danach händigt er das Wiederholungsrezept persönlich aus.

13.05.xx: ____________________

c Welche Aussage zur GOP 03230 ist richtig?

A. Sie darf nur einmal im Quartal abgerechnet werden.

B. Sie darf nur zusammen mit der 03000 abgerechnet werden.

C. Für ein 15-minütiges Gespräch darf die GOP 03230 zweimal abgerechnet werden.

D. Sie darf auch in der Videosprechstunde abgerechnet werden.

E. Diese GOP darf von allen Vertragsärzten abgerechnet werden.

d In der Abrechnung wird (z. B. bei der GOP 03230) die „Bezugsperson" erwähnt. Wer kann das z. B. sein? Nennen Sie ein Beispiel.

---

4 Chronikerpauschalen:

a Ergänzen Sie den Text, indem Sie die passenden Textbausteine einsetzen.

Buchstaben H – gesicherten ICD-Diagnose – Neugeborene und Säuglinge – persönlich – Versichertenpauschale – Videosprechstunde – Zuschläge 03220 bzw. 03221 – 2 Quartalen – 3 Quartalen – 4 Quartale

Für die Behandlung chronisch kranker Patienten können die ______________________

zur ____________________ abgerechnet werden. Es gilt die 4-3-2-Regel: Patienten müssen ____________ (einschließlich des aktuellen) wegen ihrer chronischen Krankheit in Behandlung sein.

Davon muss es in ____________ zu einem Arzt-Patienten-Kontakt kommen. In ________ muss

der Arzt-Patienten-Kontakt __________ sein. Voraussetzung ist das Vorliegen einer __________

__________. Diese Regel gilt nicht für ______________________.
Beim Hausarztwechsel werden die Vorquartale vom vorherigen Arzt berücksichtigt. Das wird mit

dem ____________ kodiert.

Diese GOP können auch in der ________________ abgerechnet werden.

b Unterstreichen Sie wichtige Informationen und rechnen Sie die Fälle anschließend ab!

Fallbeschreibung	Gebührenordnungspositionen
Der 68-jährige Patient Gerd Tobler, der seit Jahren in Dauerbehandlung ist, möchte wie vereinbart am 07.10.xx erstmals im Quartal ein Wiederholungsrezept über Antihypertensiva abholen. Der Arzt berät den Patienten bezüglich seiner Hypertonie (I10.-G) zuvor 12 Minuten. Am 08.11.xx wird der Patient nach persönlicher Untersuchung wegen seiner Rückenschmerzen für eine Woche krank geschrieben.	07.10.: ____________ ____________ 08.11.: ____________
Die 38-jährige Frau Anja Mühl ist schon jahrelang wegen ihrer rheumatoiden Arthritis (M05.-G) in ärztlicher Behandlung. Bei ihrem ersten persönlichen Arzt-Patienten-Kontakt am 28.08.xx dauert das Gespräch mit dem Arzt 25 Minuten, beim nächsten Mal, am 27.09.xx, 8 Minuten.	28.08.: ____________ ____________ 27.09.: ____________
Am 27.09.xx nehmen Sie außerdem einen neuen Patienten auf, Herrn Mikhail Tamm, der seit seiner Jugend unter Asthma bronchiale (J45.-G) leidet. Wegen einer beruflichen Veränderung ist er umgezogen und hat seinen Hausarzt gewechselt. Da dies sein erster Termin ist, nimmt sich der Arzt Zeit für ein ausführliches Gespräch (15 Minuten). Der Patient war bei seinem letzten Hausarzt regelmäßig in Behandlung gewesen.	27.09.: ____________ ____________

5 Leistungen für geriatrische Patienten:

a Wobei handelt es sich um typische geriatrische Fälle, die zur Abrechnung des hausärztlichen geriatrischen Basisassessments berechtigen? Streichen Sie Falsches durch!

- 86 Jahre, Altersschwindel
- 92 Jahre, Frailty-Syndrom
- 68 Jahre, Inkontinenz nach Prostata-Resektion
- 88 Jahre
- 64 Jahre, primäres Parkinson-Syndrom mit schwerer Beeinträchtigung
- 78 Jahre, Pflegegrad 3
- 69 Jahre, Alzheimer-Demenz

b Unterstreichen Sie wichtige Informationen und rechnen Sie den Fall anschließend ab!

Für den 72-jährigen AOK-Patienten Lothar Dreier wird am 20.03.xx ein hausärztlich-geriatrisches Basis-assessment durchgeführt. Der Patient hat keinen Pflegegrad bescheinigt und sucht seinen Hausarzt auf, weil er in den letzten Monaten häufiger gestürzt ist. Als Grund wurde Schwindel (R42.-G) festgestellt. Es ist sein erster persönlicher Arzt-Patienten-Kontakt im Quartal, aber er ist seit 15 Jahren dauerhaft wegen seiner Hypertonie (I10.-G) in Behandlung.

Am 01.04.xx sucht der Patient erneut die Sprechstunde auf. Der Arzt bespricht mit ihm konkrete Maßnahmen, um seinen geriatrischen Problemen zu begegnen.

Am 10.04.xx ordnet der Arzt einen „Timed-Up-And-Go"-Test an, den der MFA durchführt. Der Arzt stellt eine Verordnung über Physiotherapie aus und überprüft die Blutdruckeinstellung des Patienten.

20.03.xx: ______________________________

01.04.xx: ______________________________

10.04.xx: ______________________________

c Was ist der Unterschied (Inhalt) zwischen der GOP 03360 und GOP 03242?

____

____

d Aufgabe zur Weiterarbeit: Informieren Sie sich über typische standardisierte Tests, die in der Geriatrie durchgeführt werden. Kennen Sie diese Tests aus der Praxis?

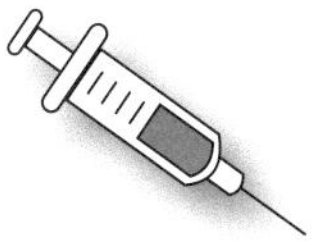

e Unterscheiden Sie die spezialisierte geriatrische Diagnostik (GOP 30980 ff.) von der hausärztlichen geriatrischen Diagnostik in zwei Punkten.

____

____

f Unterstreichen Sie wichtige Informationen und rechnen Sie den Fall ab.

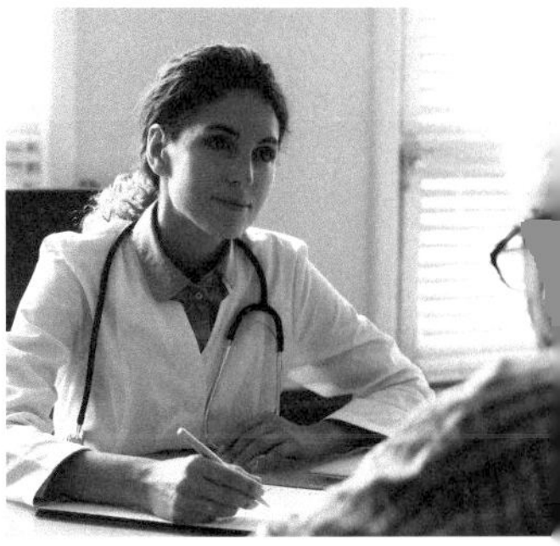

16.05.xx: Der 86-jährige Patient Werner Danz ist seit 25 Jahren in Ihrer Praxis Patient. Er leidet seit 5 Jahren unter einer mittlerweile schweren Demenz, hat den Pflegegrad 4 und zeigt mehrere geriatrische Syndrome, darunter Dysphagie, Inkontinenz und die direkten Folgen seiner Demenz wie Wesensveränderungen und kognitive Einschränkungen. Der Hausarzt hat keine besondere geriatrische Qualifikation, deshalb möchte er ihn an einen spezialisierten Kollegen zur eingehenden Diagnostik überweisen. Er selbst übernimmt die notwendige ärztliche Abklärung im Vorfeld. Es ist der 3. persönliche Arzt-Patienten-Kontakt im Quartal.

07.06.xx: Die Therapiemaßnahmen gemäß dem vom Kollegen erstellen Therapieplan werden eingeleitet.

16.05.xx: ______________________________

07.06.xx: ______________________________

6 Palliativmedizin:

a Hausärzte betreuen auch Palliativpatienten: Welche Kombinationen sind jeweils nicht möglich, wenn die Leistungen am gleichen Behandlungstag zur selben Zeit abgerechnet werden?

A. GOP 03370 - GOP 03220
B. GOP 03000 - GOP 03371
C. GOP 03000 - GOP 03371- GOP 01425
D. GOP 03000 - GOP 03221 - GOP 03371- GOP 01426
E. GOP 03000 - GOP 03371 - GOP 03230

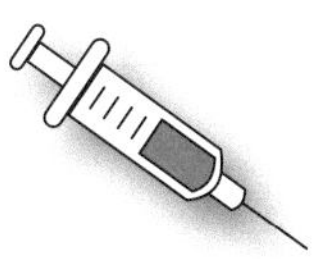

b Aufgabe zur Weiterarbeit: Informieren Sie sich über palliativmedizinische Angebote und/oder Hospize im Einzugsbereich Ihrer Praxis.

Terminservicestellen- und Hausarztvermittlungsfälle
→ LA S. 136

Weitere Leistungen zu Verwaltungsaufgaben und Formularen

In Ihrer Ausbildungspraxis sind Sie mit vielen organisatorischen Aufgaben beschäftigt. Sie unterstützen Ihre Patienten bei der Terminvereinbarung bei Fachärzten, müssen sich gut im Formularwesen auskennen, versenden Befunde usw.

1 Einige Patienten werden Ihnen als **TSS-Fälle** vermittelt, wenn Sie freie Termine anbieten können.

a Erklären Sie den (abrechnungstechnischen) Unterschied, wenn ein TSS-Terminfall bereits zwei Tage später oder erst nach drei Wochen einen Termin wahrnehmen kann.

____

____

____

b Ihr Patient Herr Klaus Sattler beschwert sich bei Ihnen, dass er bei der TSS-Stelle angerufen hätte, um einen Termin für einen Orthopäden zu bekommen. Da er sich selbst als Akutfall sieht, wollte er den Termin noch am gleichen Tag wahrnehmen. Stattdessen hätte man ihm einen Termin in 14 Tagen angeboten, für den er zudem in eine 50 km entfernte Stadt fahren müsse. Dabei gäbe es vor Ort doch hervorragende Orthopäden. Welche Antworte ist falsch bzw. unangemessen? Kreuzen Sie an.

- ☐ „Herr Sattler, die TSS-Stelle vermittelt nur freie Termine bei Ärzten in zumutbarer Entfernung, keine Wunschtermine."
- ☐ „Andere Patienten warten noch länger auf Facharzttermine, Herr Sattler!"
- ☐ „Herr Sattler, die Einschätzung, ob Sie als Akutfall gelten, erfolgt nach ärztlicher Einschätzung über die 116117. Sie können das leider nicht selbst entscheiden."
- ☐ „Herr Sattler, den Facharzttermin können wir Ihnen als Ihre Hausarztpraxis vermitteln. Sprechen Sie doch den Arzt darauf an."

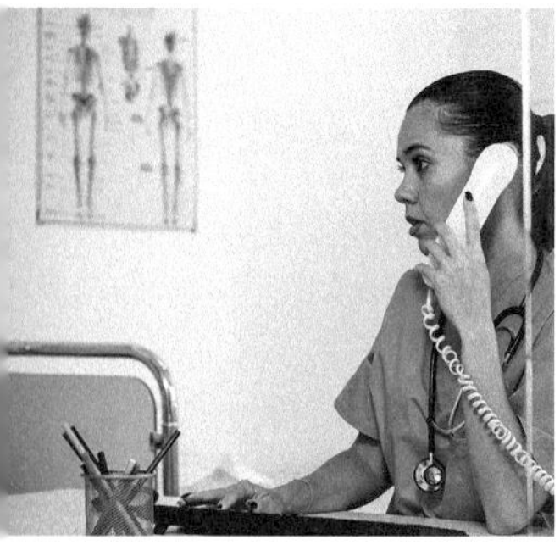

c Sie vermitteln im Auftrag Ihres Arztes einen Termin bei einem Orthopäden. Sie erfahren später, dass der Patient den Termin nicht wahrgenommen hat. Hat das Folgen für Ihre Abrechnung?

____

2 Verschiedene **Berichtsgebühren** können neben der Versichertenpauschale abgerechnet werden.

a Ordnen Sie die GOP den Mustern/dem Medikationsplan zu, indem Sie sie in der gleichen Farbe anmalen. Mehrfachnennungen sind möglich.

Muster 53	GOP 01620	Muster 50	GOP 01623
Muster 52	GOP 01621	Muster 56	GOP 01622
Muster 11	GOP 01611	Muster 61	GOP 01630
Muster 20		Muster 25	

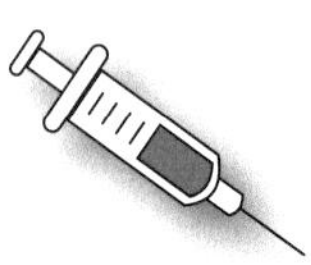

b Recherchieren Sie digitale Leistungen mit eigener GOP.

____

c Die GOP 01630 ist ein Zuschlag zu den GOP __________ und __________ .

3 Markieren Sie mit unterschiedlichen Farben: Wobei handelt es sich um digitale Versandformen (grün), wo werden Briefe, Päckchen o.Ä. (blau) versendet.

GO 40100 | GOP 86900 + 01660 | GOP 40110 | GOP 40104 | GOP 40106 | GOP 86901 | GO 40131

6 Einführung in die GOÄ

Einführung in die GOÄ
→ LA, S. 140

Grundlagen GOÄ
→ LA, S. 140

Grundlagen GOÄ

Einige Ihrer Patienten erhalten eine Liquidation. Ihnen fällt auf, dass nicht alle dieser Patienten privat krankenversichert sind.

1 Notieren Sie sich Beispiele: Welche Patienten erhalten eine Liquidation nach GOÄ, ohne dass sie eine private Krankenversicherung abgeschlossen haben?

____

____

____

2 Finden Sie die Fachbegriffe und Abkürzungen im dem Suchsel?

IGeL – OTC – Liquidation – Kostenerstattung – GOÄ – Regelspanne – Abdingung – Gebührenrahmen – Basistarif – Honorar (senkrecht, waagerecht und diagonal)

Überlegen Sie (mündlich), was diese mit dem Thema „Privatabrechnung" zu tun haben.

A	Q	E	Y	Z	E	L	H	M	R	D	U	O	T	C	O	C	G	O	Ä	P
Ü	R	R	E	I	T	Ö	I	G	O	Q	A	L	E	R	C	X	S	E	V	D
P	Q	L	O	G	F	L	I	Q	J	R	E	G	E	L	S	P	A	N	N	E
A	S	E	D	E	A	J	M	L	U	H	K	K	Z	I	B	D	I	H	K	J
Ü	S	P	X	L	F	K	N	F	L	I	Q	U	I	D	A	T	I	O	N	Ö
B	A	S	I	S	T	A	R	I	F	S	D	J	O	G	I	B	T	N	H	A
T	G	K	O	S	T	E	N	E	R	S	T	A	T	T	U	N	G	O	W	F
O	U	Y	C	D	O	T	I	M	E	V	N	C	T	G	W	M	H	R	J	N
Z	Q	O	U	H	G	A	F	B	U	I	N	Ä	K	I	P	U	W	A	X	I
G	E	B	Ü	H	R	E	N	R	A	H	M	E	N	L	O	I	B	R	V	E
V	W	A	U	N	A	U	E	C	F	Y	M	A	B	D	I	N	G	U	N	G

3 Ordnen Sie die Paragrafen den Inhalten zu, indem Sie, was zusammengehört, in der gleichen Farbe anmalen. Mehrfachzuordnungen sind möglich.

- medizinisch notwendige Versorgung
- Ersatz von Auslagen
- Besuche
- § 2 GOÄ
- Wegegeld
- § 3 GOÄ
- § 9 GOÄ
- eigene Leistungen
- z. B. Kosten für Arzneimittel
- Leistungssteigerung
- § 1 GOÄ
- nicht medizinisch notwendige Leistungen nur auf Patientenwunsch
- Leistungssteigerung
- § 4 GOÄ
- Gebühren für ärztliche Leistungen
- § 5 GOÄ
- Ausnahmen für Notfall- und Schmerzbehandlungen
- § 10 GOÄ
- Fälligkeit der Rechnung
- § 12 GOÄ
- Vergütung (allgemein)
- Wegegeld
- Reiseentschädigung
- § 8 GOÄ
- „Bausteine" der Liquidation
- Leistungen müssen der ärztlichen Kunst entsprechen

4 Ergänzen Sie jeweils einen passenden Steigerungsgrund zu den folgenden Fällen.

Fallbeschreibung	Ein möglicher Steigerungsgrund
Herr Müller leidet unter dem Metabolischen Syndrom.	
Frau Nowak kann sich nach ihrem Schlaganfall nur noch schwer verständigen. Sie leidet v.a. unter Wortfindungsstörungen.	
Der MFA hat große Probleme, ein Gefäß für die venöse Blutentnahme bei Herrn Endres zu finden und zu punktieren.	
Der Arzt führt bei Herrn Yilmaz einen Hausbesuch durch. Es regnet sehr stark.	
Nach Frau Morenos Krankenhausaufenthalt und Rehabilitation muss der Hausarzt zahlreiche Fremdbefunde durchsehen.	
Herr Erdal ist pensionierter Lehrer. Er hat immer viele Fragen an den Arzt.	
Frau Küpper ist unzuverlässig, wenn es um die Einnahme ihrer blutdrucksenkenden Arzneimittel geht.	
Herr Kulikowski ist wegen einer Demenz desorientiert und ängstlich. Z.T. reagiert er deswegen aggressiv, was die Behandlung deutlich erschwert.	
Frau Reetz wird wegen ihrer akuten Rückenschmerzen behandelt.	

5 Die GOÄ unterscheidet Gebühren, Auslagen und Entschädigungen.

a Wobei handelt es sich nach § 10 GOÄ um **Auslagen**, die dem Patienten in Rechnung gestellt werden dürfen? Von unten nach oben gelesen ergibt sich ein Lösungswort.

Nach § 10 GOÄ sind das ...	Auslagen	Keine Auslagen
Augen-, Ohren-, Nasentropfen	L	N
Impfstoff	O	A
Porto für Arztbrief	I	R
Kompressen	N	T
Verbandsmaterial für Gipsverband	A	E
Heftpflaster	O	D
Einmalhandschuhe	S	I
Einmalkanüle	E	U
Narkosemittel	Q	P
Desinfektionsmittel (Haut- und Händedesinfektion)	O	I
Desinfektionsmittel (Flächendesinfektion)	K	L

Das Lösungswort lautet: ________________

b In welchem Fall müssen Sie der Liquidation einen Beleg oder sonstigen Nachweis über die in Rechnung gestellten Auslagen beilegen?

c Informieren Sie sich: Wie können Sie Schreibgebühren und Kopien in Rechnung stellen?

6 In der GOÄ gibt es die sogenannten Analogziffern.

a Erklären Sie, was man unter der Analogberechnung versteht.

b Aufgabe zur Weiterarbeit: Welche Analogleistungen sind bei Ihnen typisch in der Praxis und mit welchen GOÄ-Nummern werden diese in Rechnung gestellt?

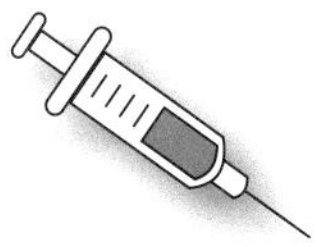

Abrechnung von Leistungen nach GOÄ

1 Unterscheiden Sie den Behandlungsfall in der GOÄ und im EBM in zwei Punkten voneinander!

2 Zeigen Sie auf, wann ein neuer Behandlungsfall beginnt, indem Sie den Text durch waagerechte Striche unterbrechen. Markieren Sie in den Beispielen ggf. die Informationen farbig, die dafür sorgen, dass ein neuer Behandlungsfall beginnt. (Alle Termine werden im selben Jahr wahrgenommen.)

Herr Florian Redling kommt am 02.02.xx wegen eines grippalen Infekts in die Praxis seine Hausarztes, am 18.02.xx kommt er mit dem Verdacht auf einen gebrochenen Zeh.
Am 02.04.xx bittet Herr Redling wegen Rückenschmerzen um eine Krankschreibung.
Am 01.05.xx stellt sich Herr Redling zur fälligen Krebsvorsorge vor. Der Arzt führt außerdem die Leistungen der Gesundheitsuntersuchung durch und berät den Patienten, der im Allgemeinen nicht sehr gesund lebt.
Am 03.05.xx erscheint Herr Redling um 8:00 Uhr zur Blutentnahme (zur Gesundheitsuntersuchung) in der Praxis.

3 In welchen Abschnitten der GOÄ finden Sie die folgenden Leistungen?
Ordnen Sie zu: B, C, E, M (Mehrfachnennungen sind möglich)

Allgemeine Beratung und Untersuchung: _______

Impfungen: _______

Sonografie: _______

Wärmebehandlung, Massagen, Krankengymnastik: _______

Blutentnahme: _______

Verbände: _______

Berichte und Briefe: _______

Laborleistungen: _______

4 Markieren Sie Beratungsleistungen gelb, Untersuchungsleistungen rot und Verwaltungsleistungen blau. Schlagen Sie unbekannte Nummern in der GOÄ nach. Welche Leistung bleibt übrig?

1	5	70	15	7
410	2	D	6	
801	34	800	3	8

5 Ordnen Sie den Leistungen die passenden GOÄ-Nummern zu.

a **Beratungs- und Verwaltungsleistungen:** Tragen Sie die passende GOÄ-Nummer und ggf. vergleichbare EBM-Gebührenordnungspositionen ein.

Leistung	Nach GOÄ	Nach EBM
Telefonische Beratung durch den Arzt		
Persönliche Beratung durch den Arzt zur Neudiagnose Hypertonie, 12 Minuten Dauer		
(ausführliche) Fremdanamnese		
Wiederholungsrezept/Überweisung/Befundmitteilung durch MFA ohne Arzt-Patienten-Kontakt		
Erörterung durch den Arzt nach Herzinfarkt bei Patienten mit bekannter KHK, Dauer 22 Minuten		
Ausstellung einer AU (kurze Bescheinigung)		

b Was müssen Sie beachten, wenn ein Privatpatient in der Samstagssprechstunde des Arztes behandelt wird?

c Der Arzt berät den privat versicherten Patienten Jürgen Mai im Rahmen der Videosprechstunde. Der Patient bittet den Arzt, dass dieser ihm ein Wiederholungsrezept für seine Dauermedikation an der Anmeldung sowie eine Krankschreibung hinterlegt.

– Können diese Leistungen in der Videosprechstunde erbracht werden?

– Wie werden sie ggf. in Rechnung gestellt?

d **Körperliche Untersuchung:** Ordnen Sie die Leistungen ihren GOÄ-Nummern zu.

1	Symptombezogene Untersuchung	**a**	Nr. 8
2	Ganzkörperstatus	**b**	Nr. 7
3	Vollständige Untersuchung (z. B. HNO-Bereich)	**c**	Nr. 5
4	Vollständige Untersuchung (z.B: Abdominalbereich)	**d**	Nr. 6
5	Digitaluntersuchung (z. B. Mastdarm)	**e**	Nr. 800
6	Neurologische Untersuchung	**f**	Nr. 801
7	Psychiatrische Untersuchung	**g**	Nr. 11

e **Körperliche Untersuchung:** Welche der Nummern darf in den folgenden Kombinationen jeweils nicht abgerechnet werden?

A 1 – 2 – 5 **B** 1 – 4 – 15 **C** 3 – 5 – 6 **D** 1 – 3 – 7

f Wie unterscheidet sich die GOÄ-Nr. 3 von den Nummern 1, 5, 6, 7 und/oder 8 hinsichtlich der Begründungspflicht?

g Ändern Sie die Abrechnung so, dass die GOÄ-Nr. 1 und/oder 5 korrekt abgerechnet sind. (Überlegen Sie sich mündlich eine Begrünung). Formulieren Sie anschließend einen Merksatz!
Aus der Dokumentation: Säuberung und Versorgung einer Schürfwund am Arm; Wundkontrolle und Verbandswechsel

07.05.xx: 1 – 5 – 200

09.05.xx: 1 – 5 – 200

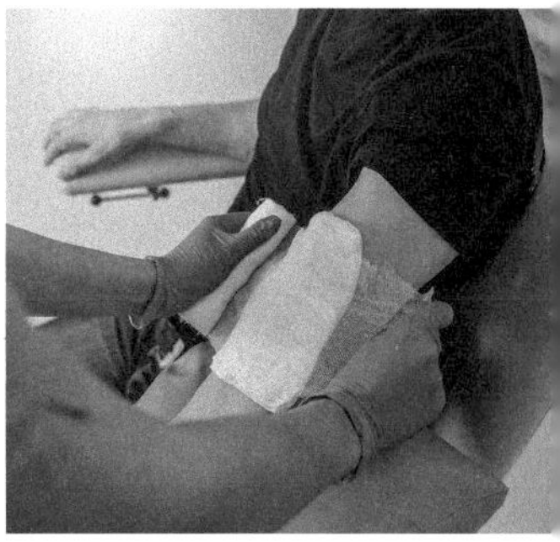

6 Der MFA vereinbart heute telefonisch einen Termin zur Wiedervorstellung mit dem Privatpatienten Ingo Schlosser. Dabei informiert er ihn im Auftrag des Arztes, dass er das verordnete Kortison bis auf Weiteres so einnehmen soll. Dafür notiert er in den Unterlagen neben dem heutigen Datum die GOÄ-Ziffern 2. Ist das möglich? (Begründung)

7 Finden Sie den Fehler im folgenden Auszug aus einer Liquidation.

Datum	Ziffer	Bezeichnung	Steig.-satz	Anzahl	Gesamt
01.02.20xx	1	Beratung, auch telefonisch	2,3	1	10,72 €
	5	Symptombezogene Untersuchung	2,3	1	10,72 €
	K1	Zuschlag (Kind bis vollendetes 4. LJ)	2,3	1	16,20 €

Begründung:

8 Rechnen Sie die Fälle nach GOÄ ab.

a Tragen Sie in der Tabelle die korrekten GOÄ-Nummern ein.

b Markieren Sie in der Tabelle, welche GOÄ-Leistungen Sie ggf. steigern könnten. Überlegen Sie sich dazu mündlich eine Begründung.

Abrechnungsfall	GOÄ-Abrechnung (Nummern)
1 Ein Patient erscheint heute in der offenen Sprechstunde seines Hausarztes mit einer starken Erkältung. Der Arzt untersucht ihn symptombezogen, berät ihn kurz und stellt anschließend eine AU bis zum Ende der Woche aus.	
2 Ein Patient erscheint mit starken Schmerzen im unteren LWS-Bereich in der Sprechstunde. Er ist deswegen seit Jahren regelmäßig in ärztlicher Behandlung. Er hatte vor Jahren einen Bandscheibenvorfall. Er leidet unter einer Spondylarthrose. Der Arzt untersucht ihn und stellt eine AU aus. Da sich der Gesundheitszustand des Patienten in letzter Zeit deutlich verschlimmert hat, führt der Arzt ein ausführliches Gespräch, das sich äußerst schwierig gestaltet und sehr zeitintensiv (30 Minuten) ist. Unter anderem geht es um die Frage, ob der Schreiner in näherer Zukunft seinen Beruf nicht mehr ausüben kann.	
3 08.06.: Ein an Parkinson erkrankter Patient erscheint mit seiner Ehefrau, die seine Betreuung übernimmt. Der Arzt spricht mit beiden. Anschließend beantwortet er noch Fragen der Ehefrau, während der Patient von der MFA ins Wartezimmer begleitet wird. Das Gespräch mit der Ehefrau zur Betreuung und Versorgung des Mannes ist sehr zeitintensiv und schwierig. 12.07.: Der Arzt berät die Eheleute erneut kurz, schreibt eine Verordnung (Ergotherapie) heraus und unterstützt beratend bei der Planung der Wohnungsauflösung und dem Umzug in ein betreutes Wohnen. Diese Beratung ist sehr zeitintensiv.	
4 Der Arzt führt eine ausführliche körperliche Untersuchung des HNO-Bereichs durch und berät einen Patienten, der unter einem Tinnitus leidet, ausführlich (12 Minuten).	
5 Heute um 10:00 Uhr berät der Arzt einen Privatpatienten telefonisch. Um 15:30 Uhr ruft der Patient erneut an und wird aufgrund der Beschaffenheit des Krankheitsbildes diesmal eingehend (über 10 Minuten) beraten.	
6 Der Arzt untersucht ein 2-jähriges Kind nach einem Sturz symptombezogen und berät die Mutter kurz. Es hat keine äußerlichen Verletzungen davongetragen, als es von der Wickelkommode gestürzt ist, und auch die neurologische Untersuchung ist unauffällig, dennoch weist der Arzt das Kleinkind über Nacht zur Beobachtung ins Krankenhaus ein. Das Kind lässt sich ohne Probleme untersuchen.	

c Rechnen Sie den Fall 1 für eine Konsultation in der Samstagssprechstunde ab.

____

d Welche der folgenden Aussagen zur Leistungssteigerung sind falsch?

- ☐ Innerhalb der Regelspanne können Leistungen immer gesteigert werden, wenn dies begründet ist.
- ☐ Werden Leistungen über den Schwellenwert hinaus, aber innerhalb des Gebührenrahmens gesteigert, so muss dies schriftlich in der Liquidation begründet werden.
- ☐ Leistungssteigerungen müssen immer schriftlich in der Liquidation begründet werden.
- ☐ Steigert der Arzt seine Leistungen über den Gebührenrahmen hinaus, so muss er dies vorher schriftlich mit dem Patienten vereinbaren.
- ☐ Der Schwellenwert entspricht für alle Leistungen der GOÄ dem 2,3-fachen Satz.

e Korrigieren Sie die Rechnungsstellung mithilfe der GOÄ. (Hinweis: Es handelt sich insgesamt um eine Krankheit.)

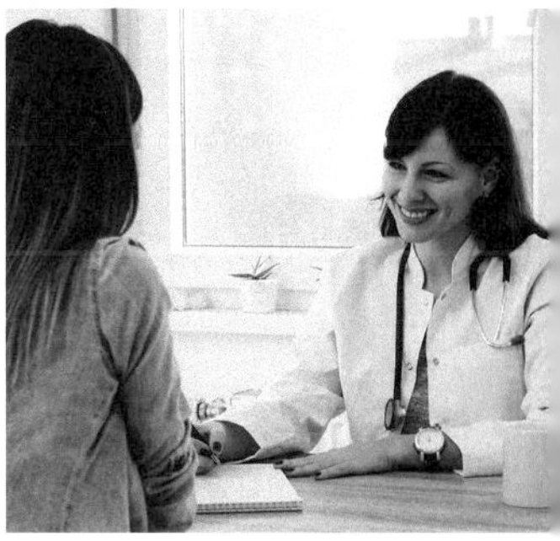

Datum	GOÄ-Nr.	Punktzahl	Leistungsbeschreibung
03.04.	1	80	Beratung
	5	80	Symptombezogene Untersuchung
17.04.	1	80	Beratung
	5	80	Symptombezogene Untersuchung
	410	200	Ultraschalluntersuchung
24.04.	1	80	Telefonische Beratung
25.04.	1	80	Beratung
	5	80	Symptombezogene Untersuchung
26.04.	1	80	Beratung
	5	80	Symptombezogene Untersuchung
	410	200	Ultraschalluntersuchung

f Korrigieren Sie die folgende Rechnungsstellung. Überlegen Sie dazu erst, um wie viele Behandlungsfälle es sich handelt (Hinweis: Es handelt sich um eine Krankheit), und kennzeichnen Sie diese.

Datum	GOÄ-Nr.	Punktzahl	Leistungsbeschreibung
03.01.	8	260	Ganzkörperstatus
	1	80	Beratung
	253	70	Injektion, intravenös
12.01.	1	80	Beratung
	410	200	Ultraschalluntersuchung des Oberbauches
19.01.	3	150	Eingehende, das gewöhnliche Maß übersteigende Beratung (Dauer 12 Minuten)
	7	160	Vollständige Untersuchung der Bauchorgane
04.02.	1	80	Beratung
	5	80	Symptombezogene Untersuchung
	250	40	Blutentnahme
08.02.	1	80	Beratung
	252	40	Injektion, intramuskulär
	410	200	Ultraschalluntersuchung des Oberbauches

9 a Prüfen Sie die folgende Liquidation. Finden Sie mindestens 5 Fehler!

Hausarztpraxis
Dr. von
Schmitt

Hausarztpraxis Dr. von Schmitt
Berufsschulstraße 3, 96050 Bamberg

Herr

Paul Moeller
Bierkellerstraße 7
96060 Bamberg

Berufsschulstraße 3
96050 Bamberg

(0951) 432 5678-0
hausarztpraxis-vonschmitt@outlook.de

Liquidation vom 10.06.20xx
Rechnungsnummer: 1145 0060
Bei allen Anfragen immer angeben!

Datum:

Für meine ärztlichen Bemühungen erlaube ich mir zu berechnen:

Patient Moeller, Paul, geb. 11.06.20xx*

Diagnose: Dellwarze, grippaler Infekt

Datum	Ziffer	Bezeichnung	Gesamt
02.06.20xx	1	Beratung, auch telefonisch	10,72 €
	5	Symptombezogene Untersuchung	10,72 €
	K1	Kinderzuschlag	6,99 €
08.06.20xx	3	Beratung (mind. 10 Min.), auch telefonisch	20,10 €
	5	Symptombezogene Untersuchung	10,72 €
	7	vollständige körperliche Untersuchung, HNO-Bereich	13,41 €
	70	Kurze Bescheinigung (Muster 21)	5,36 €
	K1	Kinderzuschlag	6,99 €
Gesamtsumme			85,30 €

Gem. § 12 GOÄ ist die Rechnung sofort zur Zahlung fällig, spätestens jedoch am 26.05.xx. Bitte begleichen Sie die Rechnung innerhalb der angegebenen Zahlungsfrist, um nicht in Verzug zu kommen (Hinweis nach 286 BGB).
Geben Sie bei allen Zahlungen unbedingt die vollständige Rechnungsnummer im Verwendungszweck an. Zahlungen leisten Sie bitte an:
Dr. von Schmitt – apoBank Düsseldorf – IBAN DE69 6003 3772 00 (BIC: DAAEDEDDxxX)

(*Anm. der Autorinnen: Alter des Kindes: 6 Jahre)

b Aufgabe zur Weiterarbeit: Erstellen Sie eine korrigierte Liquidation.

c Welche Möglichkeiten haben die Eltern des Patienten, wenn sie diese fehlerhafte Liquidation erhalten?

10 Informieren Sie sich im Paragrafenteil der GOÄ, ob es einen bestimmten Zeitpunkt gibt, an dem eine Liquidation verschickt wird.

11 Muss eine Liquidation eine Diagnose enthalten? Nehmen Sie Stellung.

12 Welche Zahlungsfrist wird bei einer Liquidation normalerweise eingeräumt?

13 Der Privatpatient Sascha Lennert hat eine Liquidation über 1650 Euro erhalten. Das Zahlungsziel, das angegeben wurde, beträgt 30 Tage. Er möchte die Rechnung aber erst begleichen, wenn seine private Krankenversicherung den Betrag auf sein Konto überwiesen hat. Nehmen Sie Stellung.

14 Welche Punkte muss eine Liquidation laut § 12 GOÄ nicht enthalten? Streichen Sie durch.

Datum der Leistungserbringung – Punktzahl – Einfachsatz – Steigerungssatz – Begründung bei Überschreitung der Regelspanne – Diagnose – Umsatzsteuer – den tatsächlich berechneten Betrag – Kosten für verbrauchte Materialien – Unterschrift des Arztes – Punktwert – Bezeichnung der einzelnen Leistung

15 Aufgaben zur Weiterarbeit.

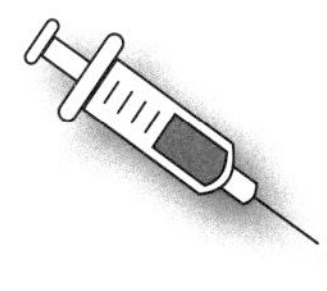

a Informieren Sie sich in Ihrer Praxis, wie Liquidationen bei Ihnen erstellt werden. (Z. B. Beauftragen Sie eine PVS? Wann werden die Liquidationen erstellt, direkt nach der Behandlung, am Ende eines Monats usw.?)

b Überlegen Sie, welche Vorteile und Nachteile es hat, wenn eine PVS für die Praxis die Liquidationen erstellt.

Einführung in die UV-GOÄ
→ LA S. 149

Link zur DGUV: www.dguv.de

7 Einführung in die UV-GOÄ

Patienten, die einen Arbeitsunfall erlitten haben, können auch ihren Hausarzt aufsuchen. MFA sollten deshalb wissen, wie die medizinische Versorgung der Verletzten geregelt und abgerechnet wird.

1 Stellen Sie die Definitionen des Behandlungsfalls für die drei Gebührenordnungen gegenüber.

Behandlungsfall nach EBM	Behandlungsfall nach GOÄ	Behandlungsfall nach UV-GOÄ

2 Was darf der Hausarzt? Was darf der D-Arzt? Kreuzen Sie an.

	Hausarzt	D-Arzt
Allgemeine Heilbehandlung		
Arbeitsunfähigkeitsbescheinigung für einen Tag ausstellen		
Arzneimittel verordnen		
Besondere Heilbehandlung		
Erstversorgung		
Heilmittel verordnen		
Hilfsmittel verordnen		
Krankentransport anfordern		
Röntgenleistungen anfordern		
Tetanus-Impfung durchführen		
Verbandmittel verordnen		

3 Ergänzen Sie den Satz: „Ein Verletzter muss auf jedem Fall einem D-Arzt vorgestellt werden, wenn …“

4 Überlegen Sie, ob in den folgenden Fällen D-Arzt-Pflicht besteht oder nicht, und begründen Sie anhand Ihrer Unterlagen Ihre Entscheidung.

Fallbeschreibung	D-Arzt-Pflicht?	Begründung
a Seite 36, Aufgabe 13 b: Die MFA mit dem Schleudertrauma benötigt eine Verordnung über Physiotherapie, um wieder fit zu werden.		
b Seite 36, Aufgabe 13 c: Bei der MFA mit der Nadelstichverletzung stellt sich heraus, dass der Patient HIV-positiv ist. Sie benötigt eine Therapie mit einem Virostatikum (Tenofovir®) über sechs Wochen.		
c Seite 36, Aufgabe 13 d: die MFA benötigt eine Verordnung über Unterarmgehstützen.		
d Seite 36, Aufgabe 13 g: Bei der MFA mit der Daumenverletzung zeigt sich nach 14 Tagen eine starke Rötung und Schwellung am Daumen. Gleichzeitig klagt die MFA über Fieber und pochende Schmerzen.		
e Seite 36, Aufgabe 13 h: die MFA benötigt eine Sprunggelenk-Bandage.		
f Eine Reinigungskraft stolpert in der Praxis abends über den Putzeimer. Sie zieht sich kleinere Prellungen am Unterschenkel zu. Am nächsten Tag kann sie wieder arbeiten gehen.		
g Eine MFA-Schülerin stolpert in der Berufsschule über einen Rucksack. Der Hausarzt stellt nur eine leichte Verstauchung des Sprunggelenks fest.		
h Eine Grundschülerin rutscht in der Turnhalle aus und schürft sich dabei das rechte Knie auf. Der Hausarzt kann dies versorgen.		

5 Zu wessen Lasten sind die ärztlichen Leistungen abzurechnen, wenn sich herausstellt, dass kein Arbeitsunfall vorliegt?

6 Überlegen Sie bei den folgenden Arbeitsunfällen, um wie viele Behandlungsfälle es sich handelt, und begründen Sie Ihre Entscheidung.

a Am 03.04.xx verunfallt ein Bauarbeiter auf einer Baustelle und zieht sich eine Wirbelsäulenverletzung zu. Am 13.05.xx stellt er sich erneut mit Schmerzen bei seinem D-Arzt vor.

b Eine MFA-Schülerin rutscht am 12.12.xx auf spiegelglatter Fläche auf dem Schulhof der Berufsschule aus und bricht sich das Bein. Der D-Arzt stellt nach dem Röntgen fest, dass der (komplizierte) Bruch stationär versorgt werden muss. Am 04.04. stellt sich die Schülerin erneut bei dem D-Arzt mit Schmerzen an dem Bein vor.

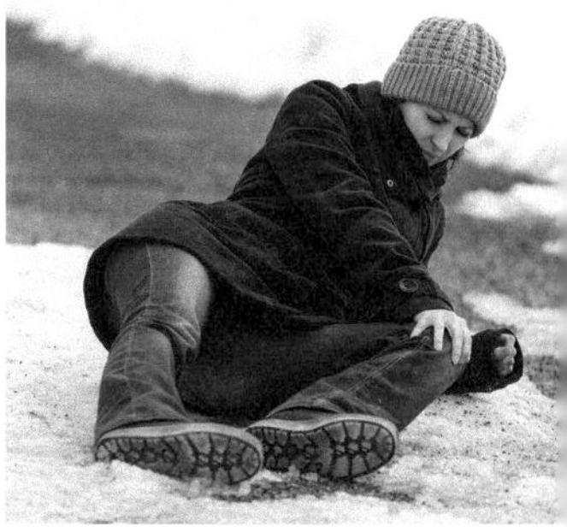

c Ein Landschaftsgärtner verletzt sich während der Arbeitszeit an einer fleischfressenden Pflanze und kommt mit einem blutenden Daumen zum D-Arzt Dr. Günther. Dieser versorgt die Wunde und bestellt den Patienten eine Woche später zur Kontrolle ein. Nach einer Woche sucht der Landschaftsgärtner den D-Arzt Dr. Wille auf, da Dr. Günther kurzfristig erkrankt ist.

7 Der Hausarzt übernimmt die Erstversorgung eines Unfallverletzten. Welche vertragsärztlichen Formulare darf er verwenden?

8 Wen geben Sie jeweils als Kostenträger an?

9 Wie erfolgt eine notwendige Überweisung zum D-Arzt?

LF 4 Bei Diagnostik und Therapie von Erkrankungen des Bewegungsapparates assistieren

Themenschwerpunkte:
- Abrechnung von Leistungen im Zusammenhang mit Erkrankungen des Bewegungsapparates wie z. B.:
- Abrechnung von Verbänden
- Abrechnung von Injektionen und Infusionen
- Abrechnung von Akupunkturleistungen
- Abrechnung von physikalischer Therapie

1 Abrechnung von Leistungen bei Erkrankungen des Bewegungsapparates

Abrechnung nach EBM

Abrechnung nach EBM
→ LA S. 158

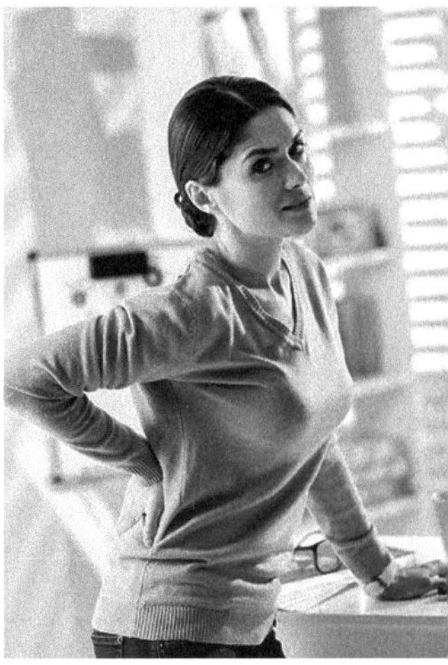

Rückenschmerzen sind mittlerweile zur Volkskrankheit Nummer eins geworden. Aber auch andere Erkrankungen des Stütz- und Bewegungsapparates nehmen immer mehr zu. Patienten mit Schmerzen an Muskeln und Gelenken sind im Praxisalltag tagtäglich anzutreffen. Als MFA haben Sie hier besonders die Möglichkeit, zu den Patienten eine vertrauensvolle Beziehung aufzubauen. Viele der abrechenbaren Leistungen kann der Vertragsarzt ganz oder teilweise an seine MFA delegieren.

1 Nennen Sie drei typische hausärztliche Leistungen aus Lernfeld 4, die fakultativer Leistungsinhalt der Versichertenpauschale (GOP 03000) sind.

2 Wann kann der Hausarzt eine Infusion nach GOP 02100 nach EBM abrechnen?

3 Suchen Sie sich aus dem EBM die Präambel für den Hals-Nasen-Ohrenarzt heraus. Darf ein HNO-Arzt eine Infusion mit der GOP 02100 abrechnen? Begründen Sie Ihre Antwort.

4 Welche Abrechnungsmöglichkeiten für Akupunkturleistungen gibt es für den Hausarzt bei gesetzlich Versicherten?

5 Nennen Sie 2 Leistungen der physikalischen Therapie, die Vertragsärzte ohne besondere Voraussetzung abrechnen dürfen.

6 Bei dem gesetzlich versicherten Herrn Georg Noll wird zur Linderung seiner Arthroseschmerzen eine Mikrowellentherapie durchgeführt. Es ist der zweite Arzt-Patienten-Kontakt des Chronikers im aktuellen Quartal. Der Patient ist wegen seiner Gonarthrose seit Jahren regelmäßig bei seinem Hausarzt in Behandlung.
Rechnen Sie ab.

7 Zu welcher GOP passt die jeweilige Aussage? Ordnen Sie die folgenden GOP zu: Mehrfachnennungen sind möglich. Arbeiten Sie mit dem EBM.

	30400	02511	30411	02520	30421	30300/ 30301
im Behandlungsfall höchstens 8-mal berechnungsfähig						
je Behandlungstag abrechenbar						
je Sitzung abrechenbar, aber am Tag nur einmal						
Dauer (Gruppentherapie) mindestens 20 Minuten						
je vollendete 15 Minuten abrechenbar						

8 Recherchieren Sie zwei mögliche Voraussetzungen im EBM (Präambel!), damit in einer Vertragsarztpraxis z. B. die GOP 30400 abgerechnet werden kann.

9 Welche Aussage ist richtig?
A. Physikalisch-technische Leistungen dürfen nur von Hausärzten abgerechnet werden.
B. Die Infrarotbehandlung wird mit der GOP 02512 abgerechnet.
C. Wärmetherapie wird auch als Kryotherapie bezeichnet.
D. Bei der Elektrotherapie werden elektrische Impulse auf Nervenfasern gegeben, die die Erregungsleitung blockieren.
E. Die Reizstrombehandlung wird mit der GOP 02510 abgerechnet.

10 Wie können Sie Materialkosten wie z. B. wirksame Substanzen für die Wärmetherapie nach EBM abrechnen bzw. wem in Rechnung stellen?

Abrechnung nach GOÄ

Abrechnung nach GOÄ
→ LA S. 160

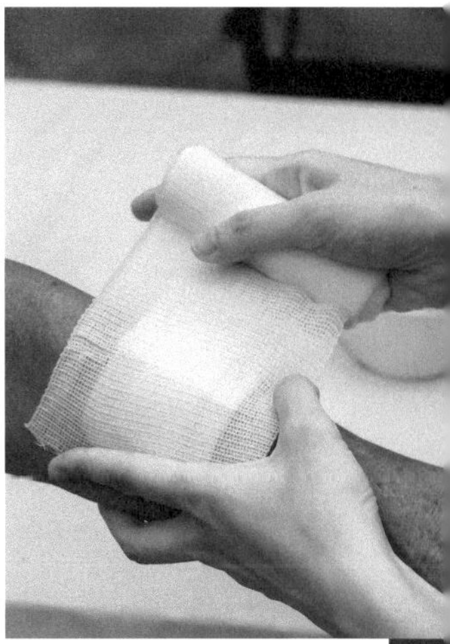

Bei Privatpatienten können Sie deutlich mehr Einzelleistungen abrechnen. Arbeiten Sie bei den vorliegenden Beispielen mit der GOÄ oder einer geeigneten App (z. B. igoae).

1 Nach einer Wundversorgung legt der Arzt einen Verband an (Wundauflage, Mullbinde), um die Verletzung z. B. vor Verunreinigung zu schützen. Welche GOÄ-Nr. kann man hierfür abrechnen?

____

2 Welche Verbände können Sie einem Patienten nach GOÄ nicht in Rechnung stellen?

____

3 Nach der Wundversorgung legt der MFA dem Privatpatienten einen Kompressionsverband an. Nach welcher GOÄ-Nummer wird dieser in Rechnung gestellt?

____

4 Rechnen Sie die folgenden Fälle nach GOÄ ab.

a Der Arzt behandelt Herrn Uli Boß, der nach starkem und wiederholtem Erbrechen stark exsikkiert ist, symptombezogen mit einer NaCl-Infusion. Die Infusion läuft insgesamt fast 30 Minuten. Herr Boß wird währenddessen vom MFA überwacht und betreut. Der Arzt berät ihn außerdem 10 Minuten.

____

b Die Patientin Katja Preiss hat akute Schmerzen und erhält nach einer symptombezogenen Untersuchung und Bewertung eine i.m.-Injektion mit einem Lokalanästhetikum und wird kurz beraten.

____

5 Informieren Sie sich in § 10 GOÄ: Kann der Arzt dem Privatpatienten folgende Artikel als Auslagen in Rechnung stellen?

Artikel	Ja	Nein
Einmal-Injektionsnadel		
Einmal-Infusionsbesteck		
Einmal-Handschuhe, die der Arzt bei der Punktion getragen hat		

6 Wenn Sie Verbände nach GOÄ abrechnen, welche Besonderheit müssen Sie dann in Bezug auf die GOÄ-Nr. 1 und/oder 5 beachten?

____

____

7 Mit welchen GOÄ-Nrn. stellen Sie die folgenden Leistungen in Rechnung?

a Herr Paulo Fernandes ist auf dem Weg vom Supermarkt zu seiner Wohnung mit dem Fahrrad gestürzt. Dabei hat er versucht, sich mit der Hand abzustützen. Mit starken Schmerzen kommt der Privatpatient nun in die Praxis und wird vom Arzt untersucht und beraten. Es besteht der Verdacht einer handgelenknahen Unterarmfraktur. Zur radiologischen Abklärung und Behandlung muss Herr Fernandes überwiesen werden. Der Arzt legt aber mit Unterstützung seines MFA noch einen Schienenverband an.

____

b Wegen bestehender Schmerzen nach dem Joggen legt der Arzt seinem Privatpatienten Arno Berger nach der symptombezogenen Untersuchung einen Tape-Verband zur Stabilisierung des Sprunggelenks an. Er berät ihn kurz.

8 Nach der ausführlichen Beratung und symptombezogenen Untersuchung erhält die selbstständige Architektin Cristina Ribeiro (Privatpatientin) eine Infrarot-Behandlung. Wie stellen Sie die Leistungen nach GOÄ in Rechnung?

Abrechnung nach EBM
→ LA S. 158
Abrechnung nach GOÄ
→ LA S. 160

Abrechnung nach EBM und GOÄ

In einer Hausarztpraxis müssen die erbrachten Leistungen sowohl nach EBM als auch nach GOÄ abgerechnet werden.

1 In der Hausarztpraxis. Rechnen Sie ab.

Fallbeschreibung	Abrechnung nach EBM	Abrechnung nach GOÄ*
Die Patienten Olga Beck erhält zur Schmerzbehandlung einer Lumbago 3-mal Diclofenac® i.m.		
Der Patient Luke Vogel erhält eine Auffrischimpfung gegen FSME.		
Die Patientin Emma Titze kommt 2-mal in der Woche zur s.c.-Infusion. Dauer: 20 Minuten.		
Der Patient Günther Pohl erhält i.v. eine 500-ml-NaCl-Infusion, die über 40 Minuten einläuft.		
Der Patient Christoph Habel kommt im Notdienst in die Praxis und erhält eine Infusion mit einer Glukoselösung i.v. über 20 Minuten. Drei Tage später kommt er in die Sprechstunde und klagt über Migräne.	01210	

* + Auslagen nach § 10 GOÄ

2 In der Hausarztpraxis.
a Rechnen Sie ab:

Fallbeschreibung	Abrechnung nach EBM	Abrechnung nach GOÄ
Die Patientin Erna Pfeifer kommt am 03.01. in die Sprechstunde. Der Arzt diagnostiziert eine akute Sinusitis und verordnet 5-mal Infrarotbehandlungen.		
Der Patient Werner Keller erhält aufgrund einer Achillessehnenentzündung 6-mal Reizstrombehandlungen.		
Der Patient Steffen Oswald kommt zur Iontophorese aufgrund seines Karpaltunnelsyndroms. Er erhält 12 Anwendungen.		
Die Patientin Jenny Benjamin kommt mit starken Rückenschmerzen in die Sprechstunde. Der Arzt diagnostiziert Myogelosen in beiden Schulterbereichen und der seitlichen Halsmuskulatur. Er verordnete 6-mal Mikrowellenbehandlung mehrerer Körperareale.		
Die Patientin Anna Petrovsky hat seit mehreren Jahren Inkontinenzbeschwerden aufgrund einer Gebärmuttersenkung und einer schlaffen Beckenbodenmuskulatur. Der Arzt verordnet ihr 6-mal Gezielte Elektrotherapie.		

Fallbeschreibung	Abrechnung nach EBM	Abrechnung nach GOÄ
Die Patientin Beate Sauer erscheint mit einer akuten Lumboischialgie links in der Sprechstunde. Nach einer ausführlichen Beratung (12 Minuten) und einer symptombezogenen Untersuchung erhält Frau Sauer eine Infusion mit einem Schmerzmittel, die 25 Minuten dauert. Eine AU lehnt Frau Sauer ab. 1. APK im Behandlungsfall.		
Der Patient Murat Özer kommt mit Wirbelsäulenbeschwerden in die Praxis. Der Arzt führt eine vollständige Untersuchung des Stütz- und Bewegungsapparates durch, berät Herrn Özer über Wirbelsäulentraining und verabreicht eine i.v.-Injektion. Anschließend erhält Herr Özer eine Mikrowellenbehandlung. 1. APK im Behandlungsfall.		
Die Patientin Esmeralda Voss klagt über unklare Muskelschmerzen im rechten Oberschenkel. Nach der Beratung und symptombezogenen Untersuchung bittet der Arzt Sie, bei Frau Voss eine Heißlufttherapie durchzuführen und eine Magnesiuminfusion über 45 Minuten vorzubereiten. 1. APK im Behandlungsfall.		

b Für den Patienten Steffen Oswald benötigen Sie für die Iontophoresen Voltaren forte Gel. Wie beziehen Sie diese bzw. rechnen Sie diese ab?

EBM: ____________________

GOÄ: ____________________

3 Ergänzen Sie die Tabelle. Recherchieren Sie auch im Internet.

Diese Anwendung …	… kann bei folgenden Erkrankungen eingesetzt werden:	Abrechnung nach EBM	Abrechnung nach GOÄ
Wärmetherapie	z. B. Heißluft- oder Mikrowellenbehandlung: bei chronischen Entzündungen, verbessert die Durchblutung bei Verspannungen (Verhärtungen, anhaltender Muskeltonus), Arthrosen, chronischen Gelenkentzündungen		
Kältetherapie	Kryotherapie genannt, z. B. bei Prellungen, Zerrungen, Fersensporn, Tennisarm; Ganzkörper-Kryo z. B. bei Fibromyalgie, Neurodermitis, Morbus Bechterew, Psoriasis		
Elektrotherapie	Chronische Nerven-, Muskel- oder Gelenkschmerzen, z. B. bei Arthritis, Migräne, Schmerzen nach einer OP etc.		
Infrarotbehandlungen	Rheumatische Erkrankungen, Arthrosen, Myalgie, Myogelosen; im HNO-Bereich z. B. bei Sinusitis		
Reizstrombehandlungen	Schmerzen des Bewegungsapparates, z. B. Achillessehnenentzündung, Neuralgien		
Iontophorese	Rheuma, akute postoperative Schmerzen		
Gezielte Elektrostimulation / Elektrotherapie	bei spastischen und/oder schlaffen Lähmungen		

4 Aufgabe zur Weiterarbeit: Stellen Sie die Ziffern zur Abrechnung von Leistungen bei Erkrankungen des Bewegungsapparates nach EBM und nach GOÄ in einer Tabelle gegenüber.
Zum Beispiel:

Leistung	EBM	GOÄ
Infusion über 30 Minuten	…	…
…	…	…

5 a Bilden Sie aus den Wortteilen die entsprechenden Lösungswörter. Aus den markierten Feldern ergibt sich am Ende ein Lösungswort.

aku – e – fango – gat – geneh – in – intra – ionto – jektion – kapitel – migung – muskulaer – obli – packung – pflas – phorese – punktur – schmer – ter – zen

1			J											
2						P								
3				A										
4					U									
5						R								
6														
7			N											
8														
9				I				–						
10					A									

1 Einbringen einer Substanz in einen Körper mit Kanüle und Spritze
2 Zusätzliche Anwendung, insbesondere bei Massagen
3 Kleiner Verband, der in der GOP 03000 enthalten ist
4 Leistung, bei der feine Nadeln in bestimmten Punkten des Körpers eine therapeutische Behandlung darstellen
5 Symptom bei Patienten, das häufig mit Leistungen aus LF 4 behandelt wird
6 Eine Leistung, die erbracht werden muss, damit die GOP abgerechnet werden kann, ist …
7 Anwendung, bei der mittels schwachem Gleichstrom ein Medikament durch die Haut gebracht wird
8 Für viele Leistungen benötigt der Vertragsarzt von seiner KV eine …, um diese abrechnen zu können.
9 Physikalisch-technische Leistungen stehen in der GOÄ im …
10 i. m. bedeutet …

Lösungswort: ____________________

b Notieren Sie für das Lösungswort:

(1) Die GOP aus dem EBM : __________
(2) Die GOÄ-Nrn. aus der GOÄ – worin unterscheiden sich diese?

____

____

____

6 Die Privatpatientin Renate Weyland kommt mit starken Rückenschmerzen erstmalig in die Sprechstunde. Nach der vollständigen Untersuchung des Stütz- und Bewegungsapparates und einer Beratung durch den Arzt erhält sie eine i.m.-Injektion und eine Infrarotbehandlung. Welche Abrechnung ist richtig?

A. 1 – 5 – 250 – 535
B. 1 – 7 – 253 – 531
C. 3 – 5 – 252 – 539
D. 3 – 7 – 252 – 536
E. 1 – 7 – 252 – 538

LF 5 Zwischenfällen vorbeugen und in Notfallsituationen Hilfe leisten

Themenschwerpunkte:
- Abrechnung von Hausbesuchen und ärztlichen Leistungen außerhalb der Sprechstunde
- Abrechnung von Notfällen und organisiertem Not-(fall)dienst
- Abrechnung von Palliativ- und Schmerzpatienten
- Abrechnung von Todesfeststellungen
- Laborabrechnung
- Abrechnung zu Erkrankungen der Atemwege

1 Abrechnung von Hausbesuchen, Not- und Notdienstfällen nach EBM

Hausbesuche
→ LA S. 166

Routinebesuche, Hausbesuche

Viele Hausärzte führen Hausbesuche durch.

1 Überlegen Sie, welche Hausbesuchsziffer (GOP 01410 bis GOP 01418) abgerechnet wird. Lesen Sie im EBM nach.

Besuch	GOP
1 Dringender Besuch, unverzüglich ausgeführt, samstags um 18 Uhr.	
2 Besuch im Altenheim, mittwochs um 16 Uhr während der Besuchstour.	
3 Dringender Besuch aus der Sprechstunde heraus, montags um 11 Uhr.	
4 Dringender Besuch, unverzüglich ausgeführt, am Freitagabend nach der Sprechstunde um 20 Uhr.	
5 Mitbehandlung eines Familienangehörigen zu Aufgabe 4.	
6 Besuch im Altenheim dienstags um 14 Uhr, der vormittags um 9 Uhr angefordert wurde.	
7 Mitbehandlung eines Patienten im gleichen Zimmer wie Aufgabe 6.	
8 Besuch im organisierten Notdienst sonntags um 5 Uhr.	
9 Dringender Besuch, unverzüglich ausgeführt, am 31.12. um 3 Uhr.	
10 Dringender Besuch, unverzüglich ausgeführt, an Ostersonntag um 12 Uhr.	
11 Dringender Besuch im Altenheim, unverzüglich ausgeführt, am Donnerstag um 0 Uhr.	
12 Besuch eines Kranken im Rahmen der normalen Besuchstour, dienstags um 16:30 Uhr.	

2 Vergleichen Sie: Was bedeutet „dringend" bei einem Hausbesuch nach den GOP 01411 und 01412 im Unterschied zur GOP 01415? Begründen Sie die unterschiedlichen Bedeutungen von „dringend".

3 Welche Gebührenordnungspositionen kommen für Hausbesuche in einem Pflegeheim in Frage?

____

____

4 In welchen Fällen darf keine Versichertenpauschale neben einem Hausbesuch abgerechnet werden?

____

____

5 Lösen Sie die folgenden Fälle, eingeschränkt auf Versichertenpauschalen, Besuche und Wegepauschalen.

a Geplanter Besuch wochentags um 16 Uhr in einer studentischen Wohngemeinschaft. Der Arzt behandelt drei Patienten. 1. Arzt-Patienten-Kontakte im Quartal. Entfernung: 1,5 km Luftlinie.

Patient 1 (24 Jahre): ______________________________

Patient 2 (23 Jahre): ______________________________

Patient 3 (20 Jahre): ______________________________

b Dringender Hausbesuch bei Herrn und Frau Rabe am Sonntag um 22:00 Uhr. 1. Arzt-Patienten-Kontakt im Quartal (kein ärztlicher Bereitschaftsdienst). Entfernung: 5,5 km Luftlinie.

Herr Rabe: ______________________________

Frau Rabe: ______________________________

c Herr Amsel (54 Jahre) ruft um 20 Uhr seinen Hausarzt wegen eines akuten Asthmaanfalls an. Der Arzt fährt unverzüglich los. 1. Arzt-Patienten-Kontakt im Quartal. Entfernung: 3 km Luftlinie.

Herr Amsel: ______________________________

d Geplanter Besuch wochentags um 18 Uhr in einem Zweifamilienhaus. Im Erdgeschoss werden Herr und Frau Meise behandelt. Im 1. Stock wird bei Frau Kolibri ein Ganzkörperstatus durchgeführt. 1. Arzt-Patienten-Kontakte im Quartal. Entfernung: 4,5 km Luftlinie.

Herr Meise (58 Jahre): ______________________________

Frau Meise (53 Jahre): ______________________________

Frau Kolibri (45 Jahre): ______________________________

e Geplanter Besuch wochentags um 17 Uhr in einem Mehrfamilienhaus. Im Erdgeschoss besucht der Arzt das Ehepaar Nachtigall. 1. Arzt-Patienten-Kontakt im Quartal. Im ersten Stock wird Herr Adler besucht. Herr Adler wurde bereits in diesem Quartal vom Arzt behandelt. Im Dachgeschoss werden Frau Falke und ihre beiden Kinder ärztlich versorgt (1. Arzt-Patienten-Kontakt im Quartal). Entfernung: 0,5 km Luftlinie.

Erdgeschoss: Herr Nachtigall: ______________________________

Frau Nachtigall: ______________________________

1. Stock: Herr Adler: ______________________________

Dachgeschoss: Frau Falke: ______

Kind 1: ______ Kind 2: ______

6 Dienstag: Die Ärztin fährt nach Sprechstundenende nach Hause zum Abendessen, von dort aus besucht sie, wie vereinbart, eine Patientin, die nach einem Verkehrsunfall seit Kurzem im Rollstuhl sitzt. Es ist 19:30 Uhr. Es handelt sich um den 1. persönlichen Arzt-Patienten-Kontakt im Quartal. Die Entfernung von der Praxis zur Patientenwohnung beträgt 1,3 km. Von der Wohnung der Ärztin sind es 3,1 km. Rechnen Sie nach EBM ab.

______

7 Die Ärztin besucht ein Ehepaar am Mittwoch um 14:00 Uhr. Beide leiden unter einer schweren Magen-Darm-Infektion. Sie wohnen 2 km entfernt und fühlen sich nicht in der Lage, in die Praxis zu kommen. Für beide ist es der 1. persönliche Arzt-Patienten-Kontakt im Quartal. Rechnen Sie nach EBM ab.

Ehepartner 1: ______

Ehepartner 2: ______

8 Die Ärztin führt drei geplante Hausbesuche im Altenheim an einem Samstag um 14:00 Uhr durch. Die Patientinnen sind Bewohner derselben Station. Die Stationsleitung hatte die Ärztin um 8:00 Uhr, zu Sprechstundenbeginn, gebeten, die Hausbesuche noch am Samstag durchzuführen. Entfernung 1,5 km. Rechnen Sie nach EBM ab.

Fallbeispiele	Abrechnung
Patientin 1: Diabetes mellitus (E.11.-), 2. persönlicher Arzt-Patienten-Kontakt im Quartal	
Patientin 2: Alzheimer-Demenz (G30.-), 1. persönlicher Arzt-Patienten-Kontakt; geriatrisches Basisassessment wurde im letzten Quartal durchgeführt	
Patientin 3: Alzheimer-Demenz, 3. persönlicher Arzt-Patienten-Kontakt, Koordination therapeutischer und pflegerischer Maßnahmen im Zusammenhang mit der Demenz; geriatrisches Basisassessment wurde im letzten Quartal durchgeführt	

9 Die Ärztin besucht regelmäßig mittwochs um 15:00 Uhr ihre Patientin Frau Gertrud Lehmann und deren Lebensgefährten Herrn Herbert Wenzel. Der Mann leidet unter einer hochgradigen Herzinsuffizienz (I50.–). Der Frau wurde wegen ihres Diabetes mellitus (E11.-) das rechte Bein bis zum Knie abgenommen. Beide werden durch einen Pflegedienst versorgt. Die Entfernung zur Praxis beträgt 2,3 km. An diesem Mittwoch ist es für die Frau der 1. und für den Mann der 2. persönliche Arzt-Patienten-Kontakt im Quartal. Zwei Tage zuvor wurde bei Herrn Wenzel die GOP 03000 und die 03220 (I50.-G) und der Hausbesuch nach 01410 (mit Wegepauschale) abgerechnet. Beide werden von der Ärztin eingehend beraten. Bei Frau Lehmann dauert das Gespräch 12 Minuten, bei Herrn Wenzel 8 Minuten. Rechnen Sie nach EBM ab.

Frau Lehmann: ______

Herr Wenzel: ______

10 Am Samstag um 10:00 Uhr bittet die Stationsleistung eines Altenheims telefonisch um einen Besuch bei einer Patientin. Die Ärztin beendet ihre Samstagssprechstunde und fährt um 13:00 Uhr in das 4,8 km entfernte Heim. Für die Patientin ist es der 1. persönliche Arzt-Patienten-Kontakt. Rechnen Sie nach EBM ab.

______

11 Aufgabe zur Weiterarbeit: Informieren Sie sich zu den Hausbesuchsleistungen in Ihrer Praxis: Gibt es feste Besuchszeiten, wer führt die Besuche durch, betreuen Sie z. B. ein Pflegeheim usw.?

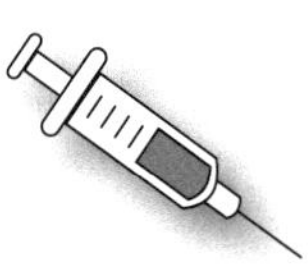

12 Markieren Sie die Zeiten gelb, die zur GOP 01411 passen, und blau, die zur GOP 01412 passen.

Mi, 21:00 Uhr	Sa, 21:00 Uhr	25.12., 10:30 Uhr	Do, 23:45 Uhr

13 Es ist Samstag 10:00 Uhr: Während der Sprechstunde wird die Ärztin zu einem dringenden Besuch zweier Patientinnen (beide Dauerdiagnose u. a. Hypertonie: I10.-) gerufen, die in einem beschützenden Wohnheim leben. Sie sind Zimmernachbarinnen. Die Stationsleitung hat diesen Besuch für beide angefordert. Die Ärztin führt den Besuch um 11:00 Uhr durch. Für beide Patientinnen ist es der 1. persönliche Arzt-Patienten-Kontakt im Quartal. Die Entfernung zum Pflegeheim beträgt 1 km. Rechnen Sie nach EBM ab.

Patientin 1: ______________________________

Patientin 2: ______________________________

14 Montag: Die Ärztin führt einen dringenden Hausbesuch bei ihrer Patientin Frau Anna Popow durch. Deren Tochter ruft um 10:00 Uhr während der Sprechstunde an und die Ärztin bricht sofort auf, da die Patientin einige Stufen vor ihrem Haus gestürzt ist. Sie ist nach einem Herzinfarkt u. a. mit einem oralen Antikoagulanz (Z92.-) eingestellt. Sie wohnt nur 800 m von der Praxis entfernt. Es handelt sich um den 1. persönlichen Arzt-Patienten-Kontakt im Quartal.
Da die ältere Dame sich weigert, sich ins Krankenhaus einweisen zu lassen, entscheidet die Ärztin, sie unter Aufsicht ihrer Tochter zu lassen und einen erneuten Hausbesuch um 12:00 Uhr (nach Sprechstundenende) zu fahren. Deshalb untersucht sie die Frau erneut und überzeugt sie, sich doch ins Krankenhaus einweisen zu lassen. Die Patientin hat mittlerweile Schmerzen bekommen und stimmt zu.
Rechnen Sie nach EBM ab.

____

____

15 Die 82-jährige Patientin Liesel Diehl stürzt auf dem Weg in die Sprechstunde auf dem Gehsteig vor der Praxis auf die Hüfte. Die Ärztin eilt zu Hilfe. Es ist Montag, 09:00 Uhr und der 3. persönliche Arzt-Patienten-Kontakt im Quartal. Rechnen Sie nach EBM ab.

____

Besuche durch MFA und NäPa
→ LA S. 169

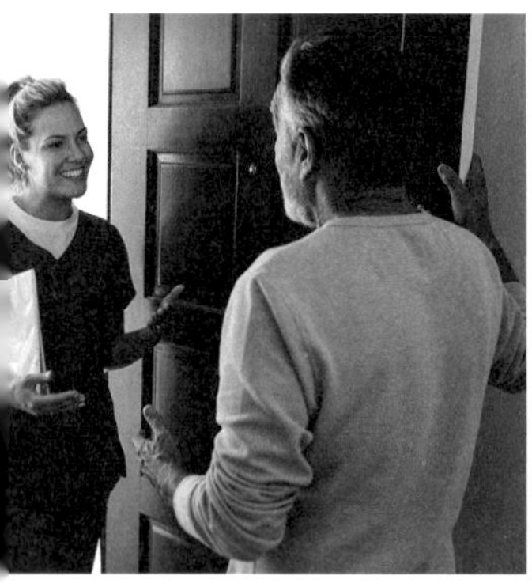

Besuche durch MFA und NäPa

1 Jede ausgelernte MFA und besonders qualifizierte Nichtärztliche Praxisassistentinnen dürfen Hausbesuche übernehmen. Notieren Sie 5 allgemeine Regeln, die für diese Besuche und die Abrechnung nach EBM gelten.

____

____

____

____

____

2 Die NäPa Frau Elif Berat (mit KV-Genehmigung) führt am Dienstag um 13:00 Uhr einen Hausbesuch bei einer Patientin im Auftrag der Ärztin durch. Rechnen Sie nach EBM ab.

____

3 Die ausgelernte MFA Frau Nadja Pilz führt am Freitag um 10:00 Uhr einen Hausbesuch bei einem älteren Ehepaar zu Hause durch. Rechnen Sie nach EBM ab.

Patient 1: ___________ Patient 2: ___________

4 a Schreiben Sie die Abrechnungsziffern auf und notieren Sie den Betrag, der im aktuellen EBM steht.

Fallbeispiel	Abrechnungsziffern	Betrag
Erster Besuch in einer Familie, MFA hat NäPa-Qualifikation, Praxis hat NäPa-Genehmigung.		
Erster Besuch in einer Familie, MFA hat keine NäPa-Qualifikation, Praxis hat NäPa-Genehmigung.		
Erster Besuch in einer Familie, MFA hat keine NäPa-Qualifikation, Praxis hat keine NäPa-Genehmigung.		
Mitbesuch in einer Familie, MFA hat NäPa-Qualifikation, Praxis hat NäPa-Genehmigung.		
Mitbesuch in einer Familie, MFA hat keine NäPa-Qualifikation, Praxis hat NäPa-Genehmigung.		
Mitbesuch in einer Familie, MFA hat keine NäPa-Qualifikation, Praxis hat keine NäPa-Genehmigung		
Erster Besuch im Altenheim bei zwei Patienten zum Verbandwechsel. MFA hat keine NäPa-Qualifikation, Praxis hat keine NäPa-Genehmigung. Entfernung 3 km Luftlinie.		

b Formulieren Sie einen Merksatz.

____

____

Palliativmedizin und Schmerztherapie

Palliativmedizin und Schmerztherapie
→ LA S. 170

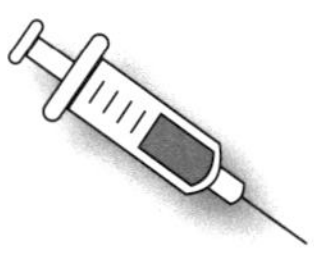

Viele Hausärzte betreuen Schmerzpatienten. Aber auch die palliativmedizinische Versorgung für ihre eigenen Patienten fällt in ihren Aufgabenbereich.

1 Für welche Patienten können die palliativmedizinischen Zuschläge nach EBM abgerechnet werden? Nennen Sie ein Beispiel für ein Krankheitsbild aus Ihrer Praxis.

____

____

____

____

2 Ergänzen Sie die jeweiligen Zuschläge für die palliativmedizinische Betreuung.

03000 + ___________ 01410 oder 01413 + ___________

01411, 01412 oder 01415 + ___________

3 Welche Leistung kann man mit folgenden Gebührenordnungspositionen abrechnen?

GOP	Leistung
GOP 03370	
GOP 01425	
GOP 01426	
GOP 30712	

4 Nennen Sie Beispiele für Diagnosen, die eine spezielle schmerztherapeutische Behandlung benötigen, für die die Ärztin die GOP 30700ff. abrechnen kann.

5 Suchen Sie die GOP 30700 aus dem EBM heraus und überlegen Sie, ob sie neben der GOP 03000 abgerechnet werden darf.

6 Welche Akupunktur-Leistungen können aktuell nach EBM abgerechnet werden? Nennen Sie ein Beispiel.

Kooperationsverträge mit Alten- und Pflegeheimen
→ LA S. 171

Kooperationsverträge mit Alten- und Pflegeheimen

Kooperationsverträge mit Alten- und Pflegeheimen sollen die Versorgung der Bewohner verbessern.

1 Was wird in den Kooperationsverträgen mit Alten- und Pflegeheimen beispielsweise geregelt?

2 Für welche besondere Aufgabe kann die Ärztin die GOP 37100 abrechnen?

3 Ergänzen Sie den jeweiligen Zuschlag aus dem Kooperationsvertrag mit dem Alten- und Pflegeheim.

Leistung	GOP
Besuch im Pflegeheim durch Hausarzt, 1. persönlicher Arzt-Patienten-Kontakt im Quartal	
Mit-Besuch im Pflegeheim durch Hausarzt, 1. persönlicher Arzt-Patienten-Kontakt im Quartal	
2., 3., 4. usw. Mit-Besuch im Pflegeheim durch Hausarzt	
Altenheimbewohner kommt in die Praxis, 1. persönlicher Arzt-Patienten-Kontakt im Quartal	

4 Die an der Versorgung eines Patienten Beteiligten können sich im Rahmen einer Videokonferenz zu dessen Versorgung abstimmen.

a Mit welcher GOP wird diese Videofallkonferenz dann abgerechnet?

___

b Vertreter welcher Berufe können an einer solchen Videofallkonferenz z. B. teilnehmen?

___

Inanspruchnahme der Ärztin zu Unzeiten

Inanspruchnahme der Ärztin zu Unzeiten
→ LA S. 171

Leistungen außerhalb der üblichen Sprechstundenzeiten werden besonders vergütet.

1 01100, 01101 oder 01102 – Überlegen Sie, welche Ziffer abgerechnet wird, und kreuzen Sie an. Überlegen Sie für die Aufgaben, in denen keine dieser GOP abgerechnet werden kann, warum das so ist.

Fallbeispiel	01100	01101	01102
Unvorhergesehene Inanspruchnahme am Montag um 21 Uhr			
Unvorhergesehene Inanspruchnahme am Montag um 23 Uhr			
Unvorhergesehene Inanspruchnahme am Sonntag um 15 Uhr			
Unvorhergesehene Inanspruchnahme am Sonntag um 22 Uhr			
Sprechstunde am Samstag, Patient um 8 Uhr einbestellt			
Unvorhergesehene Inanspruchnahme am Montag um 6:45 Uhr während der Sprechstunde			
Unvorhergesehene Inanspruchnahme am Donnerstag um 19:30 Uhr während der Sprechstunde			
Unvorhergesehene Inanspruchnahme am Samstag um 10 Uhr während des organisierten Notdienstes			
Unvorhergesehene Inanspruchnahme in der Samstagssprechstunde um 10 Uhr			
Unvorhergesehene Inanspruchnahme am Samstag um 24 Uhr (kein Notdienst)			
Unvorhergesehene Inanspruchnahme am Montag um 21 Uhr telefonisch			

2 Wann dürfen die GOP 01100 und 01101 nicht abgerechnet werden, obwohl eine Patientin die Ärztin zu ungewöhnlichen Zeiten (z. B. am Wochenende, abends) kontaktiert?

___

___

___

3 Rechnen Sie ab. Notieren Sie die GOPs in der freien Spalte.

Fallbeispiel	Abrechnung
Herr Peter Schneider (55 J.) stellt sich mittwochs in der Sprechstunde mit Fieber und Husten vor. 1. Arzt-Patienten-Kontakt im Quartal.	
Zwei Tage später sucht Herr Schneider den Arzt nach Ende der Sprechstunde um 20 Uhr wegen starker Migräne auf.	
Frau Sandra Kommann (35 J.) sucht am Ostermontag um 20:30 Uhr unvorhergesehen ihren Hausarzt wegen starker Oberbauchschmerzen auf. 1. Arzt-Patienten-Kontakt im Quartal.	
Am nächsten Tag erscheint sie in der Sprechstunde, um ihre Beschwerden abklären zu lassen.	

4 Rechnen Sie die Fälle nach EBM ab.

Fallbeispiel	**Abrechnung**
Die Hausärztin hält sich am Donnerstag Abend nach Sprechstundenende noch in ihrer Praxis auf. Um 19:45 Uhr ruft ihre langjährige Patientin Frau Kathrin Seifert an und die Ärztin berät sie telefonisch.	
Mittwoch, 16:00 Uhr, es ist keine Sprechstunde: Die Ärztin ist zufällig in ihrer Praxis anwesend. Eine Patientin klingelt, die einen Fahrradunfall (privater Unfall) nur wenige Meter entfernt hatte, um sich „verarzten" zu lassen.	
Die Allgemeinmedizinerin Dr. Hannah Doll erhält am Sonntag um 21:30 Uhr einen Anruf von ihrer Patientin, die auch ihre Nachbarin ist. Die Ärztin ist zu Hause, hat selbst keine Bereitschaft und empfiehlt der Nachbarin wegen V. a. Otitis media den Bereitschaftsdienst aufzusuchen.	
Am Mittwoch beginnt die Sprechstunde um 7:00 Uhr. Die Patientin Irmgard Gerold klingelt um 6:30 Uhr an der Praxistür. Wegen akuter Vergiftungserscheinungen, unter anderem Übelkeit und Erbrechen, wird sie sofort behandelt. Frau Gerold ist zwar praxisbekannt, weil sie seit Jahren wegen ihrer Hypertonie (I10.-G) in Behandlung ist. Es ist der 1. persönliche Arzt-Patienten-Kontakt im Quartal. Da ihr Zustand sich nicht bessert, konsultiert sie die Ärztin am selben Tag um 19:15 Uhr nach Sprechstundenende erneut persönlich in der Praxis. Am Donnerstag stellt sie sich regulär um 09:00 Uhr in der Sprechstunde vor.	

5 Zu welchen GOP muss im EBM die GOP 03030 statt der 03000 abgerechnet werden?

____

6 Welche Möglichkeiten haben Sie, Notfälle außerhalb des organisierten Notfalldienstes abzurechnen? Markieren Sie alle GOP, die innerhalb der Sprechstunde abgerechnet werden, mit Rot; alle die außerhalb der Sprechstunde abgerechnet werden, mit Grün.

01101	03000	01100	01411	01415	01412

7 Wer bin ich? Tragen Sie die passenden GOP in die Kästchen ein.

A Mich rechnen Sie ab, wenn ein Patient an einem Wochentag ohne Termin in der Sprechstunde erscheint.
B Mich rechnen Sie ab, wenn ein Patient am Samstag einbestellt wurde.
C Mich rechnen Sie ab, wenn die Ärztin unerwartet aus der Sprechstunde heraus einen Hausbesuch durchführen muss.
D Mich rechnen Sie ab, wenn der Arzt am Sonntag um 16:00 Uhr unvorhergesehen konsultiert wird.
E Mich rechnen Sie ab, wenn die Ärztin am Sonntag um 22:30 Uhr unvorhergesehen eine telefonische Beratung durchführen muss, da sich ein Patient bei ihr meldet.

A					
B					
C					
D					
E					

Die Lösung ergibt sich, von unten nach oben gelesen. Die Zahlen stehen für folgende Buchstaben: 0 = P, 1 = R, 2 = F, 3 = I, 4 = O.

Lösungswort: ___________

Abrechnung von Notfallbehandlungen

Abrechnung von Notfallbehandlungen nach EBM, Reanimationskomplex
→ LA S. 172

1 a In welchem Fall dürfen Sie die Versichertenpauschale 03000 neben der GOP 01210 bzw. 01212 abrechnen?

____

b Was müssen Sie beachten, wenn Sie die Zuschläge 01223, 01224, 01226 im Notdienst berechnen?

____

____

____

____

2 Welche Voraussetzungen müssen für die Berechnung der GOP 01205 und 01207 im organisierten Notfalldienst beachtet werden?

____

____

____

____

3 Suchen Sie jeweils 2 Diagnosen aus dem EBM heraus, die die Abrechnung der GOP 01223, 01224 und 01226 im organisierten Notfalldienst rechtfertigen.

____

____

4 a Rechnen Sie die Fälle nach EBM ab.

Fallbeispiele	
Eine Patientin stellt sich im Notdienst (Mittwoch, 16:30 Uhr) wegen starker Rückenschmerzen vor. Sie wird behandelt. Es ist der 1. persönliche Arzt-Patienten-Kontakt im laufenden Quartal. Die Patientin ist praxisbekannt und schon seit einigen Jahren wegen ihres chronischen Rückenleidens in Behandlung (Dauerdiagnose: M51.-G). Am folgenden Donnerstag erscheint sie erneut um 08:00 Uhr in der Sprechstunde und die Behandlung wird fortgesetzt. Die Ärztin berät sie unter anderem 12 Minuten krankheitsbezogen.	
Eine Patientin erscheint am Sonntag um 10:00 Uhr im Notdienst. Schnell stellt sich heraus, dass es sich um keinen echten Notfall handelt. Die MFA vereinbart mit ihr einen Termin zu den regulären Sprechzeiten.	
Es ist Mittwoch und die Patientin wird um 20:00 Uhr in der Notfallambulanz des nicht an der vertragsärztlichen Versorgung teilnehmenden Krankenhauses behandelt. Sie wurde in diesem Quartal noch nicht ärztlich versorgt.	

b Herr Stefan Weiß erhält sonntags um 16 Uhr in der Notfallambulanz eine Infusion und ein Rezept über Schmerzmittel. Streichen Sie falsche GOP durch.
16 Uhr: 01210 – 01212 – 02100 – 03030

5 Die Praxis hat am Wochenende Notdienst. Am Samstag wird die Ärztin um 22:30 Uhr in die Wohnung der Patientin Doris Lorenz gerufen. Entfernung 12 km. Es ist der 1. persönliche Arzt-Patienten-Kontakt im Quartal. Die Ärztin ruft von dort aus einen Rettungswagen, der die Patientin in die Klinik bringt, und wartet gemeinsam mit der Patientin 10 Minuten.

a Rechnen Sie nach EBM ab.

____

b Warum rechnet die Ärztin nicht die GOP 01440 ab, wenn sie gemeinsam mit der Patientin auf den Rettungswagen wartet?

____

c Wie müsste der Fall weitergehen, wenn die Ärztin zusätzlich noch die 01416 abrechnen würde?

____

6 Die Praxis hat am Sonntag organisierten Notfalldienst. Um 22:00 Uhr stellt sich die 72-jährige Patientin Marina Witt vor. Sie ist in der Praxis bekannt und seit Jahren wegen ihres metabolischen Syndroms in Dauerbehandlung. Sie stellt sich wegen „starker Bauchschmerzen" vor, die sich nach der ärztlichen Anamnese und Untersuchung aber als atypische Zeichen eines Herzinfarktes herausstellen. Der Notarzt wird alarmiert. Währenddessen erleidet die Patientin einen Herzstillstand. Das Praxisteam beginnt sofort mit der Herz-Lungen-Wiederbelebung. Die Notärztin trifft nur wenige Minuten später ein und übernimmt die Behandlung.

a Rechnen Sie nach EBM ab.

____

b Die Zuschläge GOP 01221 und 01222 wurden in diesem Fall nicht abgerechnet. Warum?

____

____

7 Auf welchem Formular erfolgt die Abrechnung der Leistungen, die im organisierten Notfalldienst erbracht wurden?

____

8 Ordnen Sie zu: Welche GOP passt zu welcher Situation?

A	Patient hat sich beim Heimwerken den rechten Daumen mit der Tischkreissäge abgetrennt, erscheint mit dem abgetrennten Körperteil in der Sprechstunde. 1. Arzt-Patienten-Kontakt im Quartal.	**1**	GOP 01100 oder GOP 01101
B	Nachbar und Patient des Arztes klingelt regelmäßig abends oder am Wochenende an der Privatwohnung, wenn er ärztlichen Rat sucht.	**2**	keine Abrechnung möglich
C	Ein Arzt wird zu Patienten mit Verdacht auf Apoplex gerufen; dazu muss er seine Sprechstunde unterbrechen.	**3**	GOP 01210 etc.
D	Eine Ärztin ist am kommenden Wochenende für den organisierten Notfalldienst eingeteilt.	**4**	GOP 01412
E	Amtsarzt (Gesundheitsamt) leistet auf dem Weg zur Arbeit einem Verunfallten Erste Hilfe.	**5**	GOP 03000
F	Patient erscheint beim Vertreter seines Hausarztes in der Sprechstunde, da er eine Krankschreibung (AU) benötigt. 1. Arzt-Patienten-Kontakt im Quartal.		

2 Abrechnung von Hausbesuchen nach GOÄ

Abrechnung von Hausbesuchen, Notfallbehandlungen nach GOÄ; Todesfeststellung
→ LA S.177

Die Hausärztin besucht auch ihre Privatpatientinnen.

1 Nennen Sie Besonderheiten bei der Abrechnung von Hausbesuchen in der GOÄ im Vergleich zum EBM.

2 Was müssen Sie beachten, wenn der Arzt mehrere Hausbesuche an einem Tag bei einem Patienten durchführt?

3 Fassen Sie zusammen: Welche Leistungen können Sie bei einem Besuch abrechnen?

4 Welche Zuschläge können Sie zu den Hausbesuchen abrechnen? Welche Zuschläge sind dabei kombinierbar?

Zuschläge	
mögliche Kombinationen	

5 Was müssen Sie bei der Abrechnung von Gefälligkeits- und Gelegenheitsbesuchen beachten?

6 Welche Regel gilt für die Zuschläge bei Besuchen eines weiteren Kranken nach der GOÄ-Nr. 51?

7 Schlagen Sie in der GOÄ das Wegegeld nach und vervollständigen Sie.

Entfernung	______ Uhr – ______ Uhr	______ Uhr – ______ Uhr
bis 2 km		
bis 5 km		
bis 10 km		
bis 25 km		

8 Aufgabe zur Weiterarbeit: Informieren Sie sich zu den Regelungen zur Reiseentschädigung nach § 9 GOÄ.

9 Welchen wichtigen Unterschied gibt es zwischen dem Wegegeld (GOÄ) und der Wegepauschale (EBM)?

____

____

____

10 Überlegen Sie, in welcher Höhe Wegegeld für die einzelnen Fälle berechnet werden kann (es handelt sich ausschließlich um Privatpatienten).

Fallbeispiel	Wegegeld
Der Patient Anton Bär wohnt 1,5 km von der Praxis entfernt und wird um 15 Uhr besucht.	
Der Patient Bernd Weiß wohnt 4,5 km von der Praxis entfernt und wird um 19 Uhr besucht.	
Der Patient Carsten Beck wohnt 7 km von der Praxis entfernt und wird um 22 Uhr besucht.	
Der Patient Dieter Dorn wohnt 2 km von der Praxis entfernt und wird um 7:30 Uhr besucht.	
Der Arzt besucht Mittwochnachmittag die Patienten Emil Ernst, Frieda Sobick und Gerd Heck, die alle im Umkreis von 2 km von der Praxis entfernt wohnen, auf einer Fahrt hintereinander.	E. Ernst: ________ F. Sobick: ________ G. Heck: ________
Der Arzt besucht Mittwochnachmittag die Patienten Hans Hopf und Inge Rother, die beide im gleichen Haus in verschiedenen Wohnungen leben, das 4 km von der Praxis entfernt ist.	H. Hopf: ________ I. Rother: ________
Der Arzt besucht um 22 Uhr die Familie Jütte, in der Vater Jürgen, Mutter Jolante, Sohn Jochen und Großmutter Johanna über einen starken Magen-Darm-Infekt klagen. Der Arzt tritt seinen Besuch von seiner Wohnung, die 12 km von dem Haus der Familie Jütte entfernt ist, an; die Praxis ist von der Besuchsstelle 5 km entfernt.	
Der Arzt besucht um 15 Uhr 4 Personen im Altenheim, das 15 km von seiner Praxis und 3 km von seiner Privatwohnung, von der er den Besuch aus antritt, entfernt liegt.	

11 Geben Sie für die folgenden Beispiele (alles Privatpatienten) an, in welcher Höhe der Arzt Anspruch auf Reiseentschädigung hat.

a Der Arzt besucht die Patientin Hatice Kaya, die 35 km von der Praxis entfernt wohnt. Der Arzt legt die Strecke mit öffentlichen Verkehrsmitteln zurück. Die Fahrkarte kostet pro Strecke 18,50 Euro. Der Arzt ist insgesamt 4,5 Stunden unterwegs.

____

b Der Arzt besucht die Patientin Clara Thomas mit seinem Pkw. Die Patientin wohnt 40 km von der Praxis entfernt. Der Arzt ist insgesamt 6 Stunden und 45 Minuten Stunden unterwegs.

____

c Nach einem Anruf besucht der Arzt seine Patientin Sybille Werner mit dem eigenen Pkw an deren Urlaubort in der Schweiz. Einfache Entfernung: 160 km. Der Arzt ist insgesamt 9 Stunden 15 Minuten unterwegs.

____

d Der Arzt besucht einen seiner prominenten Privatpatienten mit dem PKW an dessen Urlaubsort in Frankreich. Einfache Entfernung 610 km. Der Arzt tritt die Reise um 17 Uhr an und übernachtet am Urlaubsort. Die Übernachtung kostet 125 Euro. Erst am späten Nachmittag des folgenden Tages ist er wieder Zuhause.

---

12 Rechnen Sie die Fälle nach GOÄ ab.

Fallbeispiel	Abrechnung
A Dienstag, 16:30 Uhr: Die Hausärztin Dr. Giulia Costa besucht am 29.04. ihre Patientin wegen eines Magen-Darm-Infekts zu Hause. Sie berät und untersucht sie symptombezogen. Es ist der 1. persönliche Arzt-Patienten-Kontakt im Behandlungsfall. Die Entfernung beträgt 2,7 km.	

a Zur Wiederholung: Wie ist der Behandlungsfall in der GOÄ definiert?

---

b Wann endet der Behandlungsfall für die Diagnose „Magen-Darm-Infekt" für diese Patientin?

---

c Angekommen der Ehemann der Frau würde die Gelegenheit nutzen, um sich wegen seiner Blutdruckwerte beraten zu lassen. Die Ärztin misst Blutdruck, berät den Patienten kurz dazu und bittet ihn, einen Termin auszumachen und in die Sprechstunde zu kommen. Was würde die Ärztin dafür abrechnen?

Fallbeispiel	Abrechnung
B Die Hausärztin besucht ein Ehepaar geplant in seiner Wohnung. Wegen ihrer eingeschränkten Mobilität können die Senioren nicht in die Praxis kommen. Sie fährt den Hausbesuch an einem Donnerstag um 14:00 Uhr von ihrer Wohnung aus. Entfernung von der Praxis: 1,2 km. Entfernung von der Wohnung 2,1 km.	
C Die ausgebildete NäPa Frau Elif Berat übernimmt an einem Donnerstag um 14:00 Uhr einen Hausbesuch für die Ärztin: Dafür fährt sie zum Verbandswechsel zu einer 2 km entfernt wohnenden Privatpatientin.	
D Die Hausärztin führt am Freitag um 16:00 Uhr nach Sprechstundenende wie üblich den Besuch bei einer Pflegeheimpatientin durch. Die Entfernung von der Praxis beträgt 0,7 km.	

Was würde sich an der Abrechnung ändern, wenn noch eine weitere Privatpatientin im Pflegeheim geplant besucht würde?

Fallbeispiel	Abrechnung
E Die Hausärztin besucht am Mittwochnachmittag die Patienten Heinz Weber, Luise Kleiner und Silvia Gomez, die alle im Umkreis von 2 km von der Praxis entfernt wohnen, auf einer Fahrt hintereinander.	
F Die Hausärztin besucht den Patienten Adam Johnson, der 7 km von der Praxis und 15 km von der Wohnung der Ärztin entfernt wohnt, am Montag um 22 Uhr. Sie fährt von zu Hause aus.	

G Die Hausärztin führt einen dringenden Hausbesuch bei dem 87-jährigen Privatpatienten Anton Zaidi durch. Dafür unterbricht sie an einem Montag um 10:30 Uhr ihre Sprechstunde. Die Entfernung zur Wohnung des Patienten beträgt 1,8 km. Sie untersucht ihn symptombezogen und befragt auch die Ehefrau, da der Patient nicht ansprechbar ist. Es besteht der Verdacht auf einen Schlaganfall. Der von der Praxis aus bereits alarmierte Notarztwagen trifft wenige Minuten später ein.

H Die Stationsleitung des Pflegeheims „Rosengarten" ruft um 10:00 Uhr in der Samstagssprechstunde an und bittet um einen Besuch für diesen Tag. Die Ärztin soll nach zwei Patientinnen sehen, die sehr unter der Sommerhitze leiden. Die Entfernung von der Praxis beträgt 2 km. Beide Patientinnen werden beraten, symptombezogen untersucht und erhalten NaCl-Infusionen i.v. (Dauer bis 30 Minuten).

I Die Hausärztin eilt ihrer 76-jährigen Patientin Elisabeth Schrader zur Hilfe, die während ihrer Sprechzeiten an einem Dienstag vor der Praxis gestürzt ist. Sie ist glücklicherweise unverletzt geblieben und kann zur gezielten symptombezogenen Untersuchung in die Praxis gebracht werden.

J Die 82-jährige Patientin Maria Meerbold ruft am 07.10. um 11:45 Uhr in der Sprechstunde an und bittet um einen dringenden Hausbesuch. Ihre Blutdruckwerte seien ungewöhnlich hoch. Die Ärztin entscheidet, dass die NäPa Frau Elif Berat den Besuch durchführt und ihr sofort telefonisch mitteilt, ob Handlungsbedarf besteht. Die Blutdruckwerte der Patientin schwanken häufig, aber nicht übermäßig. Vor Ort ermittelt die NäPA einen Blutdruckwert von 160/100 mmHg. Die Ärztin entscheidet sich daher ebenfalls für einen Hausbesuch (12:15 Uhr).

Die Patientin Frau Maria Meerbold ist eine „schwierige" Patientin, die es vor allem den Mitarbeiterinnen ihrer Ärztin nicht zutraut, ihre Symptome richtig zu deuten. Zum Glück ist Frau Berat, die NäPa, eine sehr geduldige und durchsetzungsstarke Person. Wegen dieser Erschwernisse möchte die Ärztin der Patientin allerdings die Nr. 52 GOÄ mit dem 2,3-fachen Satz in Rechnung stellen. Nehmen Sie dazu Stellung.

13 Wie ändert sich die Abrechnung, wenn die Ärztin eine Patienten nicht zu Hause antrifft, obwohl diese vorher telefonisch um den Hausbesuch gebeten hat?

Palliativmedizin und Schmerztherapie
→ LA S.179

Palliativmedizin und Schmerztherapie

Auch für privat Versicherte kann die Hausärztin palliativ- und schmerzmedizinische Leistungen in Rechnung stellen.

1 Erläutern Sie den Zusammenhang zwischen Palliativ- und Schmerzmedizin.

2 Rechnen Sie den folgenden Fall nach GOÄ ab, indem Sie die jeweiligen Nummern angeben.

Die Ärztin besucht ihren 74-Jahre alten Patienten Herrn Manfred Weiß, dem vor 6 Monaten ein kleinzelliges Bronchialkarzinom diagnostiziert wurde. Sein Gesundheitszustand ist mittlerweile so schlecht, dass er sich nur mittels Rollator kurze Strecken bewegen kann und dauerhaft auf Sauerstoffgaben angewiesen ist. Die Ärztin besucht ihn immer mittwochs um 17:00 Uhr am Ende ihrer Besuchstour zu Hause. Die Entfernung von der Praxis beträgt 4 km. Heute untersucht sie den Patienten symptombezogen und überprüft die Medikation. Außerdem führt sie ein längeres Gespräch (30 Minuten) mit dem Patienten und seiner Ehefrau: Es geht um rechtliche Angelegenheiten wie die Patientenverfügung und darum, dass die Eheleute sich mit verschiedenen Möglichkeiten für die Endphase der Erkrankung auseinandersetzen müssen, wie der Hospizpflege bzw. welche Leistungen ambulant möglich sind.

Zuschläge für Unzeiten abrechnen

Zuschläge für Unzeiten
→ LA S.179

Für die Betreuung außerhalb der „normalen" Sprechstundenzeiten sieht die GOÄ Zuschläge vor.

1 Welche Grundregeln gelten für Zuschläge?

2 Bis zu welchem Alter des Kindes dürfen die Zuschläge K1 und K2 berechnet werden?

3 Rechnen Sie die folgenden Fälle nach GOÄ ab.

Fallbeispiel	Abrechnung
Die 2-jährige Felipa Krauß kommt mit ihren Eltern an einem Samstag um 22:30 Uhr in die Praxis. Dr. Hannah Doll hat Notdienst. Der Verdacht auf eine eitrige Mandelentzündung bestätigt sich nach der vollständigen Untersuchung des HNO-Systems. Die Eltern werden kurz beraten und das Kind wird medikamentös versorgt.	
19:15 Uhr: Am Donnerstag klingelt 15 Minuten nach Sprechstundenende Frau Svenja Nowak an der Praxistür. Es ist die erste Inanspruchnahme im Quartal. Sie gibt an, unter starken Schmerzen im Lendenwirbelbereich zu leiden. Die Ärztin berät sie ausführlich (12 Min.) zur Notwendigkeit einer Gewichtsabnahme und der Teilnahme an einer Rückenschule, versorgt sie mit einem Schmerzmittel (i.m.-Injektion), bittet um Wiedervorstellung und stellt für 3 Tage eine AU aus.	
Der 4-jährige Elias Löhr wird von seinen Eltern um 9 Uhr in die Samstagssprechstunde gebracht. Die Ärztin untersucht ihn ausführlich (vollständige körperliche Untersuchung des HNO-Bereichs), die MFA misst Fieber. Bei dem Kind wird eine eitrige Otitis media diagnostiziert. Die Ärztin berät die Eltern, stellt ein Rezept über ein Antibiotikum aus, die Mutter erhält eine Bestätigung für ihre Arbeitgeberin (Kinderkrankentage) für 3 Tage.	
Frau Dr. Hannah Doll wird von ihrer Nachbarin an einem Donnerstag um 04:00 Uhr früh zu Hilfe gerufen. Sie geht zur Nachbarin in die Wohnung. Die Patientin leidet unter einer bekannten Angina pectoris. Die Brustschmerzen seien aber diesmal deutlich stärker. Die Ärztin untersucht sie kurz, klärt sie über ihren Zustand auf und ruft den Rettungsdienst, der nach 8 Minuten eintrifft. Sie begleitet die Patientin im Rettungswagen zur notwendigen stationären Behandlung.	
Während des organisierten Notfalldienstes besucht die Ärztin am Samstag um 17 Uhr die 40-jährige Patientin Frau Anja Frey, untersucht sie symptombezogen, berät sie und stellt eine AU aus. Die Entfernung von der Praxis beträgt 4 km.	
Der Hausarzt führt am Sonntag um 14 Uhr bei dem Paar Bödecker einen dringenden Hausbesuch durch (Entfernung 12 km). Beide leiden unter einem akuten Magen-Darm-Infekt. Bei Frau Irmi Bödecker erfolgt eine symptombezogene Untersuchung und eine Infusion von 20 Minuten Dauer, um die akuten Beschwerden zu linden. Bei Frau Eva Bödecker erfolgt eine vollständige Untersuchung der Bauchorgane und eine i.m.-Injektion. Der Arzt stellt Frau Eva Bödecker eine Arbeitsunfähigkeitsbescheinigung für die nächsten 3 Tage aus.	
Die Mutter der dreijährigen Leah telefoniert Montag nachts um 1 Uhr wegen einem Fieberanfalls ihrer Tochter mit dem Arzt. Er berät sie zu den Beschwerden und bestellt sie mit dem Kind für den nächsten Tag in die Sprechstunde ein.	
Die Patientin Tanja Rojek telefoniert am Ostermontag nachts um 3 Uhr mit ihrem Hausarzt wegen einer akuten Panikattacke. Der Arzt telefoniert 20 Minuten mit der Patientin und beruhigt sie.	
Der zweijährige Henri Fieres wird am Samstagvormittag außerhalb der Sprechstunde von seinem Vater wegen Fieber und Ohrenschmerzen in die Praxis gebracht. Nach einer symptombezogenen Untersuchung und einer Beratung des Vaters stellt der Hausarzt ein Rezept aus.	

Todesfeststellung
→ LA S.180

Todesfeststellung

Leistungen zur Todesfeststellung werden immer nach GOÄ abgerechnet.

1 Rechnen Sie die folgenden Fälle nach GOÄ ab, indem Sie die jeweiligen Nummern angeben.

Fallbeispiel	Abrechnung
A Donnerstag, 20:30 Uhr: Die Hausärztin wird von den Angehörigen angerufen und darüber verständigt, dass ihre 89-jährige, langjährige Patientin vermutlich verstorben sei. Die Angehörigen konnten keinen Puls und keine Atmung feststellen und geben an, die Patientin fühle sich kalt an. Die Angehörigen bitten um einen Hausbesuch bei der AOK-Versicherten. Die Entfernung beträgt 10 km. Die Ärztin hatte die Angehörigen schon am Abend zuvor bei ihrem Hausbesuch auf den nahenden Tod der 89-Jährigen vorbereitet. Vor Ort stellt die Ärztin fest, dass die Patientin tatsächlich verstorben ist, führt eine eingehende Leichenschau (45 Min.) durch.	
In welchem Fall kann die Ärztin die Besuchsleistung nach EBM abrechnen?	
B Sonntag, 23:15 Uhr: Die Tochter der 62-jährigen privat versicherten Patientin Angela Gruber ruft im Notdienst an und bittet um einen dringenden Hausbesuch. Die Entfernung beträgt 5,2 km. Die Patientin leidet seit Jahren unter Diabetes mellitus und KHK, bekam vor 3 Jahren einen Stent eingesetzt. Akut klagt Frau Gruber über starke Oberbauchschmerzen. Die Ärztin fährt den Hausbesuch sofort nach dem Anruf (Entfernung 3 km). Vor Ort stellt sich die Symptomatik als ein Herzinfarkt heraus. Die Ärztin alarmiert sofort den Rettungsdienst. Dieser benötigt 15 Minuten. In der Zwischenzeit erleidet die Patientin einen Herzinfarkt, die Ärztin führt die Reanimation durch. Trotz der Unterstützung der Notärztin und der Rettungsassistenten wird 25 Minuten später der Tod festgestellt. Die Ärztin bleibt noch vor Ort, führt ab 00:45 Uhr eine vorläufige Leichenschau durch und stellt eine vorläufige Totenbescheinigung aus.	
Was ändert sich an der Abrechnung, wenn die Patientin Mitglied in der gesetzlichen Krankenversicherung ist?	
C Frau Lebedev ruft montags um 11 Uhr aufgeregt in der Sprechstunde ihrer Hausärztin an. Sie bittet um einen dringenden Hausbesuch, weil ihr Mann Jurij (AOK-versichert) bewusstlos im Bad liegt. Sie weiß nicht, was sie machen soll. Die Hausärztin führt den Hausbesuch unverzüglich durch. Beim Eintreffen in der Wohnung (Entfernung 3,5 km) kann sie nur noch den Tod feststellen, nimmt die eingehende Leichenschau vor und stellt die Todesbescheinigung aus.	
Mit welchem Steigerungssatz können Sie die GOÄ-Nr. 101 abrechnen, wenn die Leichenschau nur unter erschwerten Bedingung stattfinden kann?	

2 Aufgabe zur Weiterarbeit: Recherchieren Sie, wer die Liquidation im Falle der Verstorbenen erhält.

3 Laborabrechnung

Laborabrechnung
→ LA S. 181

Laborabrechnung nach EBM

1 Ordnen Sie zu:

1	Gebührenordnungspositionen für erbrachte Laborleistungen	**a**	Laborgrundgebühr
2	Honorar für Indikation und Interpretation der Laborwerte	**b**	Wirtschaftlichkeitsbonus
3	Honorarbestandteil, der sich reduziert, wenn das Laborbudget überschritten wird	**c**	Sachkosten

2 Ergänzen Sie, mit welchem Formular Sie bei gesetzlich Versicherten Laboruntersuchungen anfordern und ob die Arztpraxis oder das Labor die Leistungen mit der KV abrechnet.

Laboruntersuchungen			
Ort der Leistungserbringung	In der eigenen Praxis	In der Laborgemeinschaft	Im Fremd- oder Speziallabor
Anforderung/Überweisung mit Muster …			
Wer rechnet die Leistungen mit der KV ab?			

3 Richtig oder falsch? Kreuzen Sie an! Das Lösungswort ergibt sich von <u>unten nach oben</u> gelesen.

		Richtig	**Falsch**
(1)	Voraussetzung für das Ausstellen einer Laborüberweisung ist ein gültiger Versicherungsnachweis (i.d.R. eGK).	R ☐	S ☐
(2)	Die Ausnahmekennziffern sorgen dafür, dass alle am Patienten erbrachten Laborleistungen das Laborbudget nicht belasten.	K ☐	A ☐
(3)	Immer wenn für einen Patienten die Chronikerpauschale 03220 abgerechnet wird, werden dessen Laborleistungen automatisch extrabudgetär vergütet.	L ☐	R ☐
(4)	Kürzel (z. B. Hb) dürfen auf Laborüberweisungen nie verwendet werden.	P ☐	O ☐
(5)	Überwiesene Laborleistungen sind immer Auftragsleistungen.	N ☐	F ☐
(6)	Nur Laborleistungen, die man selbst in der Praxis (im Eigenlabor) erbracht hat, darf man auch abrechnen.	O ☐	A ☐
(7)	Die Speziallabore rechnen direkt mit der KV ab.	H ☐	T ☐

Lösungswort: ___________________

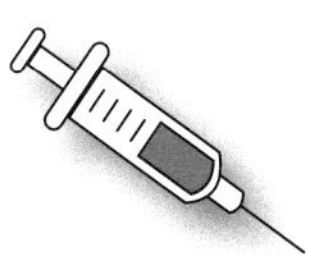

4 Aufgabe zur Weiterarbeit: Informieren Sie sich, wo sich Ihre Laborgemeinschaft befindet.

5 Aufgabe zur Weiterarbeit: An welche Spezial- und Fremdlabore versendet Ihre Praxis Laboraufträge? Welche Formulare benutzten Sie hierfür?

6 Erklären Sie, welche Bedeutung die Ausnahmekennziffern (z. B. GOP 32022) für das Arzthonorar haben und wo Sie diese angeben müssen.

____

____

____

____

____

7 Suchen Sie aus dem EBM die wichtigsten Ausnahmekennziffern aus dem Kapitel 32 heraus.

a	Antivirale Therapie der chronischen Hepatitis B oder C	
b	Orale Antikoagulantientherapie	
c	Manifester Diabetes mellitus	
d	Rheumatoide Arthritis	

8 Ergänzen Sie die folgenden Sätze:

Basisuntersuchungen – Schnelltests – 32.2.2 – 32.2.8 – 32025 – 32042

Laborleistungen, die in dem praxiseigenen Labor erbracht und abgerechnet werden dürfen, stehen im EBM Kapitel 32.2.1 und gehören zu den ____________________________. Diese haben die GOP ______ bis GOP ______. Die Laborgemeinschaft bestimmt Laboruntersuchungen aus den EBM Kapiteln _________ bis ___________. Arztpraxen können aus diesen Kapiteln nur __________________ mit Teststreifen oder anderen Unit-use-Reagenzien abrechnen.

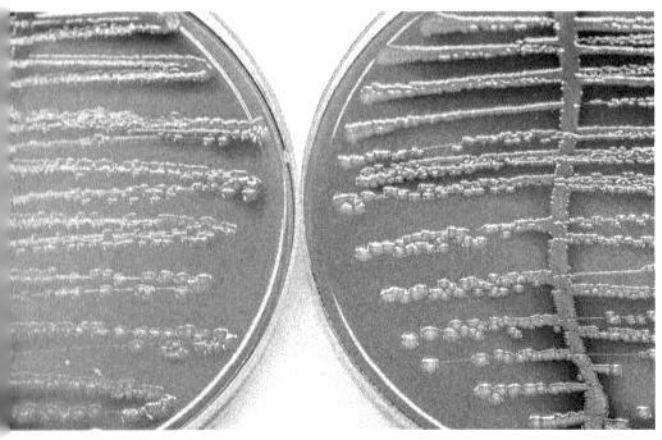

9 Ergänzen Sie die wichtigsten kurativ-ambulanten GOP für die Hausarztpraxis. Benutzen Sie den EBM, Kapitel 32.2.

a	Glukosebestimmung im Praxislabor	
b	Quick/INR (TPZ)	
c	Harnsediment	
d	Harnstreifentest mit mindestens fünf Parametern	
e	Blutkörperchensenkungsgeschwindigkeit (BSG)	
f	CRP-Test	
g	Mikroalbuminurie-Nachweis	
h	Troponin-I- und/oder Troponin-T-Test	
i	Kulturelle bakteriologische Untersuchung (Urinkultur)	

10 a Rechnen Sie nun die folgenden Fälle ab.

Datum	Fallbeispiel	Abrechnung
02.04.	Frau Ana Fernandez (AOK-versichert) ist seit Jahren eine bekannte Diabetes-Patientin in der Praxis (E.11.-G). Zu Beginn des Quartals stellt sie sich in der Sprechstunde vor. Der Arzt nimmt eine körperliche Untersuchung vor. Es folgt eine kapillare Blutentnahme und eine Bestimmung des Glukosewertes durch die MFA. Der Arzt berät die Patientin abschließend zu dem erhobenen Wert.	
15.04	Frau Fernandez kommt zur venösen Blutentnahme, Glukose und HbA1c wird in die Laborgemeinschaft geschickt. Der Urin wird von der MFA auf Mikroalbuminurie untersucht. Im Anschluss wird Frau Fernandez vom Arzt beraten.	
05.05.	Frau Erika Stein (BKK-versichert) kommt erstmalig mit einem Harnwegsinfekt in die Praxis. Es wird ein Harnstreifentest und ein Harnsediment durchgeführt. Der Arzt berät sie und stellt ein Rezept über ein Antibiotikum aus.	
20.05.	Frau Stein stellt sich erneut mit Schmerzen beim Wasserlassen in der Sprechstunde vor. Von der MFA wird ein Harnstreifentest und Harnsediment durchgeführt und eine Urinkultur angelegt. Es folgt eine ausführliche Beratung (22 Min.) durch den Arzt. Frau Stein erhält ein Rezept über ein anderes Antibiotikum.	
02.09.	Herr Stefan Schneider (DAK-versichert) ist ein Ihnen bekannter Marcumar®-Patient nach Vorhofflimmern (I48.3G). Er muss intensiv ärztlich betreut werden und kommt regelmäßig zur INR-Kontrolle in die Praxis. Heute ist er das erste Mal im Quartal in der Praxis. Nach der kapillaren Blutentnahme und dem INR-Test stellt er sich dem Arzt noch in der Sprechstunde vor. Der Arzt berät Herrn Schneider und stellt ein Rezept aus.	
16.09.	Herr Schneider sucht die Praxis wegen starker Halsschmerzen auf. Ihm ist außerdem aufgefallen, dass eine oberflächliche Blutung nach dem Rasieren außergewöhnlich lang nachgeblutet hat. Es folgt eine kapillare Blutentnahme und ein INR-Test durch die MFA. Der Arzt berät den Patienten ausführlich (14 Min.). Im Anschluss erfolgt eine venöse Blutentnahme für eine BSG und einen semiquantitativen CRP-Test in der Praxis. Der Arzt stellt ein Rezept über ein Antibiotikum aus.	

b Rechen Sie die folgenden Fälle nach EBM ab.

Datum	Fallbeispiel	Abrechnung
12.12.	Frau Leonie Keil (AOK-versichert) ist seit Jahren eine bekannte Diabetes-Patientin in der Praxis (E.11.-G). Zu Beginn des Quartals stellt sie sich in der Sprechstunde vor. Der Arzt nimmt eine körperliche Untersuchung vor. Es folgt eine kapillare Blutentnahme und eine Bestimmung des Glukosewertes durch die MFA. Der Arzt berät die Patientin abschließend zu dem erhobenen Wert.	
12.12.	Der 81-jährige Patient Erdil Yildiz erscheint zum zweiten Mal im Quartal in der Sprechstunde. Der erste persönliche Arzt-Patienten-Kontakt fand wegen seiner Dauerdiagnose Herzinsuffizienz (I50.-G) vor einem Monat statt. Er klagt über Schmerzen beim Wasserlassen und häufigen Harndrang. Nach der körperlichen Untersuchung mit Abtasten der Prostata führt die MFA eine Urinuntersuchung (Harnstreifentest und Harnsediment) durch.	
13.12.	Herr Erdil Yildiz stellt sich termingerecht und nüchtern zur Blutentnahme vor, die durch die MFA durchgeführt wird. Sie bestimmt anschließend gleich die Blutsenkung; Kreatinin, Harnsäure und Harnstoff werden an die Laborgemeinschaft überwiesen.	
14.12.	Heute erfragt Herr Yildiz telefonisch seine Laborwerte bei der MFA.	
16.12.	Es erfolgt eine 12-minütige, telefonische Beratung zu den Befunden durch den Arzt. Auf Wunsch des Patienten wird ein PSA-Test veranlasst. Dazu überweist ihn der Arzt an einen Urologen. Die Überweisung holt der Patient selbst ab, um die Vereinbarung des Facharzttermins kümmert sich die MFA noch am selben Tag.	

03.01.	Die 66-jährige Patientin Frau Ljudmila Smirnow kommt nach einem längeren Krankenhausaufenthalt zum ersten Mal im Quartal in die Praxis. Laut mitgebrachtem Arztbrief wurde ein metastasierendes Bronchialkarzinom diagnostiziert, das nur noch palliativ behandelt werden kann. Die Ärztin führt die palliativmedizinische Ersterhebung durch, erstellt einen Behandlungsplan und bespricht Diagnose und weiteres Vorgehen mit der Patientin.
20.02.	Frau Smirnow kommt wegen der laufenden Zytostatikatherapie zur Kontrolle von Hb und Leukozyten in die Praxis. Das Ergebnis der Untersuchung wird per eArztbrief an den behandelnden Onkologen gesendet.
02.04.	Frau Smirnows Tochter bittet um einen Hausbesuch, den die Hausärztin nach Sprechstundenende ausführt (Entfernung: 4,5 km). Es besteht der Verdacht einer Hypoglykämie, der durch den Glukoseschnelltest aber vor Ort ausgeschlossen werden kann. Allerdings muss die Patientin wegen ihrer krebsbedingten akuten Atemnot sofort ins Krankenhaus eingewiesen werden. Die Ärztin begleitet den Transport (insgesamte Dauer 20 Min.) ins Krankenhaus.

c Fragen zu den Abrechnungsaufgaben in Teilaufgabe a.

(1) Was passiert, wenn Sie vergessen, bei Herrn Schneider und/oder Frau Fernandez die Ausnahmekennziffer auf dem Abrechnungsschein einzutragen?

____

____

(2) Mit welchem Überweisungsschein fordern Sie IGeL an? ____________________

(3) Nach welcher Gebührenordnung werden IGeL abgerechnet und warum? Recherchieren Sie!

____

(4) Welches Formular wird für die Krankenhauseinweisung der Krebspatientin benötigt. ________

(5) Was müssen Sie bei der Abrechnung beachten, wenn die Ärztin bei ihrem Hausbesuch das mobile Kartenlesegerät vergisst?

____

11 Laborleistungen, die in einer Arztpraxis erbracht werden, haben nicht (unbedingt) die gleiche GOP wie die Laborleistung in einer Laborgemeinschaft. Suchen Sie die GOP heraus.

Bestimmung	GOP	Euro
Glukosebestimmung in der Arztpraxis mittels Teststreifen (Kapitel 32.2.1)		
Glukosebestimmung in der Laborgemeinschaft (Kapitel 32.2.3.)		

12 a Laborleistungen, die im Rahmen der Gesundheitsuntersuchung erbracht werden, können nicht mit kurativ-ambulanten Gebührenordnungspositionen abgerechnet werden. Suchen Sie im EBM die GOP 01732 (Gesundheitsuntersuchung) heraus und notieren Sie sich die GOPs für die Laborleistungen:

Harnstreifentest: ________ Bestimmung des Lipidprofils: ________

Bestimmung der Nüchternplasmaglukose: ________

b Recherchieren Sie mithilfe des EBM, welche Laborleistungen unter „Lipidprofil" fallen.

13 Rechnen Sie ab.

Fallbeispiel	Abrechnung
Die Patientin Gertraud Zimmer kommt zur Gesundheitsuntersuchung. Die Urinuntersuchung erfolgt in der Arztpraxis, die Blutprobe wird an die Laborgemeinschaft geschickt.	
Der Patient Walter König kommt zur Gesundheitsuntersuchung. Alle Laborleistungen werden in der Arztpraxis erbracht.	
Der Patient Heinrich Hundt kommt zur Gesundheitsuntersuchung. Alle Laborleistungen werden von der Laborgemeinschaft erbracht.	
Die Patientin Nadja Leisner erscheint am 04.01. um 8 Uhr das erste Mal im Quartal und beschreibt u.a. Stuhlunregelmäßigkeiten. Nach der Untersuchung händigt der Arzt ihr einen iFOB-Test aus, den die Patientin am nächsten Tag zurückbringt. Der iFOB-Test wird zur Untersuchung in ein Speziallabor versendet.	

14 Aufgabe zur Weiterarbeit: Zählen Sie einige für Ihre Praxis typische Untersuchungen auf, die Sie mit Muster 10 in ein Speziallabor senden.

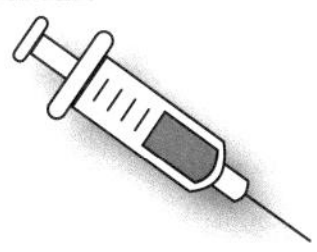

Laborabrechnung nach GOÄ

Laborabrechnung nach GOÄ
→ LA S. 184

1 Ordnen Sie zu:

1	Basislabor	**a**	M I
2	Untersuchungen zum Nachweis zur Charakterisierung von Krankheitserregern	**b**	M II
3	Untersuchungen von körpereigenen und -fremden Substanzen und körpereigenen Zellen	**c**	M III
4	Vorhalteleistungen in der eigenen Praxis	**d**	M IV

2 Wie werden Laboruntersuchungen für Privatpatienten in der Laborgemeinschaft angefordert?

3 Ergänzen Sie, aus welchem Kapitel der GOÄ bei privat Versicherten Laboruntersuchungen durchgeführt werden können und wer die Leistungen mit dem Patienten abrechnet.

Laboruntersuchungen			
Ort der Leistungserbringung	In der eigenen Praxis	In der Laborgemeinschaft	Im Fremd- oder Speziallabor
M I, M II, M III oder M IV?			
Wer rechnet die Leistungen ab?			

4 Innerhalb welcher Zeit müssen laut GOÄ Laboruntersuchungen direkt beim Patienten oder in den eigenen Praxisräumen durchgeführt werden, damit Sie diese abrechnen dürfen?

5 Vergleichen Sie die Abrechnung von Laborleistungen, die in der Laborgemeinschaft erbracht werden, bei privat und gesetzlich Versicherten. Formulieren Sie dazu einen Merksatz.

____

____

____

6 Ordnen Sie die GOÄ-Nummern zu.

1	Blutkörperchensenkungsgeschwindigkeit (BSG)	**a**	3501*
2	Harnteststreifen	**b**	3511*
3	Quick/INR-Test	**c**	3517*
4	Harnsediment	**d**	3524*
5	Hämoglobinbestimmung	**e**	3530*
6	CRP-Schnelltest	**f**	3531*

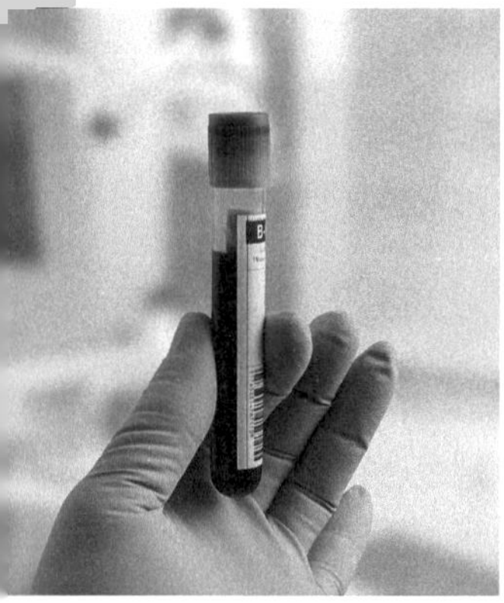

7 a Handelt es sich bei der Erbringung der Laborleistung um eine Blutprobe, so können Sie bei Erwachsenen immer noch folgende GOÄ-Nr. für die venöse Blutentnahme berechnen :

____

b Bei Kindern bis 8 Jahre können Sie ebenfalls eine Blutentnahme berechnen. Um welche GOÄ-Nr. handelt es sich?

____

8 Alle Laborleistungen sind in der GOÄ mit einem Sternchen (*) gekennzeichnet. Warum?

____

9 Auch in der GOÄ findet man manchmal für die gleiche Laboruntersuchung verschiedene GOÄ-Ziffern.
a Suchen Sie als Übung heraus:

Bestimmung	**GOÄ-Nr.**	**€ (1-fach)**
Glukosebestimmung in der Arztpraxis aus venösem Blut (M I)		
Glukosebestimmung in der Laborgemeinschaft aus venösem Blut (M II)		

b Suchen Sie als Übung heraus:

Bestimmung	**GOÄ-Nr.**	**€ (1-fach)**
Urinteststreifen in der Arztpraxis (M I)		
Streifentest im Urin (M III)		

c Warum können Sie den zweiten Test in Teilaufgabe b nicht in einer Arztpraxis abrechnen?

____

10 Werden im Rahmen der Gesundheitsuntersuchung (GOÄ-Nr. 29) weitere Laborleistungen erbracht, so können diese wie folgt abgerechnet werden. Suchen Sie die GOÄ-Nummern heraus.

Cholesterin: ________ Triglyceride: ________

HDL-Cholesterin: ________ LDL-Cholesterin: ________

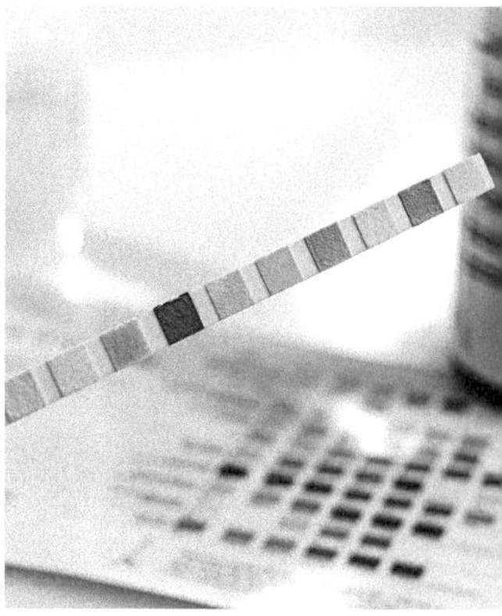

11 Rechnen Sie die folgenden Fälle nach GOÄ ab.

a Die Patientin Heike Fritsch kommt zur Gesundheitsuntersuchung (GOÄ-Nr. 29). Der Urin wird mittels Teststreifen in der Arztpraxis untersucht. Die Blutwerte werden in der Laborgemeinschaft ermittelt. Notieren Sie sich auch den Schwellenwert für die Leistungen.

b Der Patient Pablo Gòmez ist Ihnen schon lange als Diabetiker bekannt. Heute kommt er zur Blutentnahme in die Praxis. Sie bestimmen die venöse Nüchternglukose selbst und senden eine Blutprobe für die HbA1c-Bestimmung sowie für eine Kreatininbestimmung in die Laborgemeinschaft.

c Die Patientin Laura Hesse kommt zur Blutentnahme für eine Vitamin-D-Bestimmung. Notieren Sie sich auch den Schwellenwert für die Leistung.

12 Was müssen Sie bei der Abrechnung von Laborleistungen beachten, wenn z. B. die Kennzeichnung H1 hinter der GOÄ-Nr. steht?

13 Die MFA Elena Colmar führt der Besuch bei einer jahrelang bekannten 88-jährigen Bewohnerin eines Pflegeheims, Frau Anni Rose, durch. Bei der Frau wurde vor 20 Jahren Diabetes mellitus Typ 2 diagnostiziert. Im Auftrag der Ärztin nimmt die MFA Blut ab, das im Anschluss im praxiseigenen Labor untersucht wird (CRP, Blutsenkung). Den Blutzuckertest führt die Mitarbeiterin vor Ort durch. Eine Pflegerin hat Urin bereitgestellt. Dieser wird ebenfalls im praxiseigenen Labor mit einem 10-Parameter-Teststreifen und durch die Anfertigung eines Harnsediments untersucht. Rechnen Sie ab.

14 Malen Sie die Labor-GOÄ-Nummern, die Sie aus Patientenblut bestimmen können, rot an, und die Sie aus einer Urinprobe bestimmen können, gelb an. Erkennen Sie ein Muster?

3531*	A 3732*	3736*	3530*	3529*
3524*	3528*	A 3734*	3511*	3514*
3508*	3517*	3532*	3501*	3500*

Zusammenfassung: Laborabrechnung

1 Lösen Sie das Kreuzworträtsel. Aus den markierten Feldern ergibt sich in der richtigen Reihenfolge ein Lösungswort.

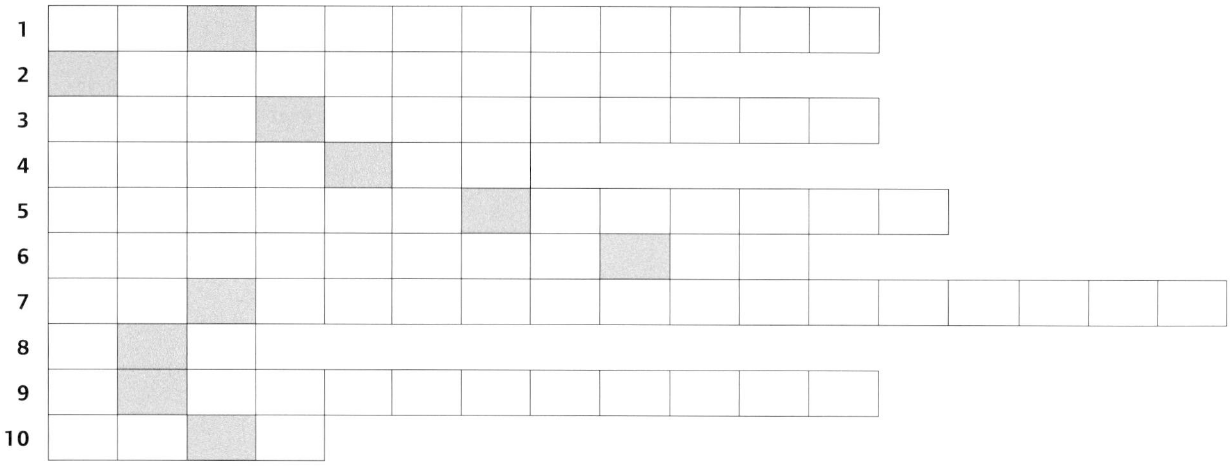

1 Hier fordert man Leistungen für seine Kassenpatienten mit Muster 10 an.
2 Welche chronische Krankheit liegt der Ausnahmekennziffer 32023 zugrunde? (Nur 2. Wort)
3 Welche Art Tests können Arztpraxen aus den Kapiteln 32.2.2 bis 32.2.8 nur abrechnen?
4 Welche Leistung wird mit der GOP 32025 abgerechnet?
5 Welche Leistung wird mit der GOP 32150 abgerechnet?
6 Für alle Laborleistungen gibt es eine „Mengenbegrenzung". Wenn der Arzt diese berücksichtigt, erhält er (teilweise) den Wirtschaftlichkeitsbonus. Wie heißt diese „Mengenbegrenzung?"
7 Wer stellt dem gesetzlich Versicherten die Laborleistungen in Rechnung, die die Laborgemeinschaft erbracht hat: Arztpraxis oder Laborgemeinschaft?
8 Welcher Schnelltest ist der GOÄ-Nr. 3524* hinterlegt? (Abkürzung)
9 Welche Laborleistung ist der GOÄ-Nr. 250 hinterlegt? (Venöse …)
10 Innerhalb welches Zeitraums müssen für Leistungen des MI-Labors die Laboruntersuchungen erfolgen? (Zahl als Wort schreiben)

Lösung: ____________________

2 Welche der folgenden Zuordnungen sind richtig? Markieren Sie diese farbig.

Für Profis: Versuchen Sie die Aufgabe zuerst ohne Schulbuch bzw. ohne die Gebührenordnung zu lösen und überprüfen Sie sich anschließend selbst!

GOÄ-Nr. 3530* = GOP 32026 = Quick/INR-Test

GOÄ-Nr 3501* = GOP 32042 = BSG

GOÄ-Nr. 3514* = GOP 32057 = Blutzucker (Praxislabor)

GOÄ-Nr. 3530* = GOP 32026 = Quick/INR-Test

GOÄ-Nr. 3531* = GOP 32031 = Harnsediment

GOÄ-Nr. 3511* = GOP 32880 = Harnstreifentest (kurativ)

GOÄ-Nr. A3732 = GOP 32150 = Troponin-Test

4 Abrechnung zu Erkrankungen der Atemwege

Abrechnung zu Erkrankungen der Atemwege
→ LA S. 187

1 Übersetzen Sie den Begriff „Spirografie".

____

2 Streichen Sie durch, welche Inhalte und Abrechnungsausschlüsse nicht zu den GOP 03330 und 30110 passen.

GOP	03330	30110
obligate Leistungsinhalte	Darstellung der Fluss-Volumen-Kurve Aufzeichnung eines Langzeit-EKGs computergestützte Auswertung in- und exspiratorische Messungen grafische Registrierung	allgemeine allergologische Anamnese spezifische allergologische Anamnese Epikutan-Testung Subkutan-Testung Hautfunktionstests Überprüfung der lokalen Hautreaktion
fakultative Leistungsinhalte	Automatisierte Aufzeichnung	Hautfunktionstests Okklusion Epikutan-Testung
Abrechnungsausschlüsse	nicht neben der GOP 13255 nicht neben der GOP 13233 nicht neben der GOP 27330 am Behandlungstag nicht neben der GOP 31013 am Behandlungstag nicht neben der GOP 13250 im Behandlungsfall nicht neben der GOP 13250	einmal im Behandlungsfall einmal im Krankheitsfall nicht neben den GOP 30111, 13250 und 13258 im Krankheitsfall nicht neben den GOP 30111, 13250 und 13258 im Behandlungsfall nicht neben den GOP 30111, 13250 und 13258

3 Nennen Sie die obligaten Leistungsinhalte einer Hyposensibilisierungsbehandlung nach der GOP 30130.

____

____

4 Wie nennt man die grafische Darstellung zur Auswertung einer spirografischen Untersuchung und wie wird diese nach GOÄ abgerechnet ?

- ☐ Vitalkapazität-Kurve, GOÄ-Nr. 605a
- ☐ EKG-Kurve, GOÄ-Nr. 650
- ☐ Fluss-Volumen-Kurve, GOÄ-Nr. 605a
- ☐ Leistungskurve, GOÄ-Nr. 606

5 Rechnen Sie ab.

Fallbeispiel		Abrechnung nach EBM	Abrechnung nach GOÄ
A Herr Leonidas Christo klagt über leichte Symptome einer allergischen Rhinitis (1. APK). Die Ärztin führt eine Anamnese durch und untersucht den Patienten symptombezogen. Die MFA führt einen Prick-Test mit 30 Testsubstanzen durch.		☐ 03000 – 03220 – 30111 ☐ 03000 – 30112 ☐ 03000 – 30111 ☐ 03000 – 03230 – 30112	☐ 1 – 5 – 385 (30x) ☐ 1 – 5 – 385 (20x) – 386 (10x) ☐ 3 – 5 – 385 (20x) – 386 (10x) ☐ 3 – 5 – 385 (30x)
B Die 8-jährige Annalena kommt mit ihrer Mutter zur Inhalationstherapie (1. APK).		☐ 03221 – 02500 ☐ 03000 – 03220 – 02500 ☐ 03000 – 02501 ☐ 03000 – 02500	☐ 1 – K1 – 500 ☐ 1 – 501 ☐ 1 – 500 ☐ 3 – 500

6 Rechnen Sie die folgenden Fälle nach EBM und GOÄ ab.

Fallbeispiel	**Abrechnung**	
	EBM	**GOÄ**
A Frau Sabine Meyer kommt zur Hyposensibilisierungsbehandlung zum vereinbarten Termin (1. pAPK). Die Ärztin klärt die Patientin kurz über das Vorgehen auf und untersucht sie symptombezogen, bevor die Substanz subkutan injiziert wird. Frau Meyer bleibt anschließend zur Nachbeobachtung 30 Minuten in der Praxis. Die MFA misst währenddessen regelmäßig den Blutdruck.		
B Die Ärztin führt am Mittwochnachmittag einen geplanten Hausbesuch bei der 95-jährigen Frau Ruth Meier durch (Entfernung 1,1 km, 2. pAPK). Die Patientin wird beraten, die Brustorgane werden vollständig untersucht und eine Inhalationstherapie durchgeführt.		
C Herr Matthias Dorn leidet seit 2 Jahren an Asthma bronchiale (J45.0). Er kommt regelmäßig einmal im Quartal in die Praxis (1. pAPK). Nach einer kurzen Anamnese untersucht die Ärztin Lungen und Herz vollständig mit dem Stethoskop. Anschließend wird eine Spirometrie zur Kontrolle seiner Lungenfunktion durchgeführt, das Ergebnis wird grafisch als Fluss-Volumen-Kurve dargestellt und dokumentiert.		

7 Rechnen Sie die Patientin ab.
Donnerstag, 03.03.: Frau Anita Czerny (29, AOK-versichert) ruft kurz nach 19 Uhr an und bittet um einen dringenden Hausbesuch. Sie gibt an, einen Apfel gegessen zu haben, daraufhin litt sie unter Atemnot, einem starken Kratzen im Hals und ihre Zunge schwoll an. Die Ärztin hat die Sprechstunde bereits beendet und besucht die Patientin (Entfernung: 200 m zur Praxis). Sie untersucht die Patientin symptombezogen. Anschließend injiziert sie Kortison intramuskulär und verschreibt orale Antiallergika.

Abrechnung Tag 1: ____________________

Montag, 07.03.: In der nächsten Woche erscheint Frau Czerny zum vereinbarten Termin. Es erfolgt ein Prick-Test mit 20 Allergenen. Die Ärztin überweist die Patientin an einen Allergologen. Vor der Verabschiedung vereinbaren Sie für Frau Czerny einen Termin bei Dr. Hoffmeier (BSNR 123987456) für morgen.

Abrechnung Tag 2: ____________________

Mittwoch, 06.04.: Bei Frau Czerny wird heute eine Spirografie durchgeführt.

Abrechnung Tag 3: ____________________

8 Suchen Sie die folgenden GOP (horizontal und senkrecht):

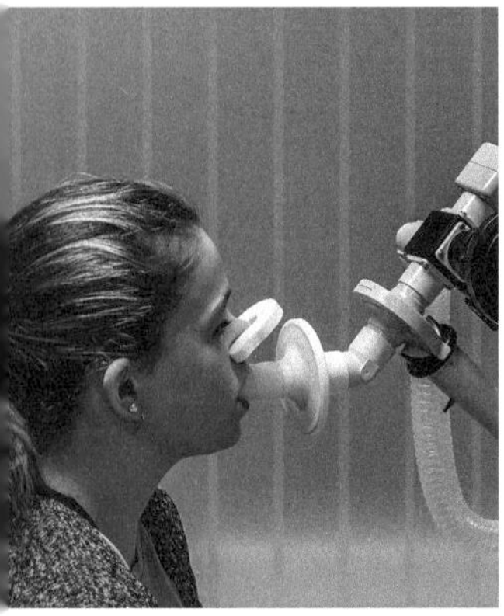

0	3	3	3	0	0
9	0	0	0	6	0
8	1	2	1	0	5
9	3	0	1	2	1
7	0	0	0	5	7
1	2	2	4	0	3
0	1	4	1	0	3
1	3	0	1	1	1

Leistung	**GOP**
Spirografische Untersuchung	
Einzelinhalationstherapie	
Hyposensibilisierung	
Testung zum Ausschluss einer Kontaktallergie	
Subkutaner Provokationstest	
Prick-Test	
geplanter Hausbesuch	

9 Aufgabe zur Weiterarbeit: Stellen Sie die wichtigsten Abrechnungsziffern zur Abrechnung von Erkrankungen der Atemwege nach EBM und nach GOÄ in einer Tabelle gegenüber.

LF 6 Sprechstundenbedarf

Themenschwerpunkte:
- Verordnung und Abrechung von Sprechstundenbedarf

1 Verordnung von Sprechstundenbedarf

Sprechstundenbedarf
→ LA S. 194

Die Bestellung von Sprechstundenbedarf (SSB) kommt in einer Arztpraxis regelmäßig vor. Informieren Sie sich deshalb immer auch auf der Seite Ihrer zuständigen KV, welche Artikel aktuell in Ihrem Bundesland zum Sprechstundenbedarf gehören und welche nicht.

1 Wann gelten Medikamente und Materialien als Sprechstundenbedarf? Ergänzen Sie die wichtigen Kriterien.

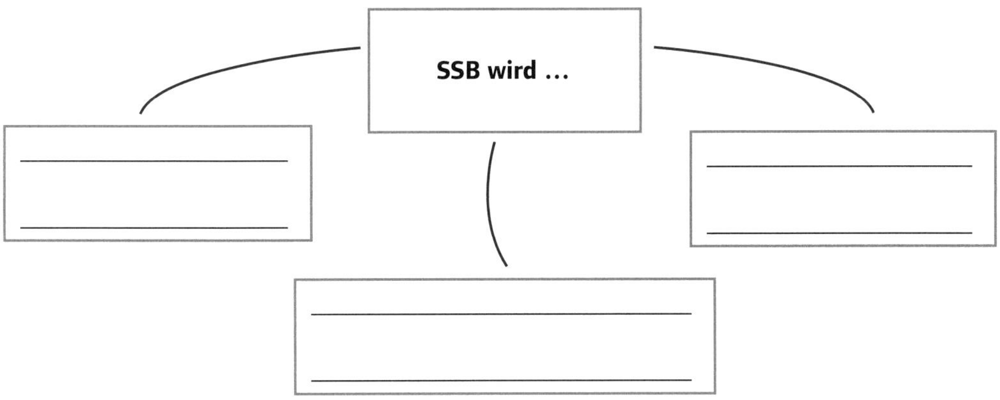

Informationen zu den jeweiligen Sprechstundenbedarfsverinbarungen der einzelnen Bundesländer erhalten Sie hier: https://www.deutschesarzt-portal.de/wirtschaftlichkeit/sprechstundenbedarf

2 Informieren Sie sich in der für Sie gültigen SSB-Verordnung: Darf die „Grundausstattung" einer Praxis bei Praxisübernahme bzw. Neuzulassung als Sprechstundenbedarf bezogen werden?

____

____

____

3 Einer Ihrer Patienten überlässt der Praxis ein ungeöffnetes und unbeschädigtes Paket mit sterilen Kompressen, die er als Einzelverordnung bekommen hat und nicht mehr benötigt. Wie kann die Praxis hier verfahren? Informieren Sie sich!

____

____

4 a Sprechstundenbedarf oder nicht? Kreuzen Sie die richtige Spalte an.

	ja	nein
Infusionsbestecke		
Einmalspritzen und -kanülen		
Blutentnahmesysteme		
Flächendesinfektionsmittel		
Mullbinden		
Flüssigseife		
Heftpflaster als Meterware		
Tupfer, steril und unsteril		
Einmalhandschuhe		

	ja	nein
Tapeverband		
Papierauflagen		
Betaisodona-Lösung		
Fingerlinge		
Wattestäbchen		
Desinfektionstücher für kleine Flächen		
Zellstoff		
Kompressen, steril und unsteril		
Mund-Nasen-Schutz		

b Streichen Sie die Kostenträger durch, die sich nicht am Sprechstundenbedarf beteiligen.

Bundeswehr – Privatpatienten – Bundespolizei – DAK – Selbstzahler – Patienten der KVB I-III – Sozialhilfeempfänger – BKK – HEK – Zivildienst – Touristen ohne Behandlungsausweis – Techniker – KKH – Barmer – Postbeamtenkrankenkasse A – Postbeamtenkrankenkasse B – AOK – Bereitschaftspolizei der Länder – Bundesversorgungsgesetz (BVG) – IKK – Asylsuchende – SVA mit ausländischen Krankenkassen – hkk – LKK – Berufsgenossenschaften bei Arbeitsunfällen – Unfallkasse bei Schülerunfällen – Patienten, die IGeL in Anspruch nehmen

5 Überlegen Sie, wie das Wirtschaftlichkeitsgebot im Fall des Sprechstundebedarfs umgesetzt werden kann.

____

____

____

6 Vervollständigen Sie die Sätze.

A	Die Verordnung von SSB erfolgt immer …
B	Desinfektionsmittel, die an Patienten zur Anwendung kommen, …
C	Desinfektionsmittel für Praxismitarbeiter, Flächen und Geräte gehören …
D	Impfstoffe können bei Bedarf …
E	Nach einem Arbeitsunfall werden Impfstoffe …
F	Betäubungsmittel werden …

1	… werden als SSB bezogen.
2	… zulasten einer zuständigen Krankenkasse.
3	… zulasten der zuständigen Berufsgenossenschaft verordnet.
4	… zum Praxisbedarf.
5	… mit einem BtM-Rezept als SSB bezogen.
6	… als Einzelimpfstoff verordnet werden.

7 Informieren Sie sich, welcher Kostenträger in Ihrem KV-Bereich für den Sprechstundenbedarf zuständig ist.

____

8 Kreuzen Sie an, wer in den folgenden Fällen den Sprechstundenbedarf bezahlt.

Fälle	Arzt	Kostenstelle, z. B. die AOK
Erstausstattung einer Privatarztpraxis		
Erstausstattung einer Vertragsarztpraxis		
Ersatzbeschaffung für Bundeswehrsoldaten		
Ersatzbeschaffung für Sozialhilfeempfänger		
Ersatzbeschaffung für BG-Patienten		

9 Ihre Erstkraft bittet Sie, sich um die Bestellung für den Sprechstundenbedarf zu kümmern:

- 25 Zinkleimverbände
- 50 Elastische Binden
- 10 Päckchen Verbandklammern, weiß
- 10 Päckchen Mundspatel

Nehmen Sie an, dass Sie in Ihrer Praxis arbeiten oder füllen Sie die Formulare für die Praxis Dr. Schmidt aus.

987654321/123456789
Dr. Peter Schmidt
Arzt für Allgemeinmedizin
Praxisstraße 1
35390 Gießen
Tel. 029 112233 Fax 029 112234

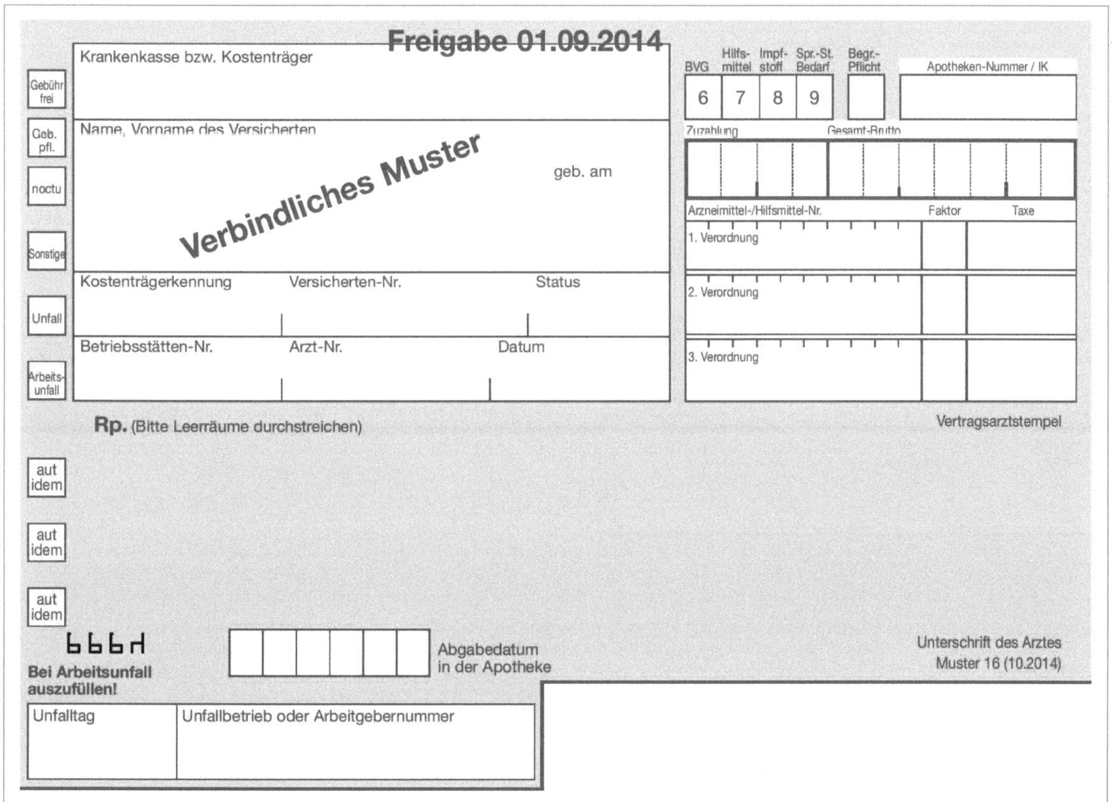

Freigabe 01.09.2014

Gebühr frei | Geb. pfl. | noctu | Sonstige | Unfall | Arbeitsunfall

Krankenkasse bzw. Kostenträger

Name, Vorname des Versicherten — geb. am

Verbindliches Muster

Kostenträgerkennung | Versicherten-Nr. | Status

Betriebsstätten-Nr. | Arzt-Nr. | Datum

BVG | Hilfsmittel 6 | Impfstoff 7 | Spr.-St. Bedarf 8 | 9 | Begr.-Pflicht | Apotheken-Nummer / IK

Zuzahlung | Gesamt-Brutto

Arzneimittel-/Hilfsmittel-Nr. | Faktor | Taxe

1. Verordnung
2. Verordnung
3. Verordnung

Rp. (Bitte Leerräume durchstreichen) — Vertragsarztstempel

aut idem
aut idem
aut idem

6 6 6 4

Bei Arbeitsunfall auszufüllen!

Abgabedatum in der Apotheke

Unterschrift des Arztes
Muster 16 (10.2014)

Unfalltag | Unfallbetrieb oder Arbeitgebernummer

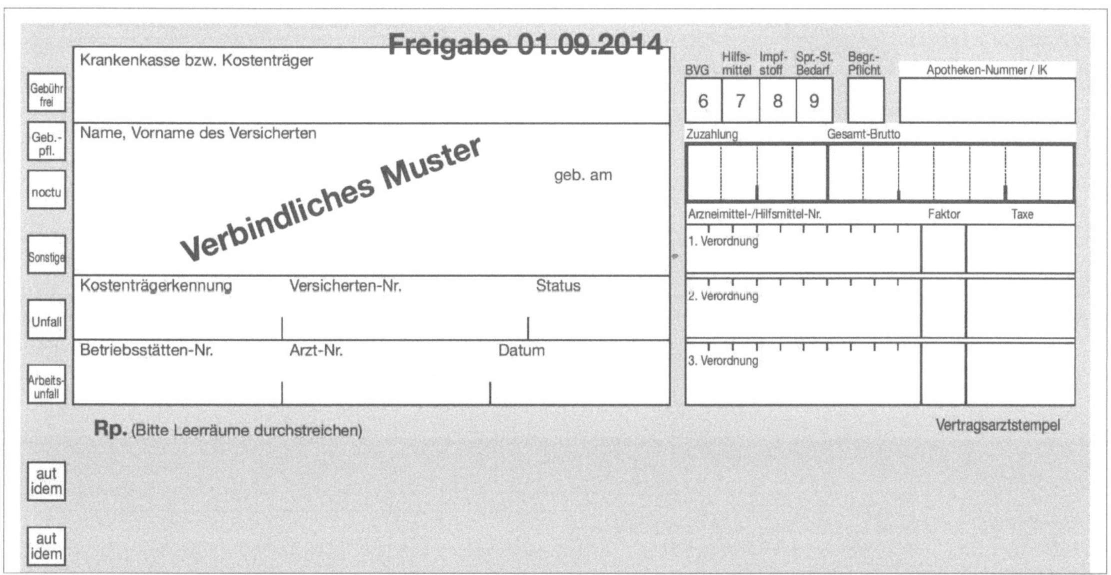

Freigabe 01.09.2014

Gebühr frei | Geb.-pfl. | noctu | Sonstige | Unfall | Arbeitsunfall

Krankenkasse bzw. Kostenträger

Name, Vorname des Versicherten — geb. am

Verbindliches Muster

Kostenträgerkennung | Versicherten-Nr. | Status

Betriebsstätten-Nr. | Arzt-Nr. | Datum

BVG | Hilfsmittel 6 | Impfstoff 7 | Spr.-St. Bedarf 8 | 9 | Begr.-Pflicht | Apotheken-Nummer / IK

Zuzahlung | Gesamt-Brutto

Arzneimittel-/Hilfsmittel-Nr. | Faktor | Taxe

1. Verordnung
2. Verordnung
3. Verordnung

Rp. (Bitte Leerräume durchstreichen) — Vertragsarztstempel

aut idem
aut idem

Ihre Kollegin bittet Sie, außerdem noch Leukoplast-Pflaster, Meterware 5 m × 4 cm als Rolle, aufzuschreiben. Achten Sie darauf, dass Sie das Leukoplast auf die richtige der beiden Verordnungen schreiben.

10 Sie benötigen auch Betäubungsmittel als Sprechstundenbedarf. Bestellen Sie bitte für Ihre Praxis: Morphin 100 mg Inj.-Lösung, Ampullen 5x5 Milliliter (N1), PZN 3763744

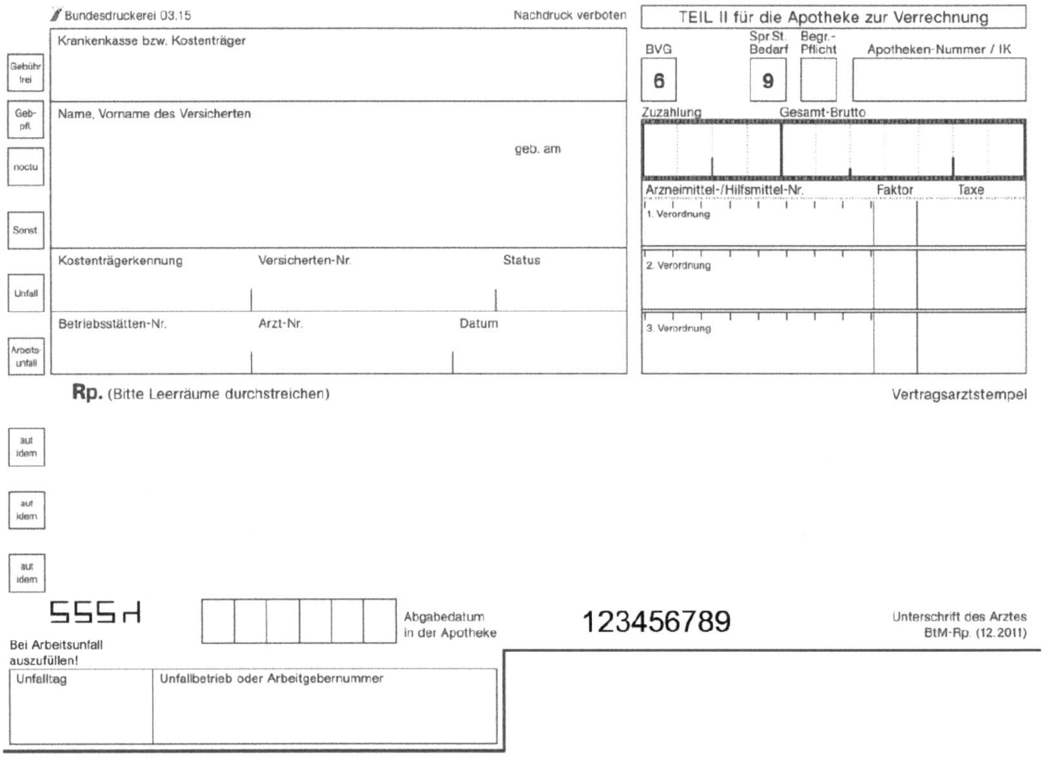
Bundesdruckerei 03.15 Nachdruck verboten
TEIL II für die Apotheke zur Verrechnung
Gebühr frei | Geb-pfl. | noctu | Sonst | Unfall | Arbeits-unfall
Krankenkasse bzw. Kostenträger
Name, Vorname des Versicherten
geb. am
Kostenträgerkennung Versicherten-Nr. Status
Betriebsstätten-Nr. Arzt-Nr. Datum
BVG 6 | Spr.St. Bedarf 9 | Begr.-Pflicht | Apotheken-Nummer / IK
Zuzahlung Gesamt-Brutto
Arzneimittel-/Hilfsmittel-Nr. Faktor Taxe
1. Verordnung
2. Verordnung
3. Verordnung
Rp. (Bitte Leerräume durchstreichen)
Vertragsarztstempel
aut idem
aut idem
aut idem
555H
Abgabedatum in der Apotheke
123456789
Unterschrift des Arztes
BtM-Rp. (12.2011)
Bei Arbeitsunfall auszufüllen!
Unfalltag | Unfallbetrieb oder Arbeitgebernummer

11 a Sie benötigen in Ihrer Praxis einen einzelnen Impfstoff gegen Pneumokokken (Pneumovax 23 Fertigspritze) für einen 67-jährigen Patienten. Füllen Sie das Arzneiverordnungsblatt aus.

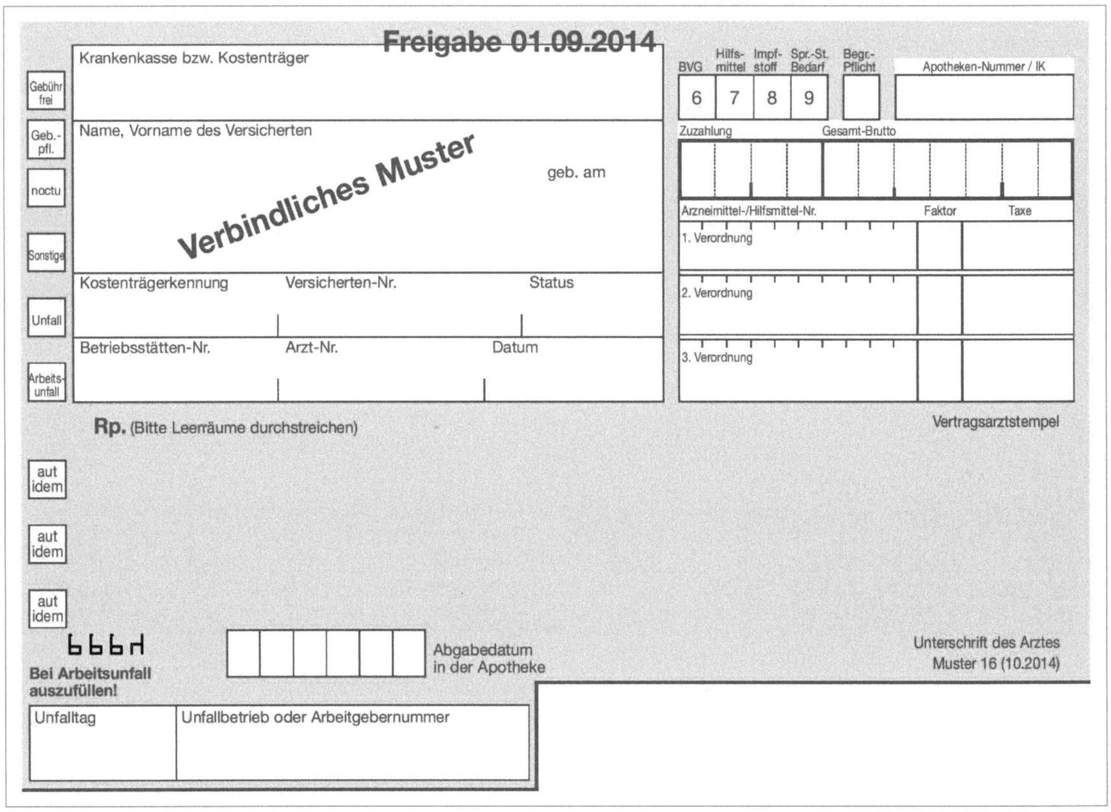
Freigabe 01.09.2014
Verbindliches Muster
Gebühr frei | Geb.-pfl. | noctu | Sonstige | Unfall | Arbeits-unfall
Krankenkasse bzw. Kostenträger
Name, Vorname des Versicherten
geb. am
Kostenträgerkennung Versicherten-Nr. Status
Betriebsstätten-Nr. Arzt-Nr. Datum
BVG 6 | Hilfs-mittel 7 | Impf-stoff 8 | Spr.-St. Bedarf 9 | Begr.-Pflicht | Apotheken-Nummer / IK
Zuzahlung Gesamt-Brutto
Arzneimittel-/Hilfsmittel-Nr. Faktor Taxe
1. Verordnung
2. Verordnung
3. Verordnung
Rp. (Bitte Leerräume durchstreichen)
Vertragsarztstempel
aut idem
aut idem
aut idem
666H
Abgabedatum in der Apotheke
Unterschrift des Arztes
Muster 16 (10.2014)
Bei Arbeitsunfall auszufüllen!
Unfalltag | Unfallbetrieb oder Arbeitgebernummer

b Ihre Erstkraft bittet Sie, das Rezept persönlich zur Apotheke zu bringen, um es einzulösen. Erklären Sie, warum das Sinn ergibt.

LF 8 Patienten bei Diagnostik und Therapie der Erkrankungen des Urogenitalsystems begleiten

Themenschwerpunkte:
- Abrechnung von MRSA-Diagnostik und -Therapie
- Abrechnung von Ultraschalluntersuchungen
- Abrechnung von Leistungen im Zusammenhang mit der Empfängnisregelung

1 MRSA-Diagnostik und -behandlung abrechnen/ MRSA-Therapie

MRSA-Diagnostik und -behandlung abrechnen/ MRSA-Therapie
→ LA S. 202

Sie begleiten den Arzt bei seinen Pflegeheimbesuchen und lernen einen Patienten kennen, der sich vermutlich aufgrund eines Dauerkatheters eine MRSA-Infektion eingefangen hat.

1 Nennen Sie drei typische Stellen zur Abstrichentnahme bei Verdacht auf MRSA.

____

2 Nennen Sie beispielhaft Risikokriterien für eine MRSA-Kolonisation bzw -Infektion laut EBM[1].
Patient war im letzten halben Jahr mindestens 4 Tage zusammenhängend stationär aufgenommen und …

____

____

____

[1] EBM-Abschnitt 30.12

3 Mit welchen GOP werden die folgenden Leistungen abgerechnet?

a die MRSA-Abstrichentnahme (EBM): ______________________________

____

b die MRSA-Abklärungsdiagnostik (EBM): ______________________________

c den Kontrollabstrich (GOÄ): ______________________________

4 Nennen Sie zwei inhaltliche Besonderheiten der GOP 30940, 30942 und 30944.

____

____

5 In der Abrechnung für MRSA-Patienten finden Sie den ICD-10-Code U80.00G. Recherchieren und übersetzen Sie in Klartext!

____

____

6 12.03.: Ihr Patient Kurt Tischler, Barmer-versichert, stellt sich nach einem mehrwöchigen Krankenhausaufenthalt erstmals in der Sprechstunde vor. Der 58-Jährige bekam infolge seiner fortgeschrittenen Arthrose eine Kniegelenks-TEP rechts und die Wunde hatte sich infiziert. Der seit Jahren bestehende Diabetes mellitus, Typ 2, hatte sich negativ auf die Wundheilung ausgewirkt. Die MRSA-Besiedelung der Opertionswunde konnte während des Krankenhausaufenthaltes saniert werden. Der letzte Nasenabstrich war allerdings positiv gewesen. Dr. Schmidt untersucht den Patienten und bespricht mit ihm ausführlich (15 Min.) die MRSA-Problematik. Dazu händigt er ihm ein Informationsblatt aus. Der Arzt verordnet bis zum nächsten Kontrolltermin eine antibiotische Nasensalbe.
28.03.: Heute werden Herr Tischler und sein Lebensgefährte Herr Närz, ein selbstständiger Architekt, in der Sprechstunde vorstellig. Bei Herrn Tischler wird ein Nasenabstrich genommen (Ergebnis: negativ). Herr Närz weist keinerlei Risikofaktoren auf und ist augenscheinlich gesund. Dennoch wird er als Kontaktperson kurz beraten, symptombezogen untersucht. Auch vom ihm wird ein Nasenabstrich genommen.

Rechnen Sie beide Patienten ab.

Herr Tischler: ____

Herr Närz: ____

7 Aufgabe zur Weiterarbeit: Arbeiten Sie mit dem EBM, Abschnitt 30.12 „Spezielle Diagnostik und Eradikationstherapie im Rahmen von MRSA", um das Rätsel zu lösen. Aus den markierten Feldern ergibt sich am Ende das Lösungswort. Die Reihenfolge der Lösungsbuchstaben ist: 2 – 3 – 4 – 1 – 5 – 1 – 6.

1									U								
2		T															
3								A									
4			A														
5					I												
6									K								

1 Das benötigt der Arzt von der KV, wenn er die Leistungen des Abschnitts abrechnen möchte.
2 MRSA ist ein Bakterium, und zwar ein „weintraubenförmiges". Der Fachbegriff hierfür lautet ...
3 Die Gebührenordnungspositionen in diesem Abschnitt sind bei einer MRSA-Infektion oder einer MRSA-... (Besiedelung) abrechenbar.
4 Diese Risikopatienten müssen aufgrund z.B. einer Niereninsuffizienz regelmäßig zur „Blutwäsche". Wie lautet der Fachbegriff?
5 Das M in MRSA steht für ein Antibiotikum. Wie heißt es?
6 Ein Abstrich dient nicht nur der Diagnose, sondern kann auch zur ... eingesetzt werden.

Das Lösungswort lautet: ____________

8 Der EBM legt fest, welche Patienten als MRSA-Risikopatienten bzw. Kontaktpersonen gelten. Markieren Sie im folgenden Fall diese Risikokriterien. Lesen Sie dazu im EBM nach.

Dietmar Zentner (58 Jahre) sitzt seit einem Motorradunfall vor 20 Jahren im Rollstuhl. Ihm wurde der Pflegegrad 1 bescheinigt. Wegen eines Harnweginfekts wurde er vor drei Monaten zwei Wochen lang mit Antiobiotika behandelt. Außerdem war er vor Kurzem stationär in Behandlung, um seine Dauermedikation neu einzustellen. Dabei teilte er sich in dieser Woche das Zimmer mit einem anderen Patienten, bei dem später eine MRSA-Besiedelung nachgewiesen wurde.

2 Ultraschalluntersuchungen

Ultraschalluntersuchungen
→ LA S. 204

Eine häufig angewendete diagnostische Methode in Arztpraxen ist die Ultraschalluntersuchung. Hier muss man einige Besonderheiten beachten.

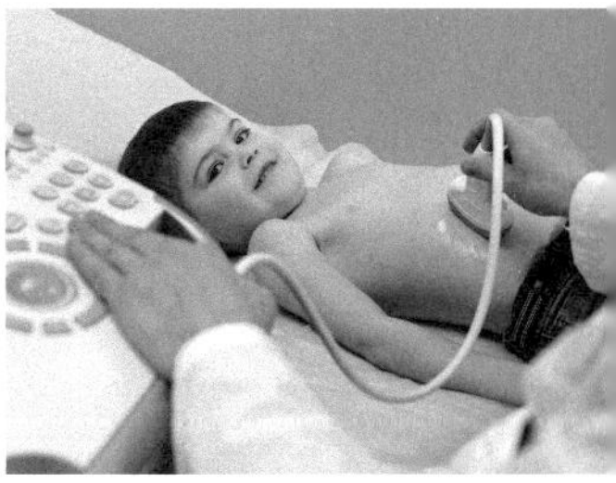

1 Welche Nachweise müssen Ärzte erbringen, die Ultraschalluntersuchungen abrechnen wollen?

______

______

______

2 Welche Informationen gehören **nicht** zur Dokumentation einer Ultraschalluntersuchung?
A. Patientenidentität (Name, Vorname, Alter)
B. Datum der Untersuchung
C. Krankenkasse des Patienten
D. Wartungsprotokoll des Ultraschallgeräts
E. Organspezifische Befundbeschreibung
F. (Verdachts-)Diagnose

3 Wie lange müssen die Aufnahmen von Ultraschalluntersuchungen aufgehoben werden?

______

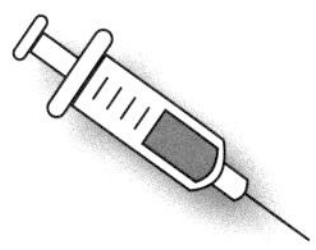

4 Aufgabe zur Weiterarbeit: Informieren Sie sich in Ihrer Praxis, welche Ultraschalluntersuchungen und -techniken (z. B. M-Mode, CW-Doppler) bei Ihnen häufig durchgeführt werden.

5 Wann wird ein Arzt eine Sonografie als Führungshilfe einsetzen? Geben Sie ein Beispiel an.

______

6 Die Sonografieleistungen im EBM beginnen mit den folgenden ersten beiden Ziffern:________

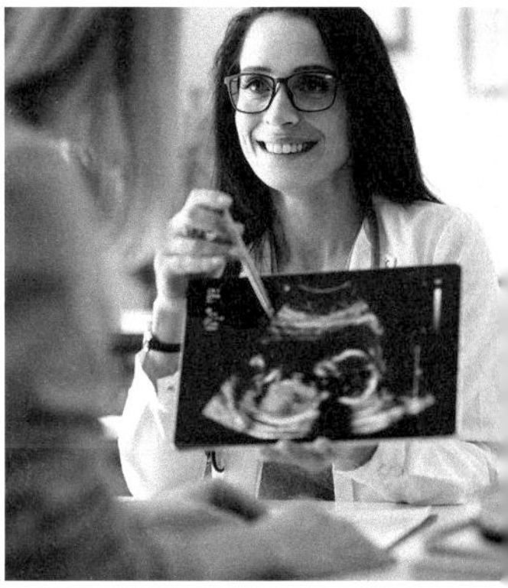

7 Informieren Sie sich mithilfe des EBM (Präambeln), welche der folgenden Arztgruppen Sonografieleistungen abrechnen können.

Arztgruppen	Ja	Nein
Facharzt für HNO-Erkrankungen		
Facharzt für Laboratoriumsmedizin		
Facharzt für Gynäkologie		
Facharzt für Orthopädie		
Facharzt für Humanmedizin		
Facharzt für Dermatologie		
Facharzt für Urologie		

8 Der Leistungstext zur GOP 33042 lautet: Sonographische Untersuchung des Abdomens oder dessen Organe und/oder des Retroperitoneums oder dessen Organe einschl. der Nieren mittels B-Mode-Verfahren, je Sitzung, höchstens zweimal im Behandlungsfall berechnungsfähig.

a Erklären Sie die unterstrichenen Begriffe.

____

____

b Die GOP 33042 kann also zweimal im Quartal abgerechnet werden. Kann das auch am selben Behandlungstag sein?

____

9 Wie oft können Sie bei einem Privatpatienten in einer Sitzung …

a … die Nr. GOÄ 410 abrechnen? __________ **b** … die Nr. GOÄ 420 abrechnen? __________

c Erklären Sie den Begriff „in einer Sitzung" in Ihren eigenen Worten.

____

10 Suchen Sie die Beschreibung zu den beiden häufigsten Zuschlägen bei Sonografieleistungen in der GOÄ heraus. Schlagen Sie die Fachbegriffe, falls nötig, nach.

Nr. GOÄ 403: ______________________________

Nr. GOÄ 404: ______________________________

11 Ordnen Sie die EBM- und GOÄ-Positionen den Erklärungen zu. Zum Teil sind Mehrfachzuordnungen möglich, z.T. findet sich die Leistungsbeschreibung so nur in EBM oder GOÄ. Markieren Sie, was zusammengehört in der gleichen Farbe.

Sonografie

1 der Brustdrüse

2 der Schilddrüse

3 eines Organs

4 von bis zu drei weiteren Organen

5 Abdomen

6 Urogenitalorgane

7 Thoraxorgane

Zuschlag

8 bei transkavitärer Sonografie

9 für Doppler-Leistung

a GOÄ-Nr. 403

b GOÄ-Nr. 404

c GOÄ-Nr. 410

d GOÄ- Nr. 417

e GOÄ-Nr. 418

f GOÄ-Nr. 420

g GOP 33012

h GOP 33040

i GOP 33042

j GOP 33043

k GOP 33090

12 a Rechnen Sie die vorliegenden Fälle nach EBM und nach GOÄ ab.

Fallbeispiel	Abrechnung nach EBM	Abrechnung nach GOÄ
A Herr Lucas García erscheint mit Fieber und starkem Husten in der Praxis. Nach der Anamnese und der eingehenden Untersuchung der Lunge wird eine Sonografie des Brustraumes durchgeführt. Dr. Schmidt diagnostiziert eine Lungenentzündung. Es folgt ein ausführliches Beratungsgespräch (13 Min.). 2. APK im Behandlungsfall.		
B Bei Frau Antonia John wird nach einer symptombezogenen Untersuchung eine Sonografie der Schilddrüse durchgeführt. Dr. Schmidt berät die Patientin zum erhobenen Befund. 1. APK im Behandlungsfall.		
C Frau Nicole Moreau stellt sich mit Schmerzen im rechten Oberbauch in der Praxis vor. Dr. Schmidt untersucht das Abdomen der Patientin und führt eine Sonografie von Magen, Gallenblase, Pankreas, Zwölffingerdarm und der Leber durch. Die Patientin wird beraten und erhält ein Rezept und eine Arbeitsunfähigkeitsbescheinigung für 3 Tage. 1. APK im Behandlungsfall.		
D Der langjährige Patient Herr Ben Taylor kommt mit Schmerzen im unteren Rückenbereich und leichtem Fieber in die Praxis. Der Urin wird mittels Teststreifen untersucht. Dr. Schmidt untersucht die Nieren und die ableitenden Harnwege vollständig und führt dann einen Ultraschall des Harnsystems durch. Er diagnostiziert eine komplizierte Pyelonephritis. Da Herr Taylor Diabetiker (E11.G) ist, überweist er ihn zur weiteren Abklärung an einen Urologen. 1. APK im Behandlungsfall.		
E Frau Doris Groth erscheint mit erheblichen Schmerzen beim Wasserlassen. Es ist bereits die dritte Zystitis in diesem Jahr. Nach der organbezogenen Untersuchung punktiert Dr. Schmidt die Blase mithilfe des Ultraschalls und entnimmt eine sterile Probe Urin, die in ein mikrobiologisches Labor versandt wird. Es folgt ein ausführliches Beratungsgespräch (12 Min.). 1. APK im Behandlungsfall.		

b Aufgabe zur Weiterarbeit: Ergänzen Sie bei den GOÄ-Nummern jeweils den Schwellenwert. Markieren Sie auch, wo eine Begründung für die Leistungssteigerung erforderlich ist oder Sie Ziffern streichen müssen.

13 a Überlegen Sie, für welche Organe man einen Ultraschall mit der GOP 33042 abrechnen kann. Streichen Sie die Organe durch, die nicht dazugehören.

Herz – Milz – Gallenblase – Lunge – Nieren – Leber – Thymusdrüse – Bauchspeicheldrüse – Schilddrüse

b Überlegen Sie, für welche Organe man einen Ultraschall mit der GOP 33043 abrechnen kann. Streichen Sie die Organe durch, die nicht dazugehören.

Leber – Nieren – Gallenblase – Harnblase – Hoden – Gallengänge – Nebenhoden – Milz – Prostata – Magen

c Überlegen Sie, für welche Organe man einen Ultraschall mit der GOP 33040 abrechnen kann. Streichen Sie die Organe durch, die nicht dazugehören.

Zwölffingerdarm – Bronchien – Magen – Lunge – Leber – Herz – Milz – Speiseröhre – Luftröhre – Schilddrüse

Empfängnisregelung
→ LA S. 210

3 Empfängnisregelung

Bei gynäkologischen Fragen wenden sich Patientinnen normalerweise an ihre Frauenärztin. Dennoch können auch Hausärzte in seltenen Fällen mit gynäkologischen Fragestellungen konfrontiert sein.

1 Rechnen Sie die folgenden Fälle ab:

	Welche GOP rechnen Sie ab?	Auf welchem Formular wird die Pille verordnet?	Welches Kästchen müssen Sie ankreuzen bzw. worauf müssen Sie achten?
Die 17-jährige Laura Hartmann holt ein Wiederholungsrezept für ihre Pille Marvelon ® ab.			
Die 19-jährige Steffi Baumann holt ein Wiederholungsrezept für ihre Pille Yasmin ® ab.			
Die 24-jährige Lisa Kaufmann holt ein Wiederholungsrezept für ihre Pille Desmin ® ab.			

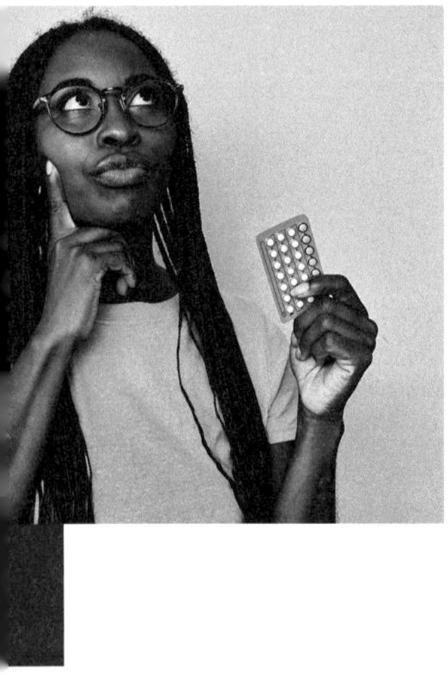

2 Könnte man für die 24-jährige Lisa Kaufmann aus Aufgabe 1 die „Pille" auch auf einem grünen Rezept verordnen?

____

____

3 Welche Voraussetzungen muss der Arzt erfüllen, wenn er weitere gynäkologische Vorsorgeleistungen abrechnen möchte.

____

____

4 Die 28-jährige Frau Natalie Mühlhofer, AOK-Mitglied, berichtet über wiederkehrende Schmerzen im Unterbauchbereich. Der Arzt untersucht die Patientin und es stellt sich schnell heraus, dass die Schmerzen im Zusammenhang mit der Periodenblutung auftreten. Der Arzt lässt über seine MFA einen Termin bei einem Gynäkologen vereinbaren, der sie zufälligerweise am gleichen Tag untersuchen kann, da ein Termin abgesagt wurde. Sie stellen die Überweisung aus und rechnen den Fall ab.

a Abrechnung: ______________________________

b Sie kreuzen kurativ auf der Überweisung an. Warum?

____

c Warum ist es sinnvoll, dass Sie Frau Mühlhofer eine Überweisung zum Gynäkologen mitgeben?

____

LF 9 Diagnostische und therapeutische Maßnahmen der Erkrankungen des Verdauungssystems

Themenschwerpunkt:
- Abrechnung von Leistungen im Zusammenhang mit Erkrankungen des Verdauungstraktes nach EBM und GOÄ

1 Untersuchungen des Verdauungstraktes

Endoskopische Untersuchungen / Ultraschalluntersuchungen des Verdauungssystems
→ LA S. 216

1 Folgende Erkrankungen verlaufen typischerweise chronisch. Kreuzen Sie die zwei Erkrankungen an, die den Verdauungstrakt betreffen.

☐ COPD ☐ Colitis ulcerosa ☐ Morbus Parkinson

☐ Morbus Crohn ☐ Morbus Bechterew ☐ Psoriasis

2 Ordnen Sie die Abrechnungsziffern des EBM und der GOÄ dem richtigen Fall zu. Tragen Sie dazu die Buchstaben vor den Ziffern in die Tabelle ein.

A: 01430 **B:** 3 **C:** 1 – 5 **D:** 03000 **E:** 2 **F:** 03000 – 03220 – 03230

	EBM	GOÄ
Herr Aslan Babacan kommt wegen leichter Beschwerden im rechten Oberbauch (1. APK). Die Ärztin führt eine symptombezogene körperliche Untersuchung durch und bittet um eine Wiedervorstellung bei anhaltenden Symptomen.		
Frau Marion Uhlmann leidet an einem Reizdarmsyndrom (K58.1) und sucht seit fast zwei Jahren einmal im Quartal die Praxis auf. Heute werden die Erfolge und die Weiterführung der medikamentösen Behandlung mit der Ärztin in einem 14-minütigen Gespräch ausführlich besprochen.		
Herr Mario Kübler holt ein Wiederholungsrezept für Magenschutztabletten ab. Ein Arzt-Patienten-Kontakt findet in diesem Quartal nicht statt.		

3 Rechnen Sie die folgenden Fälle nach EBM und nach GOÄ ab.

	EBM	GOÄ
Bei Herrn Lennard Wolff wird heute ein Ultraschall der Leber und der Gallenblase durchgeführt. Es ist der 2. persönliche Arzt-Patienten-Kontakt in diesem Quartal.		
Die Patientin Frau Gülay Melek kommt zur Sonografie der Gallenblase. Vorher berät und untersucht die Ärztin die Patientin symptombezogen. Es ist der 1. persönliche Arzt-Patienten-Kontakt in diesem Quartal.		
Frau Kathrin Barth ist heute zum ersten Mal im Quartal in der Praxis. Wegen akuter Schmerzen berät die Ärztin Frau Barth und untersucht die Bauchgegend vollständig. Sie führt eine Sonografie der Gallenblase durch.		
Wegen anhaltender Bauchschmerzen wird bei Frau Ines Bernard heute zum zweiten Mal innerhalb einer Woche ein Ultraschall des Magens durchgeführt. Es ist der 3. persönliche Arzt-Patienten-Kontakt in diesem Quartal.		

4 Die Auszubildende im ersten Lehrjahr wurde beauftragt, folgende gesetzlich versicherte Patientinnen abzurechnen. Sie sollen die Abrechnung anschließend korrigieren. Haken Sie richtige Ziffern ab, streichen Sie falsche Ziffern durch und ergänzen Sie Ziffern, falls notwendig.

Bei Frau Tatjana Smirnow wird heute eine Proktoskopie durchgeführt. Es ist der 1. persönliche Arzt-Patienten-Kontakt in diesem Quartal.	03000
Frau Ines Deinhardt kommt zur Prokto- und Rektoskopie. Vorher untersucht die Ärztin die Patientin symptombezogen und klärt sie über die Untersuchung auf. Es ist der 1. persönliche Arzt-Patienten-Kontakt in diesem Quartal.	03000 – 03331 (x2)
Die Patientin Frau Julia Süß kommt zum Ultraschall der Gallenblase. Es ist der 2. persönliche Arzt-Patienten-Kontakt in diesem Quartal.	03000 – 33042
Frau Saskia Gründel erscheint zum Termin wegen einer Rektoskopie. Es ist der 2. persönliche Arzt-Patienten-Kontakt in diesem Quartal.	03000 – 03331
Ein Ultraschall der Leber erfolgt bei Frau Jenny Columbo. Sie ist heute zum ersten Mal in diesem Quartal in der Praxis.	03000 – 33042

Laboruntersuchungen des Verdauungssystems
→ LA S. 217

5 Die privat versicherte Frau Leonie Caranovicz leidet an Morbus Crohn und sucht seit drei Jahren einmal im Quartal die Praxis auf. Heute (1. APK) erfolgt eine Blutentnahme mit Bestimmung der Blutsenkungsgeschwindigkeit in der Praxis. Die Ärztin führt eine kurze Beratung und eine Sonografie des Dickdarms durch. Rechnen Sie nach EBM und GOÄ ab.

Abrechnung: ______________________________

6 Frau Ilka Demmel, versichert bei der DAK Gesundheit, kommt zur prokto- und rektoskopischen Untersuchung. Nach der Aufklärung über den Eingriff erhält Frau Demmel eine leichte Sedierung für die Untersuchung. Es ist der 2. persönliche Arzt-Patienten-Kontakt in diesem Quartal.

Abrechnung: ______________________________

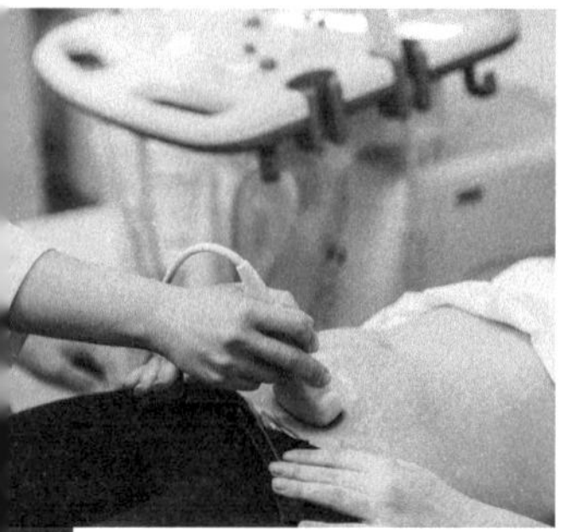

7 Bei der Patientin Frau Francesca Ruiz (geb. 20.10.19xx), DAK-versichert, wird heute zunächst eine Sonografie der Gallenblase und der Gallenwege durchgeführt. Anschließend erläutert die Ärztin den Befund (V.a. Cholezystitis) in einem 11-minütigen Gespräch und überweist Frau Ruiz zur Gastroenterologin zur Weiterbehandlung. Es ist der 1. persönliche Arzt-Patienten-Kontakt in diesem Quartal.

Abrechnung: ______________________________

8 Der gesetzlich versicherte Patient Herr Adalbert Ondra kommt zum Ultraschall der Gallenblase, der Gallenwege und der Leber. Es ist der 1. persönliche Arzt-Patienten-Kontakt in diesem Quartal.

Abrechnung: ______________________________

9 Bei Frau Dunja Herold wird am 1. April eine rektoskopische Untersuchung durchgeführt. Die Ärztin überweist die Patientin zum Gastroenterolgen. Weil die Weiterbehandlung dort zügig erfolgen soll, vereinbaren Sie einen Termin für den folgenden Tag bei der gastroenterologischen Praxis im gleichen Haus (BSNR 669999900).

Abrechnung: ______________________________

10 Frau Silvia Günther, DAK-versichert, bekam gestern einen iFob-Test im Rahmen der Darmkrebsvorsorge mit, den sie heute zurückbringt. Sie leiten den Test sofort ans Labor weiter.

Abrechnung: ______________________________

11 Frau Katja Klein, versichert bei der Barmer, nahm letzte Woche einen iFob-Test im Rahmen der Darmkrebsvorsorge mit. Den Test hat sie nicht zurück gebracht.

Abrechnung: ______________________________

12 Lösen Sie das folgende Kreuzworträtsel mithilfe des EBM (Hinweis: Ä=AE):

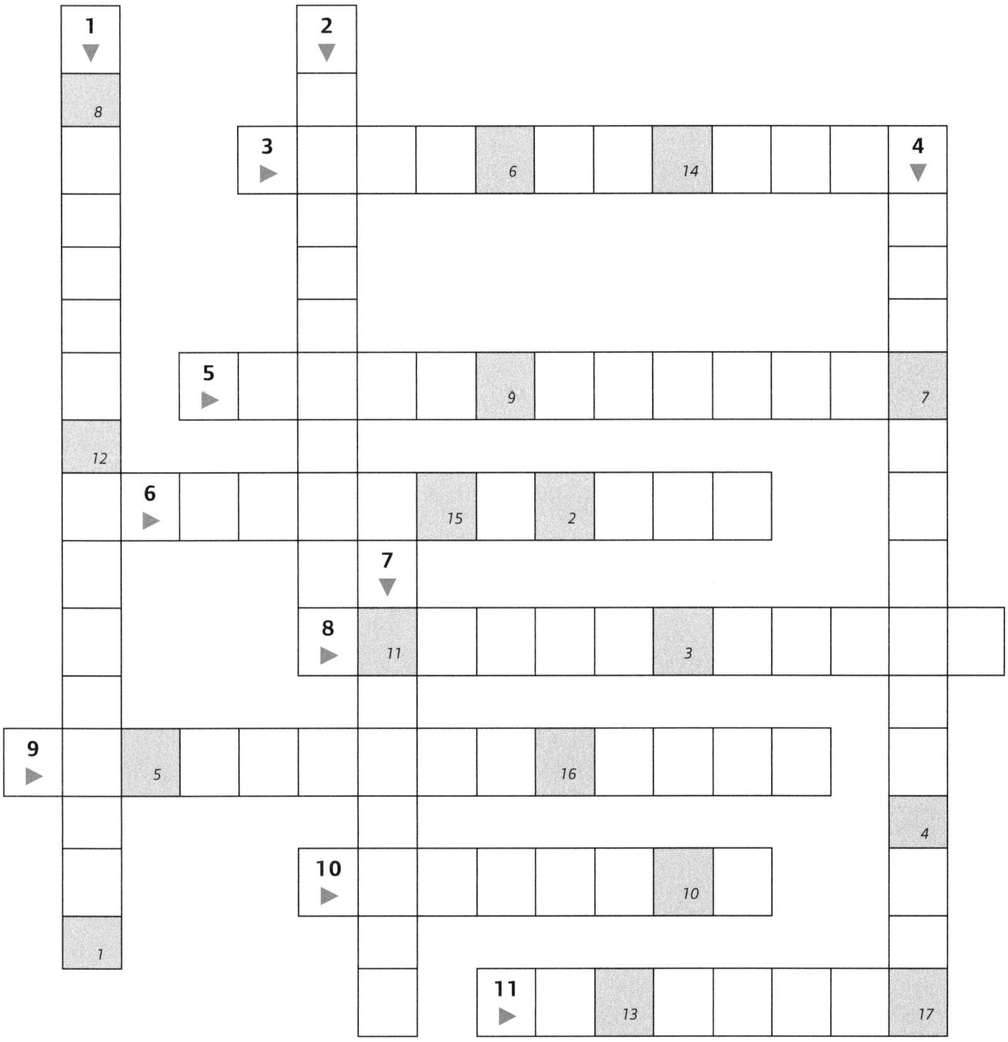

1 ein obligater Leistungsinhalt der GOP 03331 nach dem Eingriff
2 ein fakultativer Leistungsinhalt der GOP 03331 zur Beruhigung
3 Fachwort für „Untersuchung einer Körperhöhle von innen, Spiegelung"
4 ein weiterer, fakultativer Leistungsinhalt der GOP 03331
5 Fachwort für „Spiegelung des Analkanals"
6 Fachwort für „Ultraschalluntersuchung"
7 ein obligater Leistungsinhalt der GOP 03331, ... Untersuchung
8 Fachwort für „Mastdarmspiegelung"
9 Fachwort für „durch eine Körperhöhle hindurch", siehe GOP 33090
10 Fachwort für „Bauch, Bauchraum", siehe GOP 33042
11 Eiweiß, Nachweis im Stuhl; siehe GOP 32041

Lösungswort: Fachärztin für Magen-Darm-Erkrankungen

1	2	3	4	5	6	7	8	9	10	11	12	13	14	15	16	17

13 Aufgabe zur Weiterarbeit: Füllen Sie einen Überweisungsschein für die Patientin Frau Franzcesca Ruiz (s. Aufgabe 7) aus.

2 Zusammenfassung

1 Stellen Sie in der Tabelle die wichtigsten Abrechnungsziffern nach EBM und nach GOÄ gegenüber.

Leistung	EBM	GOÄ
Ultraschalluntersuchung des Abdomens		
Zuschlag für transkavitäre Ultraschalluntersuchungen		
Proktoskopie		
Rektoskopie		
Prokto- und Rektoskopie		
iFob-Test kurativ (Auswertung im Fremdlabor)		
Blutentnahme		

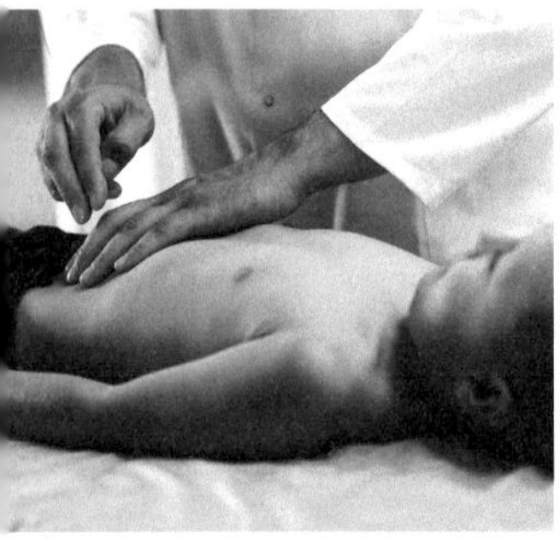

2 Der 7-jährige Anton klagt über rechtsseitige Bauchschmerzen. Die Ärztin untersucht den Patienten symptombezogen und führt einen Ultraschall des Appendix durch. Anschließend nimmt die MFA Blut ab. Der CRP-Wert und die Blutsenkungsgeschwindigkeit werden im Praxislabor ausgewertet, im Gemeinschaftslabor soll ein Blutbild erstellt werden. Es ist der 1. APK im Quartal.
Rechnen Sie nach EBM und GOÄ ab.

Abrechnung EBM: ____________________

Abrechnung GOÄ: ____________________

3 Malen Sie alle Ziffern an, die für endoskopische oder sonografische Untersuchungen stehen. Welches Muster erkennen Sie? ____________

33042	03000	5	03230	1	03220	420
32042	410	200	03221	650	402	250
32025	32041	33044	03330	33043	3550	3501
32033	32122	32128	403	3514	3505	3524

LF 10 Patienten bei kleinen chirurgischen Behandlungen begleiten und Wunden versorgen

Themenschwerpunkte:
- Abrechnung von primärer Wundversorgung
- Abrechnung von sekundärer Wundversorgung
- Abrechnung von Leistungen vor ambulanten und belegärztlichen Operationen
- Abrechnung von Arbeits- und Schülerunfällen

1 Kleine Chirurgie und Wundversorgung

Kleine Chirurgie und Wundversorgung
→ LA S. 222

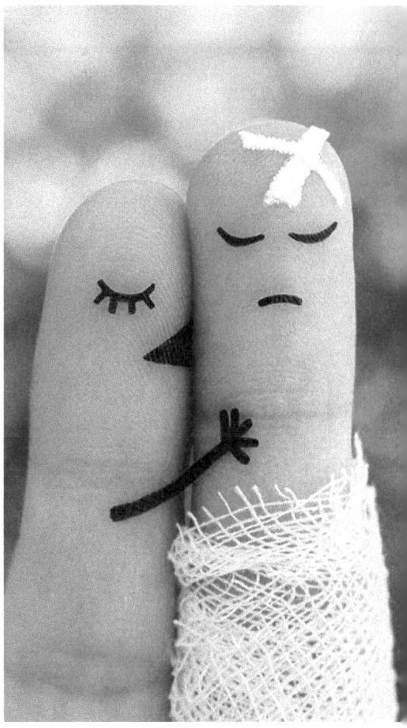

Kleine und große Wunden zu versorgen gehört in vielen Arztpraxen zum Arbeitsalltag. Auch kleine chirurgische Eingriffe stehen oft auf der Tagesordnung.

1 In der Regel sind Verbände Teil der primären Wundversorgung, also nicht extra be- bzw. abrechenbar. Welcher der folgenden Fälle bildet die Ausnahme?

A. AOK-Patient, Verband bei primärer Wundversorgung (1. Behandlungstag)
B. Privat versichertes Mitglied der HUK-Coburg, Verband bei primärer Wundversorgung (1. Behandlungstag)
C. TK-Mitglied, Verbandswechsel nach primärer Wundversorgung (2. Behandlungstag)
D. AXA-Versicherter, Verbandswechsel nach primärer Wundversorgung (2. Behandlungstag)

… und wie können Sie den Verband dann abrechnen?

____

2 a Schlagen Sie im EBM die Allgemeinen Bestimmungen Kapitel 4.3.5 auf und notieren Sie die Altersangabe, wann laut EBM der Zeitraum „Kind“ endet.

____

b Welche Rolle spielt diese Altersdefinition für die primäre Wundversorgung?

____

3 Ergänzen Sie den Lückentext zum Merksatz, wie oft Sie am Behandlungstag welche Gebührenordnungspositionen abrechnen dürfen, indem Sie folgende Satzteile einsetzen:

höchstens fünf – mehreren Wunden – Pro Behandlungstag – unter Angabe der Lokalisation (ICD-10-Code)

Bei ______________ darf für jede Wunde ______________________________

eine GOP berechnet werden. ______________ dürfen insgesamt allerdings ____________ primäre Wundversorgungen abgerechnet werden. Das gleiche gilt bei der Entfernung von Nävuszellnävi.

4 Aufgabe zur Weiterarbeit: Wurden in Ihrer Praxis in den letzten Wochen Wundversorgungen durchgeführt? Welche abrechenbaren Leistungen wurden hierbei erbracht?

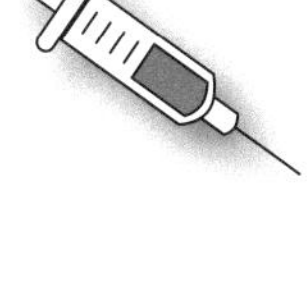

5 Welche Leistungen können laut EBM **nicht** gesondert berechnet werden, da sie Bestandteil der GOP 02300 bis 02302 sind? Kreuzen Sie die richtigen Antworten an.

· Lokalanästhesie		· Aktive Impfung gegen Tetanus	
· Narkose		· Wundkontrolle mit Verbandwechsel	
· Verband		· Entfernung von Fäden und Klammern	
· Passive Impfung gegen Tetanus		· Anamnese und Untersuchung	

6 Sortieren Sie die Leistungsinhalte, die im EBM genannt werden, indem Sie die Felder, die zur gleichen Gebührenordnungsposition gehören, mit der gleichen Farbe ausmalen, z. B. in Rot (02300), Grün (02301) und Blau (02302). Ordnen Sie anschließend die Leistungsinhalte den entsprechenden Gebührenordnungspositionen zu.

- Operativer Eingriff bis zu 5 Minuten Dauer
- Fremdkörperentfernung durch Schnitt
- Emmert-Plastik
- Primäre Wundversorgung ohne Naht bei Erwachsenen
- Venae sectio (z. B. Legen eines Portkatheter)
- Primäre Wundversorgung mit Naht bei Kindern

GOP 02300	GOP 02301	GOP 02302

- Primäre Wundversorgung mit Naht bei Erwachsenen
- Primäre Wundversorgung ohne Naht bei Kindern
- Exzision von tiefliegendem Körpergewebe
- Eröffnung eines subkutanen Panaritiums
- Eröffnung eines Abszesses

7 **a** Wundversorgung nach EBM. Sind die Aussagen richtig oder falsch?

	Aussage	Richtig	Falsch
1	Eine kleine Wunde ist laut EBM kleiner als 2 cm².	3	0
2	Wunden am Kopf und Hals werden immer als große Wunden angesehen.	2	4
3	Eine notwendige passive Tetanusimpfung wird mit den üblichen Impfziffern abgerechnet.	2	3
4	Wundverbände sind normalerweise in den GOP enthalten und können nicht extra abgerechnet werden.	0	1
5	Materialien für die Wundversorgung können als Sprechstundenbedarf bezogen werden.	2	3

Lösung: ___________

b Bis zu welchem Alter können Sie diese GOP bei Patienten abrechnen?

____

Primäre Wundversorgung und kleinchirurgische Eingriffe nach EBM
→ LA S. 224

Primäre Wundversorgung und kleinchirurgische Eingriffe nach GOÄ
→ LA S. 225

Primäre Wundversorgung und Kleine Chirurgie abrechnen

1 Sie arbeiten in der Hausarztpraxis Dr. Schmidt. Rechnen Sie die folgenden Fallbeispiele mithilfe des EBM und der GOÄ ab. Notieren Sie sich mindestens einen wichtigen Unterschied, der Ihnen auffällt, wenn Sie die EBM- und GOÄ-Fälle dieser Aufgabe am Schluss miteinander vergleichen.

Praxisangaben: Dr. Peter Schmidt, Arzt für Allgemeinmedizin, Praxisstraße 1, 35390 Gießen, LANR 123456789, BSNR 987654321

a	Fallbeispiel	Abrechnung nach EBM	Abrechnung nach GOÄ
Tag 1	Der zehnjährige Felix Wolf ist mit dem Skateboard gestürzt. Eine offene Wunde am linken Knie wird unter Infiltrationsanästhesie gesäubert, die Ränder geglättet, genäht und versorgt. Eine größere Schürfwunde am linken Ellenbogen wird gereinigt, desinfiziert und verbunden. Bei der Impfstatuskontrolle wird ein Tetanusschutz festgestellt. Der Arzt berät die Mutter und ihren Sohn zur weiteren Behandlung (12 Minuten). 1. APK im Behandlungsfall.		
Tag 4	Bei der Untersuchung wird die Wunde kontrolliert. Es folgt ein Verbandwechsel sowie eine kurze Beratung.		
Tag 7	Die Fäden werden entfernt, Felix erhält ein Pflaster. Es folgt eine kurze Beratung.		

b	Fallbeispiel	Abrechnung nach EBM	Abrechnung nach GOÄ
Tag 1	Die ältere Patientin Monika Glaser kommt humpelnd in die Praxis. Sie ist bei der Gartenarbeit gestürzt und hat sich das rechte Knie aufgeschlagen. Es erfolgt eine Infiltrationsanästhesie (kleiner Bezirk). Die Wunde wird desinfiziert, die Wundränder werden ausgeschnitten, es erfolgt eine Naht und ein Verband wird angelegt. Es folgt eine Beratung bezüglich Wundbehandlung und -kontrolle. Die Tetanusüberprüfung ergibt keinen Schutz. Dr. Schmidt ordnet eine Simultanimpfung an. Frau Glaser soll bei der Kontrolluntersuchung den Impfausweis mitbringen. 1. APK im Behandlungsfall.		
Tag 3	Es erfolgt eine Wundkontrolle mit Verbandwechsel. Die Simultanimpfung wird im Impfbuch eingetragen. Der Arzt berät Frau Glaser kurz zur weiteren Behandlung.		
Tag 8	Die Fäden werden entfernt, die Patientin erhält ein Pflaster. Der Arzt entlässt die Patientin nach einer kurzen Beratung.		

c	Fallbeispiel	Abrechnung nach EBM	Abrechnung nach GOÄ
Tag 1	Die Patientin Natascha Thelen kommt mit einem stark geröteten Finger in die Praxis. Nach der symptombezogenen Untersuchung folgt die Eröffnung des Panaritiums unter Leitungsanästhesie. Anschließend wird die Wunde verbunden. Bei der Impfstatuskontrolle wird ein Tetanusschutz festgestellt. Die Patientin wird kurz beraten. 2. APK im Behandlungsfall.		
Tag 4	Es folgt eine Wundkontrolle mit Verbandwechsel. Frau Thelen wird zur weiteren Vorgehensweise kurz beraten.		

Wichtige Unterschiede: ______________________________

____

____

d	Fallbeispiel	Abrechnung nach EBM	Abrechnung nach GOÄ
Tag 1	Die Patientin Karolin Stumpf hat sich bei der Gartenarbeit an einer Rosenhecke verletzt, ein Dorn steckt tief im rechten Zeigefinger. Dr. Schmidt kann den Dorn nicht mit einer Pinzette herausholen. Unter Lokalanästhesie wird die Wunde mit einem Skalpell geöffnet und der Dorn herausgeholt. Anschließend wird die Wunde desinfiziert, genäht und ein Fingerverband angelegt. Bei der Impfstatuskontrolle wird festgestellt, dass die letzte Tetanus-Impfung vor 12 Jahren erfolgte. Dr. Schmidt empfiehlt einen Kombinationsimpfstoff aus Diphtherie, Pertussis und Tetanus. Die Impfung wird durchgeführt. 1. APK im Behandlungsfall.		
Tag 4	Es folgt eine Wundkontrolle mit Verbandwechsel. Die Patientin wird zur weiteren Vorgehensweise kurz beraten. Die Impfung wird im Impfpass eingetragen.		
Tag 7	Nach der Untersuchung werden die Fäden entfernt und Frau Stumpf erhält ein Pflaster. Der Arzt entlässt die Patientin nach einer kurzen Beratung.		

e	Fallbeispiel	Abrechnung nach EBM	Abrechnung nach GOÄ
Tag 1	Der zweijährige Noah zieht sich samstags vormittags auf dem Spielplatz beim Fallen vom Dreirad eine Platzwunde an der Stirn zu. Die Eltern erscheinen mit dem Kind in der Samstagssprechstunde. Es folgt eine Wundreinigung, -desinfektion und -versorgung durch ein Klammerpflaster. Die Eltern werden zur weiteren Behandlung beraten. 1. APK im Behandlungsfall.		

Erklären Sie die Abrechnung der Zuschläge nach GOÄ im Fallbeispiel **e**.

____

____

2 Vervollständigen Sie die Merksätze zur GOÄ-Abrechnung der Wundversorgung, indem Sie den jeweils falschen Satzteil durchstreichen.

- Wunden an Händen und im Gesicht gelten immer als groß/klein.
- Neben den Nummern 2000–2005 darf kein/ein Verband nach GOÄ-Nr. 200 abgerechnet werden. Ein Verbandswechsel an einem anderen Tag nach GOÄ-Nr. 200 ist möglich/nicht möglich.
- Die Lokalanästhesie nach den Nrn. 490 oder 491 darf extra/nicht extra in Rechnung gestellt werden.
- Wundschnellverbände (Pflaster) dürfen nicht/dürfen abgerechnet werden.

3 Sortieren Sie zu:

	GOÄ-Nr.			Leistungsbeschreibung
1	490		**A**	Leitungsanästhesie
2	491		**B**	Infiltrationsanästhesie kleiner Bezirke
3	493		**C**	Infiltrationsanästhesie großer Bezirke

4 Streichen Sie die jeweils falschen GOÄ-Nummern durch.

a Entfernung von Fäden oder Klammern: 2006 – 2007 – 2008
b Aktive Tetanusimpfung: 375 – 376 – 377 – 378
c Versorgung einer großen Wunde einschließlich Naht: 2000 – 2002 – 2004 – 2006
d Verband: 200 – 201 – 204 – 206

Sekundäre Wundbehandlung

Sekundäre Wundbehandlung nach EBM
→ LA S. 226

Sekundäre Wundbehandlung nach der GOÄ
→ LA S. 226

1 Schlagen Sie im Schulbuch Leistungsabrechnung (oder im EBM Bereich II) die Seiten zur „Sekundären Wundbehandlung nach dem EBM" auf und notieren Sie sich die Gebührenordnungspositionen und die Informationen für die folgenden Leistungen:

	GOP	Wie oft?	Besonderheiten
1 Behandlung einer sekundär heilenden Wunde Behandlung eines Decubitalulcus Behandlung von infizierten Wunden Behandlung von Verbrennungen			a Der Vertragsarzt muss in den letzten 4 Quartalen je Quartal mindestens 100 Patienten mit Diabetes mellitus behandelt haben.
2 Behandlung des diabetischen Fußes			b Erst beim dritten APK anrechenbar.
3 Behandlung eines chronischen Ulcus cruris			c Höchstpunktzahl im Behandlungsfall: 3750 Punkte, das bedeutet: im Quartal höchstens 75 Behandlungen pro Arzt
4 Kompressionstherapie – bei chronisch venöser Insuffizienz – beim postthrombotischen Syndrom – bei tiefen Beinvenenthrombosen – beim Lymphödem			d Höchstpunktzahl im Behandlungsfall: 4244 Punkte, das bedeutet: im Quartal höchstens 77 Behandlungen pro Arzt

2 Aufgabe zur Weiterarbeit: Mit welchen sekundären Wunden hatten Sie bereits in der Praxis zu tun?

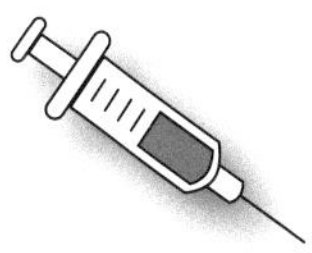

987654321/123456789
Dr. Peter Schmidt
Arzt für Allgemeinmedizin
Praxisstraße 1
35390 Gießen
Tel. 029 112233 Fax 029 112234

3 Sie arbeiten in der Hausarztpraxis Dr. Schmidt. Rechnen Sie die folgenden Fallbeispiele mithilfe des EBM und der GOÄ ab.

a	Fallbeispiel	Abrechnung nach EBM	Abrechnung nach GOÄ
01.02.	Frau Dünja Sahin, die seit 10 Jahren als Diabetes-mellitus-Typ-2-Patientin bekannt ist, stellt sich in der Sprechstunde vor. Bei der Untersuchung fällt dem Arzt eine sekundär heilende Wunde, ca. 2 cm groß, am rechten Fuß auf. Der Arzt trägt Nekrosen ab und überprüft die Schuhe der Patientin. Eine Calciumalginat-Kompresse mit Verband (5,60 €) wird angelegt, Frau Sahin wird beraten und soll zur Kontrolle in ca. 4 Wochen wiederkommen. 1. APK im Behandlungsfall.		
26.02.	Frau Sahin erscheint zur Kontrolluntersuchung. Die Wunde ist etwas kleiner geworden. Eine Nekrosenabtragung ist diesmal nicht erforderlich. Ein Calciumalginat-Verband wird erneut angelegt. Die Patientin wird zur weiteren Wundbehandlung beraten und aufgefordert, sich bei Verschlimmerung wieder vorzustellen.		

b	Fallbeispiel	Abrechnung nach EBM	Abrechnung nach GOÄ
01.03.	Herr Torsten Witt kommt zur Behandlung seiner chronisch venösen Ulcera cruris beidseitig. Nach dem Erbringen des obligaten Leistungsinhalts erfolgt ein ausführliches Gespräch (13 Min.) über eine eventuelle medikamentöse Thromboseprophylaxe. 1. APK im Behandlungsfall.		

c	Fallbeispiel	Abrechnung nach EBM	Abrechnung nach GOÄ
01.06	Die Stationsleitung der Pflegestation „Abendsonne" bittet um einen Arztbesuch noch am gleichen Tag bei einer Patientin. Der Arzt stellt bei seinem Besuch am Nachmittag bei Frau Johanna Raab ein Decubitalulcus fest. Es erfolgt eine Beratung und eine symptombezogene Untersuchung. Der Arzt trägt die Nekrosen ab und versorgt die Wunde mit einer Schaumstoffwundauflage und Fixierbinde (8,50 €). 2. APK im Behandlungsfall. (Entfernung Praxis – Pflegeheim 6 km)		
08.06.	Der Arzt untersucht im Rahmen seiner Besuchstour erneut die Patientin Frau Raab und trägt die Nekrosen ab. Erneute Versorgung der Wunde mit einer Schaumstoffwundauflage und Fixierbinde (8,50 €).		
15.06.	Der Arzt ist wieder im Pflegeheim und schaut nach seiner Patientin. Er ist sehr zufrieden mit der Entwicklung des Dekubitus. Er trägt nur einige wenige Nekrosen ab und versorgt das Ulcus anschließend mit einer Calciumalginat-Kompresse mit Verband (5,60 €).		

d	Fallbeispiel	Abrechnung nach EBM	Abrechnung nach GOÄ
01.04.	Frau Waltraut Arndt leidet seit vielen Jahren an Diabetes mellitus Typ 2 und seit einiger Zeit auch an einer chronischen venösen Insuffizienz (I87.2R) am rechten Bein. Nach Durchführung der Kompressionstherapie berät der Arzt die Patientin eingehend (12 Min.) zu einer apparativen Kompressionstherapie. 1. APK im Behandlungsfall.		
04.05.	Frau Arndt kommt wieder zur Kompressionstherapie. Nach einer symptombezogenen Untersuchung wird sie vom Arzt beraten und erhält ein Rezept für einen neuen Kompressionsstrumpf.		
09.06.	Frau Arndt kommt heute das erste Mal zur apparativen Kompressionstherapie. Diese erfolgt nach einer symptombezogenen Untersuchung und Beratung.		

Hausärztliche Abrechnung im Rahmen ambulanter und belegärztlicher OPs
→ LA S. 227

Ambulante und belegärztliche OPs

1 Ab welchem Alter ist eine spirografische Untersuchung fakultativer Leistungsinhalt der Operationsvorbereitung vor ambulanten oder belegärztlichen Operationen?

___

2 Ab welchem Alter ist ein Ruhe-EKG fakultativer Leistungsinhalt und obligater Leistungsinhalt der Operationsvorbereitung vor ambulanten oder belegärztlichen Operationen?

___

3 Innerhalb welchen Zeitraums nach der ambulanten oder belegärztlichen Operation kann der Hausarzt die GOP 31600 abrechnen?

___

4 Aufgabe zur Weiterarbeit: Verschiedene Laborleistungen sind obligater bzw. fakultativer Leistungsinhalt der GOP 31010 bis 31013. Informieren Sie sich mithilfe des EBM, um welche es sich handelt.

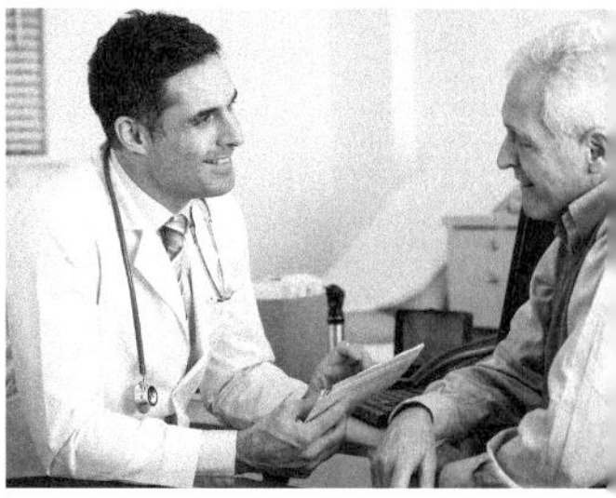

5 Der langjährige 63-jährige gesetzlich versicherte Patient Hans Fellner stellt sich am Montag, den 05.06., in der Praxis seines Hausarztes vor. Geplant ist die Operation eines Leistenbruchs, den der Hausarzt in diesem Quartal diagnostiziert hatte. Der Hausarzt wurde vom Operateur beauftragt, die Operationsvorbereitung zu übernehmen. Der Arzt übernimmt das Anamnese- und Aufklärungsgespräch. Außerdem wird eine körperliche Untersuchung (Ganzkörperstatus) durchgeführt, der MFA schreibt ein vollständiges Ruhe-EKG, nimmt Blut für das Labor ab und bereitet es für den Versand vor. Da Herr Fellner langjähriger Raucher ist, ordnet der Arzt außerdem eine spirografische Untersuchung an.
Die Laborergebnisse sind drei Tage später (Do, 08.06.) da. Der Arzt diktiert einen ausführlichen schriftlichen Befundbericht und der ärztliche Brief an den Operateur wird am folgenden Freitag, den 09.06., per Arztbrief versendet. Der Arzt informiert den Patienten telefonisch.
3 Tage nach der Leistenbruch-Operation wird die postoperative Behandlung Herrn Fellners im Rahmen der Samstagssprechstunde (28.06.) durchgeführt. Der Patient bringt die Überweisung des Operateurs und den Operationsbericht zu dem Termin mit. Der Arzt erklärt den Bericht, kontrolliert die Wunde und erneuert den Verband. Ein weiterer Kontrolltermin mit Verbandswechsel wird am 01.07. durchgeführt.

a Welche Leistungen müssen im Rahmen dieser OP-Vorbereitung laut EBM auf jeden Fall erbracht werden?

____

____

____

____

b Worauf achten Sie, wenn der Patient an der Anmeldung die Überweisung durch den Operateur vorlegt, besonders?

____

c Rechnen Sie die Behandlungstage nach EBM ab.

05.06.: ____________ 08.06.: ____________ 09.06.: ____________

28.06.: ____________ 01.07.: ____________

d Rechnen Sie die Behandlungstage nach GOÄ ab.

05.06.: ____________________

08.06.: ____________________ 09.06.: ____________________

28.06.: ____________________ 01.07.: ____________________

e Wer erhält in Fall 4c und 4d jeweils die Laborrechnung?

____

____

f Welches Formular verwenden Sie, um die Laborleistungen an das Labor zu überweisen?

____

Abrechnung nach UV-GOÄ
→ LA S. 228

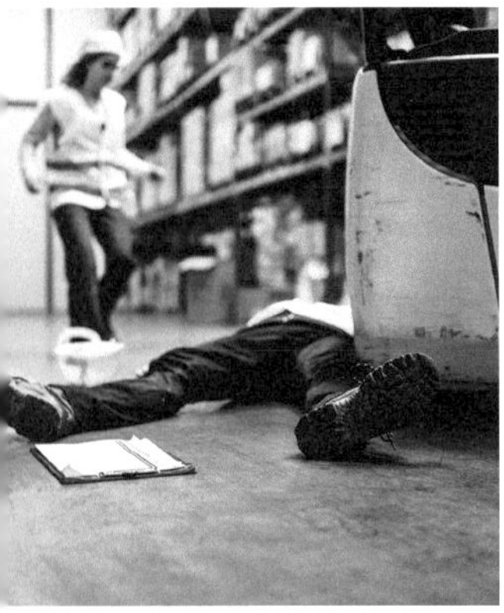

2 Abrechnung nach UV-GOÄ

Vertragsärzte sind häufig die erste Anlaufstelle, wenn Patienten einen Unfall am Arbeitsplatz oder auf dem Weg zur Arbeit erleiden.

1 Bilden Sie aus den gegebenen Wortteilen die entsprechenden Lösungswörter. Aus den markierten Feldern ergibt sich am Ende als Lösungswort ein Begriff zum Thema Arbeitsunfälle.

Ä – ARBEIT – ARZT – CHE – D – FORMU – G – GEBER – HILFS – HONO – KASSE – LAR – LETZUNGEN – MITTEL – O – RAR – RE – U – UNFALL – V – VER – WO – ZEPT

1									C						
2					R										
3								E							
4									E						
5									-		O				
6						O									
7										M					
8						-			Z						
9										M					
10				F											

1 Dauert die Behandlung voraussichtlich länger als eine …, so muss der Patient dem D-Arzt vorgestellt werden.
2 Leichtere … dürfen vom Hausarzt behandelt werden.
3 Auch der … ist verpflichtet, einen Arbeitsunfall zu melden.
4 Für die Verordnung von Schmerzmitteln darf ein … ausgestellt werden.
5 Die Gebührenordnung für Arbeitsunfälle heißt …
6 Der D-Arzt erhält ein höheres … als der Hausarzt.
7 Der Buchstabe „F“ in der Abkürzung F1050 steht für …
8 Kurzform für „Durchgangsarzt“
9 … wie Unterarmgehstöcke darf nur der D-Arzt verschreiben.
10 Schüler und Kindergartenkinder sind hier versichert.

Das Lösungswort lautet: ____________________

2 Erklären Sie, warum in der UV-GOÄ zwei verschiedene Euro-Beträge für die Erbringung der gleichen Leistung angegeben sind.

Nummer	Leistung	Allg. Heilbeh.	Bes. Heilbeh.
2000	Erstversorgung einer kleinen Wunde	6,52	7,75

____

____

3 Welche Unfallversicherung ist für Sie als MFA zuständig bei Arbeitsunfällen …

a … in der Berufsschule? ______________________________

b … während der Arbeitszeit in Ihrer Praxis? ______________________________

4 Wann müssen Sie einen arbeitsunfallverletzten Patienten zwingend an einen D-Arzt überweisen?

5 Welchen Verwendungszweck haben die beiden Blätter des Formular F 1050 (Ärztlicher Unfallbericht)?

Blatt 1: ______________________

Blatt 2: ______________________

6 Ergänzen Sie in der Tabelle für die Vorgehensweise ohne und mit D-Arzt-Vorstellungspflicht, wann die Abrechnung der erbrachten Leistungen erfolgt.

Ohne D-Arzt-Vorstellungspflicht	**Mit D-Arzt-Vorstellungspflicht**	
	Ohne Rücküberweisung zum Hausarzt	**Mit Rücküberweisung zum Hausarzt**

7 **a** Erklären Sie, was unter „besondere Kosten" zu verstehen ist.

____

____

b Welche Bedingung muss erfüllt sein, damit ein Hausarzt eine AU ausstellen darf?

____

8 Suchen Sie sich z. B. im Internet aus der UV-GOÄ die folgenden Leistungen heraus und tragen Sie diese in die Tabelle ein. Notieren Sie sich die aktuellen Gebühren für die Allgemeine und Besondere Heilbehandlung. Falls Besondere Kosten angegeben sind, notieren Sie sich diese.

Leistung	UV-GOÄ Nr.	Allg. Heilbeh.	Bes. Heilbeh.	Bes. Kosten
Beratung, auch mittels Fernsprecher, als alleinige Leistung				
Arbeitsunfähigkeitsbescheinigung				
Zinkleimverband				
Blutentnahme mittels Spritze, Kanüle oder Katheter aus der Vene				
Intravenöse Kurznarkose				

987654321/123456789

Dr. Peter Schmidt
Arzt für Allgemeinmedizin

Praxisstraße 1
35390 Gießen
Tel. 029 112233 Fax 029 112234

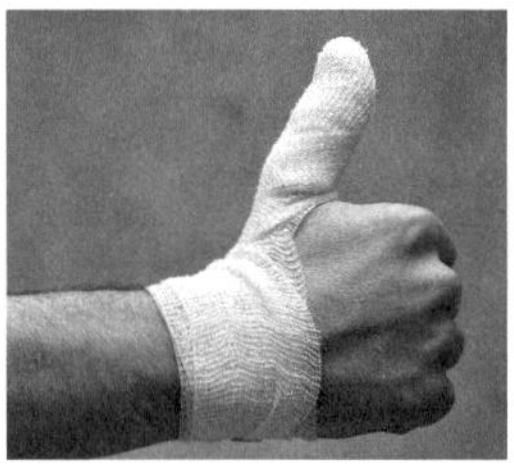

9 Sie arbeiten in der Hausarztpraxis Dr. Schmidt.

Notfallmäßig erscheint ein Ihnen bekannter Patient, Herr Peter Bauer, um 14 Uhr bei Ihnen in der Praxis. Er arbeitet seit 5 Jahren als Lagerist in einem Baumarkt. Seine Arbeitsschicht geht von 12 Uhr bis 20:30 Uhr. Beim Auspacken einer Palette Teppiche hat er sich vor einer halben Stunde mit einem Cutter (Teppichmesser) in den linken Daumen geschnitten. Der Daumen ist notdürftig verbunden.
Sie führen ihn in ein Behandlungszimmer und informieren Ihren Chef. Nach der Untersuchung entscheidet Ihr Chef, dass die kleine Wunde nicht genäht werden muss, Klammerpflaster und Verband sind ausreichend. Nachdem er die Wunde gereinigt und desinfiziert hat, klammert er die Wunde. Der kleine Pflasterverband wird von Ihnen angelegt. Auf Nachfrage gibt Herr Bauer an, seit Jahren keine Tetanusimpfung mehr erhalten zu haben. Sie führen deshalb auf Anordnung Ihres Chefs eine Impfung durch und bitten Herrn Bauer, bei Gelegenheit den Impfpass vorbeizubringen, um die Impfung nachzutragen.
Anschließend suchen Sie im Internet nach der zuständigen BG. Sie finden dort die Berufsgenossenschaft für Handel und Warenlogistik angegeben (BGHW).

Patientendaten:
Bauer, Peter, geb. 02.08.xx, 32 Jahre
Sonnenstraße 7, 35390 Gießen
DAK, Kostenträgerkennung 101566994
Status 1000000, Vers.-Nr. M111333555

Herr Bauer erhält für den Rest des Tages eine Arbeitsunfähigkeitsbescheinigung (ICD-10-Code T14.00L), ein Rezept über Ibuprofen 600 mg Filmtabletten N1 und verlässt dann die Praxis.

a In welchen Fällen hätten Sie Herrn Bauer zu einem D-Arzt geschickt?

	Wenn Herr Bauer eine mehrtägige Arbeitsunfähigkeitsbescheinigung gebraucht hätte.
	Wenn die Wunde hätte genäht werden müssen.
	Wenn die Verordnung von Heil- und Hilfsmittel nötig wäre.
	Wenn es sich um eine Wiedererkrankung gehandelt hätte.
	Wenn die Behandlung von Herrn Bauer wahrscheinlich länger als eine Woche dauern würde.
	Wenn Herr Bauer mit einem Krankentransport ins nächste Krankenhaus hätte fahren müssen.

b Sie entnehmen die Tetanusimpfung Ihrem Kühlschrank im Behandlungszimmer. Wie wird diese Ampulle korrekt abgerechnet?

A. Sie schicken Herrn Bauer mit einem Arzneiverordnungsblatt (Muster 16) in die Apotheke. Sie tragen oben als Kostenträger die DAK und den Namen des Patienten ein.
B. Sie schicken Herrn Bauer mit einem Arzneiverordnungsblatt (Muster 16) in die Apotheke. Sie tragen oben als Kostenträger die BGHW und tragen „Sprechstundenbedarf" ein.
C. Sie stellen ein Arzneiverordnungsblatt (Muster 16) über Sprechstundenbedarf aus und bringen es in die Apotheke.
D. Sie stellen ein Arzneiverordnungsblatt (Muster 16) aus, tragen als Kostenträger die BGHW und den Namen des Patienten ein und geben es in die Apotheke.
E. Es ist nicht nötig, ein extra Rezept auszustellen, da die Ampulle in den Kosten der Gebührenordnungsposition für die Impfung enthalten ist.

c Wie erfolgt die Dokumentation des Ablaufes?

A. Sie dokumentieren die Behandlung wie gewohnt in Ihrem Praxiscomputer und/oder in der Karteikarte.
B. Sie füllen das Formular F 1050 (Ärztliche Unfallmeldung) aus und schicken es an die zuständige BG.
C. Sie füllen das Formular F 1000 aus (Durchgangsarztbericht) aus und schicken es an die zuständige BG.
D. Sie geben dem Patienten das Formular F 1050 zur Vorlage bei der BG mit.
E. Sie rufen die Personalabteilung des Baumarkts an und bitten um die Dokumentation des Arbeitsunfalls.
F. Sie legen einen Abrechnungsschein (Muster 5) an und notieren darauf die gesamten Leistungen, die erbracht wurden.

d Ihre Kollegin bittet Sie am Nachmittag, die Abrechnung für Herrn Bauer an die BGHW zu versenden. Sie schauen nach, welche Leistungen erbracht wurden, und füllen dann beide Seiten des Formulars aus. Ihre Kollegin erinnert Sie an das Porto, da das Formular mit der Post an die BG verschickt wird. Die Kosten für den Impfstoff betragen 40,83 Euro.

e Beantworten Sie die Fragen zu den beiden digitalen Formularen.
Besteht für Herrn Bauer eine Zuzahlungspflicht? Begründen Sie.

Welche Besonderheiten müssen Sie bei einer Arzneimittelverordnung bei einem Arbeitsunfall noch beachten?

Herr Bauer erhält eine eAU. Was fällt Ihnen auf, wenn Sie die verschiedenen Datumsangaben auf dem Formular vergleichen?

Was müssen Sie beim Ausfüllen der eAU im Falle eines Arbeitsunfalls noch beachten?

Wie erhält Herr Bauers Arbeitgeber die Krankschreibung bzw. die eAU seines Mitarbeiters?

Kann Dr. Schmidt Herrn Bauer am nächsten Tag ggf. eine Folgebescheinigung wegen seines Arbeitsunfalls ausstellen?

Ärztliche Unfallmeldung

Auswahl

Lfd. Nr.

Unfallversicherungsträger	Eingetroffen am / Uhrzeit
Name der versicherten Person / Vorname / Geburtsdatum	Krankenkasse / Familienversichert ☐ Nein ☐ Ja: keine Kopie an Kasse / Name des Mitglieds
Vollständige Anschrift	Bei Pflegeunfall Pflegekasse der pflegebedürftigen Person
Beschäftigt als / Seit	Telefon-Nr. / Staatsangehörigkeit / Geschlecht

Unfallbetrieb (Name, Anschrift und Telefon-Nr. des Arbeitgebers, der Kita, der (Hoch-)Schule, der pflegebedürftigen Person)

Unfalltag / Uhrzeit / Unfallort	Beginn der Arbeitszeit Uhr / Ende der Arbeitszeit Uhr

Vorstellungspflicht bei einer Durchgangsärztin/einem Durchgangsarzt

☐ Die versicherte Person wird am ____________ bei der D-Ärztin/dem D-Arzt (bitte genaue Anschrift angeben)

____ vorgestellt, weil

- ☐ die Unfallverletzung über den Unfalltag hinaus zur Arbeitsunfähigkeit führt,
- ☐ die Behandlungsbedürftigkeit voraussichtlich mehr als eine Woche beträgt,
- ☐ die Verordnung von Heilmitteln (z. B. Physiotherapie) oder Hilfsmitteln (z. B. Gehstützen) erforderlich ist,
- ☐ eine Wiedererkrankung an Unfallfolgen vorliegt.

☐ Eine Vorstellungspflicht bei einer D-Ärztin/einem D-Arzt besteht nicht, weil keine der oben aufgeführten Voraussetzungen erfüllt ist.

1. Angaben der versicherten Person zum Unfallhergang und zur Tätigkeit, bei der der Unfall eingetreten ist

2. Beschwerden/Klagen

3. Kurze Angabe des Befundes (ggf. mit Ergebnis bildgebender Diagnostik)

4. Diagnose

5. Art der Erstversorgung

6. Ist weitere **allgemeine Heilbehandlung** erforderlich?

☐ Nein

☐ Ja,

- ☐ durch mich
- ☐ durch andere Ärztin/anderen Arzt (auch Verlegung/Vorstellung), bitte Name und Anschrift angeben

Ort, Datum Unterschrift Anschrift/Stempel

Datenschutz:
Ich habe die Hinweise nach § 201 SGB VII gegeben.

F 1050 0721 Ärztliche Unfallmeldung

...

- 2 -

Name, Vorname:	Geburtsdatum:	Unfalltag:	Lfd. Nr.

Abrechnung

Berichtsgebühr	nach Nr.	125	UV-GOÄ	EUR	**Besondere Kosten**
Ärztliche Leistung	nach Nr.		UV-GOÄ	EUR	EUR
	nach Nr.		UV-GOÄ	EUR	EUR
	nach Nr.		UV-GOÄ	EUR	EUR
	nach Nr.		UV-GOÄ	EUR	EUR
	nach Nr.		UV-GOÄ	EUR	EUR
	nach Nr.		UV-GOÄ	EUR	EUR
	nach Nr.		UV-GOÄ	EUR	EUR
	nach Nr.		UV-GOÄ	EUR	EUR
	nach Nr.		UV-GOÄ	EUR	EUR
	nach Nr.		UV-GOÄ	EUR	EUR
Summe Besondere Kosten				EUR	←
Porto				EUR	
			zusammen	EUR	

Rechnungsnummer	**Institutionskennzeichen (IK)** **Falls kein IK** – Bankverbindung (IBAN) –

10 a Suchen Sie sich die entsprechenden Euro-Beträge aus den Gebührenordnungen heraus.

Leistung	EBM		GOÄ		UV-GOÄ			
	Ziffer	Euro	Nummer	Euro (2,3-/1,8-fach)	Nummer	Allg. Heilbeh. (Euro)	Bes. Heilbeh. (Euro)	Besondere Kosten (Euro)
Verband	(in der VP enthalten)	–	200					
Wiederholungs-rezept	(in der VP enthalten)	–	2					
Besuch, (einschließlich Beratung und Untersuchung)	01410		50					
Wegegeld/ Wegepauschale tagsüber bis zu zwei Kilometern			–					
Infusion, intra-venös bis zu 30 Minuten Dauer	(in der VP enthal-ten)	–	271					
Schutzimpfung Tetanus			375					

b Vergleichen Sie die verschiedenen Leistungen. Was fällt Ihnen auf?

____

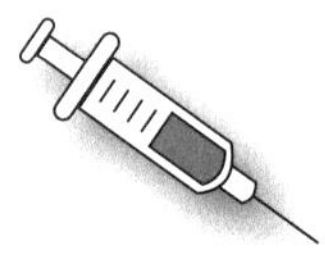

11 Aufgabe zur Weiterarbeit: Wer ist der für Ihren Praxisstandort zuständige D-Arzt? Fragen Sie in Ihrer Praxis nach.

____

____

987654321/123456789

Dr. Peter Schmidt
Arzt für Allgemeinmedizin

Praxisstraße 1
35390 Gießen
Tel. 029 112233 Fax 029 112234

12 Sie arbeiten in der Hausarztpraxis Dr. Schmidt.

Aus der nahe gelegenen Anne-Frank-Schule erscheint um 10 Uhr vormittags die siebenjährige Paula, begleitet von ihrer Lehrerin. Das Mädchen hält sich den Arm, der ihm sichtlich Schmerzen bereitet. Auf Nachfrage erfahren Sie, dass Paula in der großen Pause um 9:40 Uhr vom Klettergerüst auf dem Schulhof gefallen ist, dabei ist sie auf dem rechten Arm aufgekommen.
Sie führen sie in ein Behandlungszimmer und informieren Ihren Chef. Nach einer kurzen Untersuchung vermutet Dr. Schmidt eine distale Radiusfraktur und beschließt, die kleine Patientin zum D-Arzt weiterzuleiten. Mittlerweile ist auch die Mutter von Paula eingetroffen und die Lehrerin verabschiedet sich. Sie nehmen von Paula die Patientendaten auf und geben Frau Silbermann die Adresse vom nächsten D-Arzt (Dr. F. Meier, Berliner Ring 1, 35390 Gießen) mit und notieren auf einem Privatrezept für den D-Arzt: „Verdacht auf distale Radiusfraktur rechts". Nach der Verabschiedung füllen Sie das Formular F 1050 aus.

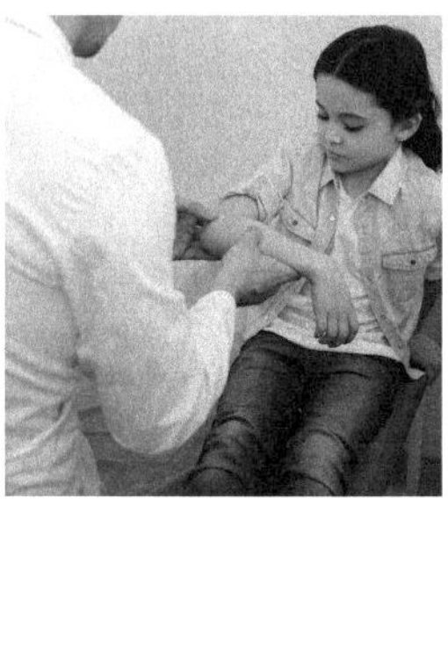

Patientendaten:
Silbermann, Paula, geb. 15.07.xx, 7 Jahre
Waldweg 9, 35390 Gießen
IKK classic, Kostenträgerkennung 105301540
Status 3000000, mitversichert bei Mutter Sabine, Vers.-Nr. B222444666

Ärztliche Unfallmeldung

Auswahl

Lfd. Nr.

Unfallversicherungsträger	Eingetroffen am / Uhrzeit
Name der versicherten Person / Vorname / Geburtsdatum	Krankenkasse / Familienversichert ☐ Nein ☐ Ja: keine Kopie an Kasse / Name des Mitglieds
Vollständige Anschrift	Bei Pflegeunfall Pflegekasse der pflegebedürftigen Person
Beschäftigt als / Seit	Telefon-Nr. / Staatsangehörigkeit / Geschlecht
Unfallbetrieb (Name, Anschrift und Telefon-Nr. des Arbeitgebers, der Kita, der (Hoch-)Schule, der pflegebedürftigen Person)	
Unfalltag / Uhrzeit / Unfallort	Beginn der Arbeitszeit Uhr / Ende der Arbeitszeit Uhr

Vorstellungspflicht bei einer Durchgangsärztin/einem Durchgangsarzt

☐ Die versicherte Person wird am bei der D-Ärztin/dem D-Arzt (bitte genaue Anschrift angeben)

______________________________ vorgestellt, weil

- ☐ die Unfallverletzung über den Unfalltag hinaus zur Arbeitsunfähigkeit führt,
- ☐ die Behandlungsbedürftigkeit voraussichtlich mehr als eine Woche beträgt,
- ☐ die Verordnung von Heilmitteln (z. B. Physiotherapie) oder Hilfsmitteln (z. B. Gehstützen) erforderlich ist,
- ☐ eine Wiedererkrankung an Unfallfolgen vorliegt.

☐ Eine Vorstellungspflicht bei einer D-Ärztin/einem D-Arzt besteht nicht, weil keine der oben aufgeführten Voraussetzungen erfüllt ist.

1. Angaben der versicherten Person zum Unfallhergang und zur Tätigkeit, bei der der Unfall eingetreten ist

2. Beschwerden/Klagen

3. Kurze Angabe des Befundes (ggf. mit Ergebnis bildgebender Diagnostik)

4. Diagnose

5. Art der Erstversorgung

6. Ist weitere **allgemeine Heilbehandlung** erforderlich?

☐ Nein

☐ Ja,

- ☐ durch mich
- ☐ durch andere Ärztin/anderen Arzt (auch Verlegung/Vorstellung), bitte Name und Anschrift angeben

Ort, Datum | Unterschrift | Anschrift/Stempel

Datenschutz:

Ich habe die Hinweise nach § 201 SGB VII gegeben.

F 1050 0721 Ärztliche Unfallmeldung

...

- 2 -

Name, Vorname:	Geburtsdatum:	Unfalltag:	Lfd. Nr.

Abrechnung

Berichtsgebühr	nach Nr.	125	UV-GOÄ	EUR	
					Besondere Kosten
Ärztliche Leistung	nach Nr.		UV-GOÄ	EUR	EUR
	nach Nr.		UV-GOÄ	EUR	EUR
	nach Nr.		UV-GOÄ	EUR	EUR
	nach Nr.		UV-GOÄ	EUR	EUR
	nach Nr.		UV-GOÄ	EUR	EUR
	nach Nr.		UV-GOÄ	EUR	EUR
	nach Nr.		UV-GOÄ	EUR	EUR
	nach Nr.		UV-GOÄ	EUR	EUR
	nach Nr.		UV-GOÄ	EUR	EUR
	nach Nr.		UV-GOÄ	EUR	EUR
Summe Besondere Kosten				EUR	←
Porto				EUR	
			zusammen	EUR	

Rechnungsnummer	**Institutionskennzeichen (IK)** **Falls kein IK** – Bankverbindung (IBAN) –

F 1050 0721 Ärztliche Unfallmeldung

LF 11 Patienten bei der Prävention begleiten

Themenschwerpunkte:

- Präventive Leistungen in der hausärztlichen Praxis
- Abrechnung von präventiven Leistungen nach EBM und GOÄ

1 Präventive Leistungen – Grundlagen

Präventive Leistungen
→ LA S. 238

1 Pflicht- oder Ermessensleistung? Ordnen Sie die Beispiele für präventive Maßnahmen aus dem Leistungskatalog gesetzlicher Krankenkassen zu.

1 Pflichtleistung

2 Ermessensleistung

a Rückenschulkurs im Fitnessstudio

b Brustkrebsvorsorge

c Gesundheitsuntersuchung

d Reiseimpfung

3 In der folgenden Liste stehen Präventionsmaßnahmen in der Arztpraxis. Malen Sie die Leistungen in unterschiedlichen Farben an:
grün = primäre Prävention, gelb = sekundäre Prävention, rot = tertiäre Prävention

Schutzimpfungen	Mutterschaftsvorsorge
Reha-Maßnahmen	OP-Nachsorge
Ernährungsberatung	Hautkrebsscreening
Gesundheitsuntersuchung	Stressbewältigung
DMP-Programme	Krebsnachsorge
Sexualaufklärung	U1–U9

3 Kreuzen Sie die richtige Antwort zur Versichertenpauschale 03000 an:

☐ Die 03000 darf beim 1. Arzt-Patienten-Kontakt abgerechnet werden, wenn ausschließlich präventive Leistungen erbracht werden.

☐ Die 03000 darf bei präventiven Leistungen nur abgerechnet werden, wenn zusätzlich kurative Leistungen in Anspruch genommen werden.

☐ Bei Leistungen des Krebsvorsorgeprogramms darf die 03000 immer abgerechnet werden.

4 Wo wird festgelegt, welche präventiven Untersuchungen die gesetzlichen Krankenkassen für ihre Versicherten bezahlen? Kreuzen Sie die richtige Antwort an.

☐ In den Richtlinien der Bundesärztekammer (BÄK).

☐ In den Richtlinien der Kassenärztlichen Bundesvereinigung (KBV).

☐ In den Richtlinien des Gemeinsamen Bundesausschusses (G-BA).

Schutzimpfungen
→ LA S. 240

2 Schutzimpfungen

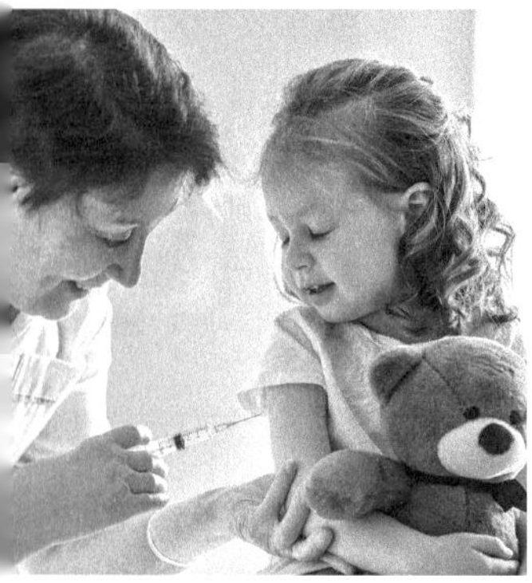

1 Drei Privatpatientinnen haben ihre Impfstoffe auf Rezept aus der Apotheke mitgebracht. Die Ärztin klärt über die möglichen Nebenwirkungen und Verhaltensmaßnahmen nach der Impfung auf. Sie führen die Impfungen durch.
Rechnen Sie die Impfungen ab.

- Lydia, 5 Jahre, erhält eine Auffrischimpfung (A1) von Diphtherie, Tetanus und Pertussis (Tdap):

___

- Sinem, 10 Jahre, wird gegen HPV geimpft (G1):

___

- Frau Kastner, 60 Jahre, wird gegen Herpes zoster (G1) und Influenza (S) geimpft:

___

2 Wofür stehen die Buchstaben hinter den Impfziffern? Ordnen Sie zu:

A	für die letzte Dosis eines Impfzyklus nach den Empfehlungen der STIKO
B	für die Auffrischimpfung
R	für die erste Dosis eines Impfzyklus nach den Empfehlungen der STIKO

3 Kreuzen Sie die richtige Impfziffer für die angegebene Impfung an:

MMR, erste Impfung	☐ 89301 A	☐ 89401 A	☐ 89113
FSME, Auffrischimpfung	☐ 89102 A	☐ 89102 B	☐ 89102 R
HPV, letzte Impfung	☐ 89110 A	☐ 89110 B	☐ 89110 R
saisonale Influenza-Impfung für eine MFA	☐ 89103 A	☐ 89111	☐ 89112 Y

4 Sie sind heute für die Impfungen zuständig.

a Bei den folgenden Patientinnen sind heute die genannten Impfungen vorgesehen. Rechnen Sie die Impfungen nach EBM ab.

Patient/-in (Alter)	empfohlene Impfungen (nach STIKO)	Abrechnung EBM
Inna Münch (15 Monate)	MMRV (G2)	
Kiara Volz (12 Jahre)	Diphtherie-Pertussis-Tetanus-Polio / TdapIPV (A)	
Frau Angela Bär (60 Jahre)	Influenza (S)	
Frau Hazel Murphy (61 Jahre)	Pneumokokken (S)	
Frau Sarah Lesser (82 Jahre)	COVID-19-Schutzimpfung, Auffrischimpfung mit dem Impfstoff Comirnaty JN.1	
Frau Betty Brown (65 Jahre)	Herpes zoster (S, G1)	
Frau Teresa Niebel (22 Jahre)	MMR (G2, Nachholimpfung) wegen Nachweispflicht für den Beginn einer MFA-Ausbildung	
Hugo Theis (2 Monate)	6-Fach-Impfung DTaP-IPV-Hib-HB (G1)	

b Aufgaben zur Weiterarbeit:

(1) Definieren Sie nach dem EBM, zu welcher Altersgruppe die Patienten gehören.

(2) Recherchieren Sie im Internet nach dem aktuellen Impfkalender der STIKO. Lesen Sie nun selbst aus dem Impfkalender heraus, welche Impfungen die STIKO den folgenden Patienten empfiehlt:
Lennard (6 Monate alt) und Samy (12 Monate alt).
Rechnen Sie die empfohlenen Impfungen anschließend ab.

5 Suchen Sie die passenden Begriffe zu folgenden Beschreibungen:

Abrechnungsnummern für Impfungen	
Hier werden Impfungen dokumentiert.	
Abkürzung für Ständige Impfkommission	
Abkürzung RKI steht für	
Impfziffer 89107A (wichtige Impfung für MFAs)	
Impfung gegen Cholera oder Gelbfieber	
Pflichtimpfung, z. B. bei Schuleintritt	
Impfziffer 89111 (jährliche Standardimpfung ab 60 Jahren)	
Impfziffer 89128 (Erreger der Gürtelrose)	
Mehrmaliges Impfen, um einen Basisschutz zu erreichen	

R	O	B	E	R	T	K	O	C	H	I	N	S	T	I	T	U	T
R	E	B	T	P	I	M	Y	A	E	W	B	V	N	I	T	A	T
O	R	Z	H	E	R	P	E	S	Z	O	S	T	E	R	Z	V	L
B	A	Y	U	W	E	A	O	J	N	K	V	D	E	P	I	R	E
H	E	P	A	T	I	T	I	S	B	E	R	G	R	Z	N	B	Y
J	T	C	E	G	S	F	S	E	S	E	M	W	A	S	F	E	R
T	R	I	S	D	E	T	N	N	I	S	A	X	E	R	L	J	M
G	R	U	N	D	I	M	M	U	N	I	S	I	E	R	U	N	G
E	U	C	Y	R	M	Z	R	H	Q	E	E	R	N	H	E	O	S
S	B	J	O	F	P	R	G	Q	E	I	R	C	H	E	N	K	F
T	P	I	M	P	F	P	A	S	S	E	N	U	L	M	Z	N	R
I	T	K	O	G	U	W	M	U	T	C	H	Y	P	Z	A	M	B
K	U	M	P	S	N	E	T	X	F	L	I	W	J	A	H	S	O
O	P	R	A	N	G	U	I	M	P	F	Z	I	F	F	E	R	N

Früherkennungsuntersuchung bei Kindern
→ LA S. 244

Früherkennungsuntersuchung bei Jugendlichen
→ LA S. 246

3 Früherkennungsuntersuchungen bei Kindern und Jugendlichen

1 Ordnen Sie die Ziffern des EBM und der GOÄ der passenden Untersuchung zu.

1 U1	**a** GOÄ-Nr. 26
	b GOÄ-Nr. 25
2 U5	**c** GOP 01711
	d 01720
3 J1	**e** 01715

2 Rechnen Sie die folgenden Fälle nach GOÄ und nach EBM ab.

	EBM	GOÄ
Bei Zoey, der Tochter von Herrn Benjamin Kastner, wird heute die U8 durchgeführt.		
Frau Selina Meier kommt mit ihrer 11 Monate alten Tochter Mara zur U6. Sie erhält die 3. Grundimmunisierung mit der 6-Fach-Impfung (DTaP-IPV-Hib-HB).		
Frau Natalie Breyer kommt mit ihrer Tochter Lisa zur U4.		
Herr Timo Herrmann kommt mit seinem 13-jährigen Sohn Fritz zur J1.		
Die 12-jährige Antonia kommt mit ihrer Mutter Nele Brenner zur J1. Antonia erhält eine Auffrischimpfung gegen Diphtherie, Pertussis, Tetanus und Poliomyelitis (TdapIPV).		

3 Bei den U-Untersuchungen werden besondere Screenings durchgeführt. Ordnen Sie die GOP dem passenden Screening aus dem EBM zu:

01704 – 01709 – 01703 – 01722 - 01707

Screening	GOP
erweitertes Neugeborenen-Screening auf angeborene Stoffwechseldefekte, endokrine Störungen und Immundefekte	
Beratung im Rahmen des Neugeborenen-Hörscreenings	
Screening auf kritische angeborene Herzfehler mittels Pulsoxymetrie	
Sonografische Untersuchung der Säuglingshüften	
Screening auf Mukoviszidose	

4 Rechnen Sie ab.

Frau Sarah Hummel, AOK-versichert, kommt am 01.09. mit ihrer Tochter Chiara zur U3. Bei der sonografischen Untersuchung der Säuglingshüften zeigen sich Auffälligkeiten.

Abrechnung: ______________________________

Drei Wochen später erfolgt eine sonografische Kontrolluntersuchung der Säuglingshüften.

Abrechnung: ______________________________

4 Gesundheitsuntersuchung (GU)

Gesundheitsuntersuchung
→ LA S. 247

1 Herr Patrick Renner, geboren am 02. November (35 Jahre alt), ist bei der DAK Gesundheit versichert und seit vielen Jahren Patient in der Praxis. Heute um 9:30 Uhr kommt er zur Gesundheitsuntersuchung (1. Arzt-Patienten-Kontakt in diesem Quartal). Es werden alle erforderlichen Leistungen erbracht. Der Urin wird mittels Teststreifen in der Praxis untersucht, das Blut wird in die Laborgemeinschaft geschickt. Die Ärztin teilt Herrn Renner die unauffälligen Laborbefunde telefonisch mit.

a Füllen Sie das Muster 10A für die Laborgemeinschaft aus.

Krankenkasse bzw. Kostenträger — Freigabe 06.05.2020
Name, Vorname des Versicherten — geb. am
Verbindliches Muster
Kostenträgerkennung — Versicherten-Nr. — Status
Betriebsstätten-Nr. — Arzt-Nr. — Datum

Anforderungsschein für Laboratoriums-untersuchungen bei Laborgemeinschaften **10A**

☐ Kurativ ☐ Präventiv ☐ bei belegärztl. Behandlung ☐ Unfall, Unfallfolgen

Knappschafts-kennziffer — Geschlecht — SSW

Hier bitte sorgfältig Barcode-Etikett einkleben !

Zusätzliche Angaben zu Untersuchungen

Abnahmedatum T T M M J J — Abnahmezeit h h m m

⬭ Befund eilt 1	**Serum / Plasma / Vollblut**			**Urin**
EDTA-Blut	⬭ alkalische Phosphatase 13	⬭ Gamma GT 27	⬭ LDL-Cholesterin 42	⬭ Status 55
⬭ großes Blutbild 2		⬭ Glukose 28	⬭ Lipase 43	⬭ Mikroalbumin 56
⬭ kleines Blutbild 3	⬭ Amylase 14	⬭ GOT / ASAT 29	⬭ Natrium 44	⬭ Glukose 58
⬭ HbA1c 4	⬭ ASL 15	⬭ GPT / ALAT 30	⬭ OP-Vorbereitung (32125) 45	⬭ Sediment 60
⬭ Retikulozyten 5	⬭ Bilirubin direkt 16	⬭ Harnsäure 31		**Citrat-Blut**
⬭ Blutsenkung 6	⬭ Bilirubin gesamt 17	⬭ Harnstoff 32	⬭ Phosphat, anorg. 46	⬭ Quick 8
Gesundheits-untersuchungen	⬭ Calcium 18	⬭ HDL-Cholesterin 34	⬭ Transferrin 47	⬭ Quick unter Marcumar-Therapie 9
	⬭ Cholesterin 19	⬭ IgA 35	⬭ Triglyceride 48	
⬭ Harnstreifentest (32880) 62	⬭ Cholinesterase 20	⬭ IgG 36	⬭ TSH 49	
	⬭ CK 21	⬭ IgM 37		⬭ Thrombinzeit 10
⬭ Nüchternplasma-glukose (32881) 63	⬭ CRP 23	⬭ Kalium 38	**Glukose-Profil**	⬭ PTT 11
	⬭ Eisen 24	⬭ Kreatinin 39	⬭ Glukose 1 51	
⬭ Lipidprofil (32882) 64	⬭ Eiweiß Elektrophorese 25	⬭ Kreatinin Clearance 40	⬭ Glukose 2 52	⬭ Sonstiges 61
			⬭ Glukose 3 53	
	⬭ Eiweiß gesamt 26	⬭ LDH 41	⬭ Glukose 4 54	

Muster 10A (10.2020)

b Wie wird dieser Fall abgerechnet? Wählen Sie die richtige Kombination aus.

☐ 01732 – 32880

☐ 03000 – 01732

☐ 01732 – 32880 – 32881 – 32882

☐ 03000 – 01732 – 32880

☐ 03000 – 01732 – 32880 – 32881 – 32882

2 Ordnen Sie die folgenden Abrechnungsziffern aus dem EBM den zwei Fällen zu:

03000 – 01732 – 32880 – 01732

a Frau Hilal Özdemir (41 Jahre, versichert bei der TK) kommt heute zur Gesundheitsuntersuchung (1. persönlicher APK im Quartal). Alle Laboruntersuchungen wurden bereits im Fremdlabor durchgeführt. Bei Frau Özdemir zeigen sich keine auffälligen Ergebnisse.	
b Herr Michael Zyprian (35 Jahre, versichert bei der DAK) kommt heute zur Gesundheitsuntersuchung (1. persönlicher APK im Quartal). Der Urin wird heute im Praxislabor untersucht, die Blutparameter wurden vorab im Fremdlabor bestimmt. Die Ärztin stellt bei Herrn Zyprian Bluthochdruck fest und verordnet Antihypertonika. Die weiteren Ergebnisse sind unauffällig.	

3 Folgende zwei Privatpatientinnen nehmen eine Gesundheitsuntersuchung in Anspruch. Ordnen Sie die folgenden Abrechnungsziffern aus der GOÄ den Fällen zu:

1 – 29 – 29 – 250 – 250 – 3511 – 3560 – 3560 – 3562.H1 – 3562.H1 – 3563.H1 – 3563.H1 – 3564.H1 – 3564.H1

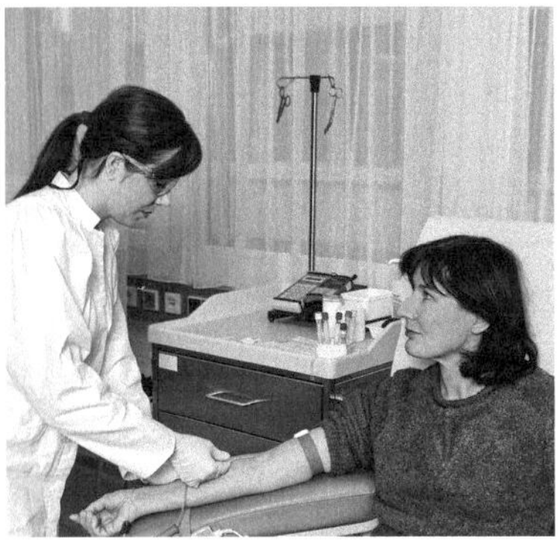

a Bei Frau Gudrun Herre (53 Jahre) nahm die MFA vorgestern Blut ab und untersuchte den Urin mittels Teststreifen. Das Blut wurde im Fremdlabor untersucht. Heute werden alle weiteren Leistungen der Gesundheitsuntersuchung nach den G-BA-Richtlinien durchgeführt und die unauffälligen Ergebnisse besprochen.

Abrechnung Tag 1: ______________________________

Abrechnung Tag 2: ______________________________

b Frau Lea Bader (35 Jahre) kam letzten Montag zur Gesundheitsuntersuchung. Es wird Blut abgenommen und im Fremdlabor die Glukose und das Lipidprofil bestimmt. Der Urin wird in der Praxis gestixt. Die Cholesterinwerte sind auffällig, deshalb ruft die Ärztin die Patientin heute an und gibt der Patientin Ernährungsempfehlungen.

Abrechnung Tag 1: ______________________________

Abrechnung Tag 2: ______________________________

4 Rechnen Sie folgende Fälle nach EBM ab.

a Herr Tom Schneider (41 J.) war bereits vor zwei Tagen zur i.v.-Blutentnahme in der Praxis. Die Blutentnahme führte die MFA durch. Heute kommt Herr Schneider zur Gesundheitsuntersuchung (1. APK im Quartal). Alle Bestandteile der Vorsorgeuntersuchung werden durchgeführt. Der Urin wird in der Praxis untersucht, die Ergebnisse der Blutuntersuchung in der Laborgemeinschaft liegen bereits vor. Es folgt eine abschließende Beratung.

Abrechnung: ______________________________

b Bei der 41-jährigen Frau Dora Weiß wurde vorgestern in der Praxis Blut für die Gesundheitsuntersuchung abgenommen. Dabei erzählte sie der Ärztin von der Anspannung in der Arbeit und den Schlafproblemen. Heute liegen die Blutergebnisse aus dem Labor bereits vor, der Urin wird in der Praxis mittels Teststreifen untersucht. Alle weiteren notwendigen Leistungen der Gesundheitsuntersuchung werden noch erbracht. Die Ärztin diagnostiziert eine Adipositas, eine Hypertonie und eine Hyperlipidämie. Sie bespricht die Befunde mit der Patientin und empfiehlt ihr, sich über Präventionsangebote ihrer Krankenkasse zu informieren. Eine medikamentöse Therapie wird eingeleitet.

Abrechnung Tag 1: ______________________________ Abrechnung Tag 2: ______________________________

c Frau Lena Heide (35 J.) lässt heute die Gesundheitsuntersuchung gleichzeitig mit dem Hautkrebsscreening durchführen (1. persönlicher APK im Quartal). Alle vorgesehenen Leistungen werden vollständig erbracht. Die Laboruntersuchungen werden im praxiseigenen Labor durchgeführt.

Abrechnung: ______________________________

5 Rechnen Sie den folgenden Fall nach EBM ab. Malen Sie alle Ziffern an, die Sie abrechnen. Welches Muster ergeben die weiß gebliebenen Felder?

Herr Björn Kraus (35 J.) lässt heute die Gesundheitsuntersuchung gleichzeitig mit dem Hautkrebsscreening durchführen (1. persönlicher APK im Quartal). Alle vorgesehenen Leistungen werden vollständig erbracht, die Blutentnahme erfolgt aus der Kapillare. Die Laboruntersuchungen werden im praxiseigenen Labor durchgeführt, alle auffälligen Nävi zusätzlich mit dem Dermatoskop beurteilt.

03000	03220	03221
01740	01732	01746
03230	32033	32060
32061	32880	32881
32062	32882	01746

Abrechnung: ______________________________

Muster (Buchstabe): ______________________________

5 Früherkennungsuntersuchungen bei Frauen und Männern

Krebsfrüherkennungsuntersuchung bei der Frau
→ LA S. 248

1 Rechnen Sie folgende Patientinnen einer gynäkologischen Praxis ab.

	EBM		GOÄ
	01760	01761	
Die 20-jährige Frau Mary Cooper kommt zur Krebsfrüherkennung in die gynäkologische Praxis. Die Ärztin führt alle geforderten Untersuchungen durch. Die abgestrichenen zytologischen Materialien werden in ein zytologisches Labor geschickt.			
Bei der 36-jährigen Frau Ida Martin wird die Krebsfrüherkennungsuntersuchung ohne Abstriche durchgeführt.			

Früherkennungsuntersuchungen beim Mann
→ LA S. 249

2 Die folgenden Patienten kommen je zu den genannten Vorsorgeuntersuchungen. Rechnen Sie die Untersuchungen nach EBM und nach GOÄ ab.

Patient	Untersuchung(-en)	Abrechnung EBM	Abrechnung GOÄ
Herr Volker Bader, 46 Jahre	Krebsfrüherkennung beim Mann		
Herr Bernd Koller, 70 Jahre	Beratung über die Ultraschalluntersuchung auf Bauchaortenaneurysmen (10 Min.)		

3 Die folgenden gesetzlich krankenversicherten Patienten kommen je zur Vorsorge. Rechnen Sie die durchgeführten Untersuchungen ab.

Patient	Untersuchung(-en)	Abrechnung EBM
Herr Ralf Olsen, 47 Jahre	Krebsfrüherkennung beim Mann und Gesundheitsuntersuchung (alle Laborwerte werden im Gemeinschaftslabor bestimmt)	
Herr Otto Endres, 66 Jahre	Beratung über die Ultraschalluntersuchung auf Bauchaortenaneurysmen, Ultraschalluntersuchung der Bauchaorta mit Duplex-Verfahren	
Herr Karl Will, 67 Jahre	Ultraschalluntersuchung auf Bauchaortenaneurysmen (Beratung erfolgte bereits durch eine andere Ärztin), Ultraschalluntersuchung beider Nieren wegen akuter Flankenschmerzen (2. persönlicher APK)	

Krebsfrüherkennung Frauen und Männer
→ LA S. 250

4 Rechnen Sie folgende AOK-versicherte Patientinnen und Patienten ab.

a Die 37-jährige Frau Nese Ipram kommt zur Hautkrebsvorsorge. Der Befund ist unauffällig.

Abrechnung: ______________________________

b Beim 35-jährigen Herrn Jan Keller wird die Gesundheitsuntersuchung gemeinsam mit dem Hautkrebsscreening durchgeführt. Urin und Blut werden in der Praxis untersucht. Alle Befunde sind unauffällig.

Abrechnung: ______________________________

c Frau Petra Schmitt, 51 Jahre, kommt zum Hautkrebsscreening und lässt sich zum Darmkrebs-Früherkennungsprogramm beraten. Sie erhält einen iFOB-Test mit nach Hause.

Abrechnung Tag 1: ______________________________

Frau Schmitt bringt den iFOB-Test zurück. Sie veranlassen die Untersuchung im Labor.

Abrechnung Tag 2: ______________________________

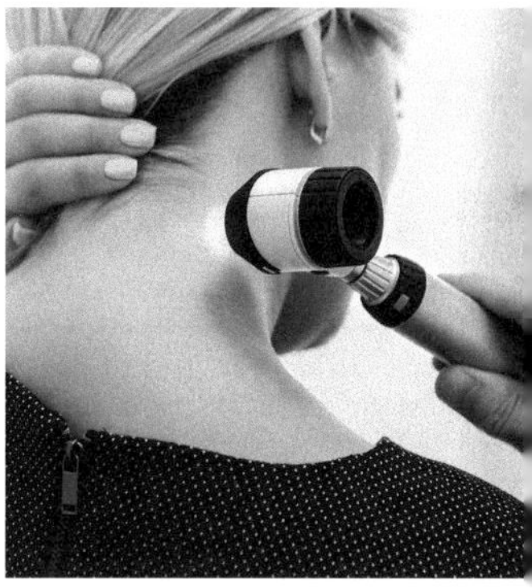

Disease-Management-Programme (DMP) für gesetzlich Versicherte
→ LA S. 252

Individuelle Gesundheitsleistungen im Zusammenhang mit Früherkennungsuntersuchungen
→ LA S. 254

Untersuchungen nach dem Jugendarbeitsschutzgesetz
→ LA S. 255

6 DMP / IGeL / Jugendarbeitsschutzgesetz

1 Malen Sie alle Erkrankungen an, zu denen es ein DMP gibt. Welches Lösungswort ergeben die in diesen Wörtern unterstrichenen Buchstaben? Welches Lösungswort ergeben die anderen unterstrichenen Buchstaben?

COP**D**	**M**igräne	D**i**abetes mellitus Typ 1
H**a**utkrebs	Morbus Croh**n**	Diabete**s** mellitus Typ 2
Brustkr**e**bs	H**a**shimoto	Asthm**a** bronchiale
chronische **G**astritis	Depres**s**ionen	Neurod**e**rmitis
Dar**m**krebs	Koronare H**e**rzkrankheit	Osteoporo**s**e
Lungenkr**e**bs	Schlaga**n**fall	Myokardi**t**is

Lösungswort DMP: ______________ Zweites Lösungswort: ____________________

2 Ärzte müssen mit Patientinnen einen Behandlungsvertrag für IGeL schließen. Kreuzen Sie in der Liste den Inhalt an, den der Vertrag **nicht** enthalten muss.

- ☐ Beschreibung der IGeL
- ☐ Angabe der Kosten für die Leistungen
- ☐ die Abrechnungsziffern nach EBM
- ☐ Erklärung, dass die Patientin die Leistungen selbst zahlt

3 Ihre Chefin bittet Sie, einen Flyer zu IGeL im Zusammenhang mit der Gesundheitsuntersuchung zu erstellen. Zählen Sie vier Leistungen auf, die gleichzeitig mit einer GU angeboten werden könnten.

____

____

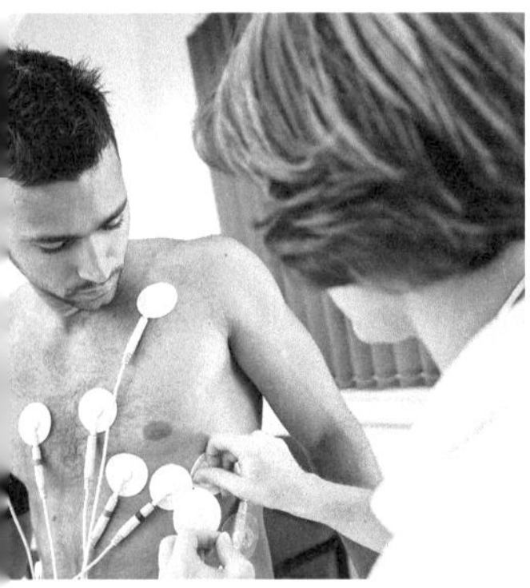

4 Der 19-jährige Tobias Kros kommt zur Leistungsdiagnostik. Es erfolgt ein Ruhe-EKG mit 9 Ableitungen und eine spiroergometrische Untersuchung. Die Ergebnisse fasst die Ärztin in einem Bericht zusammen. Dann berät sie Tobias kurz zu seinem Trainingsplan. Rechnen Sie ab.

Abrechnung: ____

5 a Der 16-jährige Ivan Lebedew beginnt im September eine Ausbildung zum MFA. Einen Monat vorher kommt er zur Erstuntersuchung nach dem Jugendarbeitsschutzgesetz. Rechnen Sie ab.

Abrechnung: ____

b Nach einem Jahr erfolgt beim 17-jährigen Ivan die Nachuntersuchung nach dem Jugendarbeitsschutzgesetz. Rechnen Sie ab.

Abrechnung: ____

c Eine Woche nach seinem 18. Geburtstag kommt Ivan, versichert bei der DAK, zur Gesundheitsuntersuchung in die Praxis. Wegen einer familiären Vorbelastung erfolgt bei Ivan auch eine Blutuntersuchung (Glukose und Lipidprofil) im Praxislabor.

Abrechnung: ____

7 Zusammenfassung

1 Ziffernrätsel zur Prävention: Tragen Sie die Abrechnungsziffern ein.

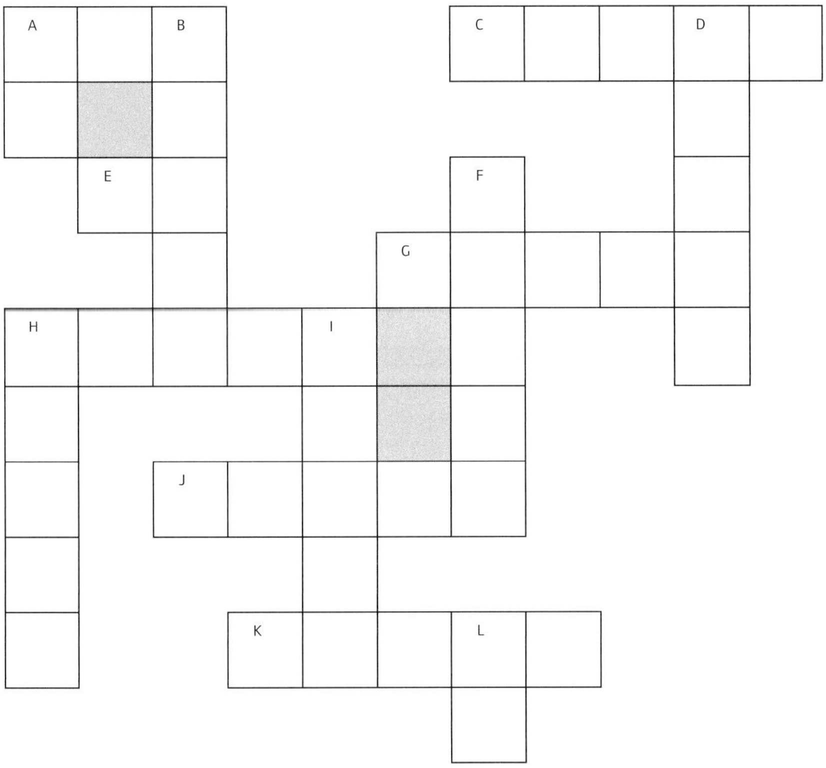

Waagrecht

A: i.v.-Blutentnahme (GOÄ)

C: Gesundheitsuntersuchung (EBM)

E: Krebsvorsorge bei der Frau (GOÄ)

G: Ultraschall Bauchaortenaneurysmen (EBM)

H: Beratung Darmkrebsvorsorge (EBM)

J: Hautkrebsscreening (EBM)

K: JU (EBM)

Senkrecht

A: Krebsvorsorge beim Mann (GOÄ)

B: iFob-Test präventiv (EBM)

D: Harnteststreifentest präventiv (EBM)

F: U5 (EBM)

H: U6 (EBM)

I: Krebsvorsorge beim Mann (EBM)

L: Gesundheitsuntersuchung (GOÄ)

2 Aufgabe zur Weiterarbeit: Stellen Sie die Ziffern zur Abrechnung von präventiven Leistungen nach EBM und nach GOÄ in einer Tabelle gegenüber.
Zum Beispiel:

Präventionsleistung	EBM	GOÄ
Gesundheitsuntersuchung	…	…
…	…	…

Stichwortverzeichnis

Bildquellenverzeichnis

Cover: Foto: Cornelsen/Werner Krüper; Logo und Grafik: Rosendahl Berlin – Agentur für Markendesign
Fotos: S. 16: 1 Shutterstock.com/YAKOBCHUK VIACHESLAV, **2** Shutterstock.com/Inside Creative House, **3** Shutterstock.com/DimaBerlin, **4** Shutterstock.com/Monkey Business Images, **5** Shutterstock.com/insta_photos, **6** Shutterstock.com/Alexander Limbach, **7** Shutterstock.com/Studio Romantic, **8** Shutterstock.com/Ekaterina Lapina, **9** Shutterstock.com/Dominique James, **10** Shutterstock.com/Ju Jae-young; **S. 21:** Shutterstock.com/megaflopp; **S. 22 (alle):** gematik GmbH; **S. 23:** Cornelsen/vitaledesign; **S. 27:** Quelle: Deutsche Gesetzliche Unfallversicherung e.V. (DGUV) / MUSTER – Formular abrufbar unter: https://www.dguv.de/formtexte/aerzte/index.jsp; **S. 27: Muster 2b, 6, 12a, 21** Bundesministerium für Gesundheit (BMG), **Arbeitsunfähigkeitsbescheinigung, Privatrezept, Grünes Rezept:** Bundesministerium für Gesundheit (BMG), Nachbau: Cornelsen/vitaledesign, **Btm-Rezept:** Bundesinstitut für Arzneimittel und Medizinprodukte / Quelle: https://www.bfarm.de/SharedDocs/Downloads/DE/Bundesopiumstelle/T-Rezept/T-Rezept-Muster.html, Stand 06. 03. 2023; Nachbau: Cornelsen/zweiband.media, Berlin, **Unfallmeldung** Quelle: Bundesministerium für Gesundheit (BMG);Cornelsen/vitaledesign; **S. 28–29 (alle):** Bundesministerium für Gesundheit (BMG); **S. 30: 1** Bundesministerium für Gesundheit (BMG), **2** Shutterstock.com/Wlad74; **S. 31:** Quelle: Deutsche Gesetzliche Unfallversicherung e.V. (DGUV) / MUSTER – Formular abrufbar unter: https://www.dguv.de/formtexte/aerzte/index.jsp; **S. 31–33 (alle):** Bundesministerium für Gesundheit (BMG); **S. 34:** Shutterstock.com/Dean Drobot; **S. 35: 1** Shutterstock.com/Norenko Andrey; **2** stock.adobe.com/RioPatuca Images; **S. 36:** stock.adobe.com/auremar; **S. 37:** Bundesministerium für Gesundheit (BMG); **S. 38: 1** Cornelsen/vitaledesign, **2** Shutterstock.com/ESB Professional; **S. 39: 1** Bundesministerium für Gesundheit (BMG), **2** Shutterstock.com/Romanets; **S. 40: 1** Shutterstock.com/Elnur, **2** Cornelsen/vitaledesign; **S. 41:** Shutterstock.com/Dmytro Zinkevych; **S. 41–42 (alle):** Bundesministerium für Gesundheit (BMG); **S. 43:** Shutterstock.com/Image Point Fr; **S. 45:** Bundesministerium für Gesundheit (BMG); **S. 45:** Cornelsen/vitaledesign; **S. 46:** Shutterstock.com/wavebreakmedia; **S. 47:** Bundesministerium für Gesundheit (BMG); **S. 47: 1** Cornelsen/vitaledesign, **2** Shutterstock.com/SeventyFour; **S. 49–51 (alle):** Bundesministerium für Gesundheit (BMG); **S. 52:** Shutterstock.com/www.sebastianroehling.de; **S. 53:** Bundesministerium für Gesundheit (BMG); **S. 57:** Shutterstock.com/Wanannc; **S. 58: 1** stock.adobe.com/creative studio, **2** Bundesministerium für Gesundheit (BMG); **S. 60:** Gematik. Nationale Agentur für Digitale Medizin, **S. 61:** Bundesministerium für Gesundheit (BMG); **S. 62:** Shutterstock.com/siam.pukkato; **S. 66:** Shutterstock.com/Lopolo; **S. 70:** Shutterstock.com/Monkey Business Images; **S. 71:** Bundesministerium für Gesundheit (BMG); **S. 73:** Shutterstock.com/Gorodenkoff; **S. 76: 1** Cornelsen/vitaledesign, **2** Bundesministerium für Gesundheit (BMG); **S. 77:** Shutterstock.com/Billion Photos; **S. 78:** Shutterstock.com/Iakov Filimonov; **S. 82:** Shutterstock.com/Monkey Business Images; **S. 85:** Shutterstock.com/B-D-S Piotr Marcinski; **S. 87:** Shutterstock.com/Agenturfotografin; **S. 89:** Shutterstock.com/fizkes; **S. 90:** Shutterstock.com/DC Studio; **S. 95:** Shutterstock.com/Roman Zaiets; **S. 97:** Shutterstock.com/Branislav Nenin; **S. 98:** Cornelsen/vitaledesign; **S. 101:** Shutterstock.com/Miriam Doerr Martin Frommherz; **S. 103:** Shutterstock.com/Dmytro Zinkevych; **S. 105:** Shutterstock.com/Hparatlala; **S. 112:** Shutterstock.com/Monkey Business Images; **S. 123:** Shutterstock.com/fizkes; **S. 126:** stock.adobe.com/analysis121980; **S. 130:** stock.adobe.com/StudioLaMagica Wuppertal/StudioLaMagica; **S. 131:** stock.adobe.com/ ©by L. Drechsel/Lothar Drechsel; **S. 134:** stock.adobe.com/Copyright ©2018 Martin John Bowra/mjowra; **S. 137:** Bundesministerium für Gesundheit (BMG); **S. 138: 1** Bundesinstitut für Arzneimittel und Medizinprodukte / Quelle: https://www.bfarm.de/SharedDocs/Downloads/DE/Bundesopiumstelle/ T-Rezept/T-Rezept-Muster.html, Stand 06. 03. 2023; Nachbau: Cornelsen/zweiband.media, Berlin, **2** Bundesministerium für Gesundheit (BMG); **S. 141:** Shutterstock.com/fotosparrow; **S. 141:** Shutterstock.com/megaflopp; **S. 144:** Shutterstock.com/Krakenimages.com; **S. 146:** Shutterstock.com/Roman Kosolapov; **S. 148:** Shutterstock.com Photographee.eu; **S. 149:** Shutterstock.com/Victoria 1; **S. 153:** Cornelsen/vitaledesign; **S. 155:** Shutterstock.com/Monkey Business Images; **S. 156:** Shutterstock.com/Halfpoint; **S. 158: 1** Cornelsen/vitaledesign; **2** stock.adobe.com/Daniel Hohlfeld; **S. 160–161:** Quelle: Deutsche Gesetzliche Unfallversicherung e.V. (DGUV) / MUSTER – Formular abrufbar unter: https://www.dguv.de/formtexte/aerzte/index.jsp; **S. 162: 1** Cornelsen/vitaledesign, **2** Shutterstock.com/YAKOBCHUK VIACHESLAV; **S. 163–164:** Quelle: Deutsche Gesetzliche Unfallversicherung e. V. (DGUV) / MUSTER – Formular abrufbar unter: https://www.dguv.de/formtexte/aerzte/index.jsp; **S. 166:** stock.adobe.com/Konstantin Yuganov; **S. 169:** Bundesministerium für Gesundheit (BMG); **S. 170:** stock.adobe.com/Erwin Wodicka/Gina Sanders; **S. 171:** stock.adobe.com/nidvoray; **S. 172:** stock.adobe.com/Copyright ©Zsolt Nyulaszi. All rights reserved./nyul